主编

刘志强　徐振东

主审

段　涛　姚尚龙　徐铭军

分娩镇痛理论与实践

THEORY AND PRACTICE OF

LABOR ANALGESIA

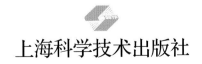

上海科学技术出版社

图书在版编目（ＣＩＰ）数据

分娩镇痛理论与实践 / 刘志强，徐振东主编. -- 上
海 : 上海科学技术出版社，2023.1
ISBN 978-7-5478-5888-2

Ⅰ. ①分... Ⅱ. ①刘... ②徐... Ⅲ. ①分娩－疼痛－
治疗 Ⅳ. ①R714.305

中国版本图书馆CIP数据核字(2022)第172899号

分娩镇痛理论与实践
主编　刘志强　徐振东
主审　段　涛　姚尚龙　徐铭军

上海世纪出版(集团)有限公司 出版、发行
上 海 科 学 技 术 出 版 社
(上海市闵行区号景路159弄A座9F-10F)
邮政编码201101　www.sstp.cn
山东韵杰文化科技有限公司印刷
开本889×1194　1/16　印张14
字数430千字
2023年1月第1版　2023年1月第1次印刷
ISBN 978-7-5478-5888-2/R·2617
定价：168.00元

内容提要

　　本书对分娩镇痛的理论、技术、管理及热点问题进行了全面解读,主要突出理论与实践、学术与临床的紧密结合。本书以分娩镇痛的基础知识为切入点,全面介绍了分娩期疼痛的机制和危害,以及分娩镇痛的发展简史,重点阐述了椎管内分娩镇痛的技术与实施细节、常见不良反应及并发症的诊断和处理,同时也介绍了其他分娩镇痛技术的相关知识,对分娩镇痛期间团队的合作与管理做了较为详细的说明。本书对于规范化和规模化开展分娩镇痛工作具有切实的指导意义。

　　本书参考国内外最新的研究和指南,图文并茂、全面新颖,可供麻醉科医师、产科医师和助产士等医务工作者阅读,也能为优化镇痛管理、推广分娩镇痛、保障母婴安全提供参考。

编者名单

主 编

刘志强　徐振东

主 审

段　涛　姚尚龙　徐铭军

副主编

应　豪　周双琼　杜唯佳

主编秘书

陶怡怡　沈富毅

编　者

（按姓氏汉语拼音排序）

曹秀红	陈　薇	陈秀斌	方　昕	方佳伟
胡晓炳	季加富	李　江	李　茜	李　伟
李海冰	林　蓉	刘　伟	陆　燕	马蕊婧
马馨霞	倪　秀	秦学伟	单珊珊	宋英才
宋玉洁	孙静璐	孙晓林	唐　剑	唐宇平
陶伟民	王伟琳	王燕莉	吴　娜	余怡冰
张玥琪	周　鸣	周　瑶	周显琎	周依露

主编简介

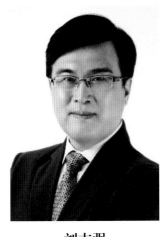

刘志强

医学博士，主任医师，教授，博士研究生导师，上海市优秀学术带头人。现任同济大学附属第一妇婴保健院麻醉科主任，同济大学医学院麻醉与围术期医学系常务副主任，上海市医学会麻醉学分会委员，中华医学会麻醉学分会产科麻醉学组委员，中国医师协会分娩镇痛专家工作委员会副主任委员，中国妇幼保健协会麻醉专业委员会副主任委员，国家卫生健康委员会分娩镇痛试点专家工作组组员，中国医师协会麻醉学医师分会第三、四届委员，《中华麻醉学杂志》常务编委。近5年以第一作者或通讯作者发表SCI论文40余篇、核心期刊论文50余篇；主编专著3部、副主编专著5部；以执笔人或编写组成员身份参与制定多部国内指南及专家共识。主持承担国家自然科学基金面上项目、上海市自然科学基金项目、上海市科学技术委员会项目、上海市卫生健康委员会项目等课题10余项。作为第一完成人获得2019年上海医学科学技术进步奖三等奖，获得2021年上海科普教育创新奖科普贡献奖（个人）二等奖。

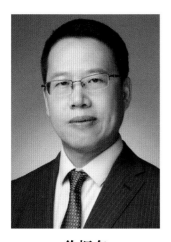

徐振东

医学博士，主任医师，副教授，博士研究生导师。现任同济大学附属第一妇婴保健院麻醉科副主任，ICU主任。美国宾夕法尼亚大学医学院访问学者，上海市医学会麻醉学分会青年委员，妇产麻醉学组副组长，上海市社会医疗机构协会麻醉专业委员会副主任委员，上海市中医药学会围术期医学分会委员，上海市中西医结合学会输血专业委员会委员，上海市医院协会重症医学管理专业委员会青年委员，中国心胸血管麻醉学会疼痛分会委员，中国心胸血管麻醉学会创新与推广分会委员，中国康复医学会外科快速康复专业委员会委员，《上海医学》杂志通讯编委。以第一作者或通讯作者发表SCI论文20篇、核心期刊论文20余篇；主编专著2部、副主编专著1部。主持承担国家自然科学基金面上项目、上海市科学技术委员会项目、上海市卫生健康委员会项目等课题8项。参与获得上海市科学技术进步奖二等奖1项（第五完成人）、上海医学科技奖三等奖1项（第三完成人）。

序　一

随着我国经济稳步增长，人民群众对医疗服务有了更高要求，舒适化医疗的理念是我国当前医疗领域的最新发展目标之一。由麻醉科医师主导的分娩镇痛既是舒适化医疗的组成部分，更是保障分娩安全的重要措施。高质量的孕产妇健康及诊疗管理是中共中央、国务院颁布的《健康中国"2030"规划纲要》的重要内容之一，尤其是当前人口与生育政策已被提升至国家战略高度，分娩镇痛亦成为重要的配套保障措施。可喜的是，国家卫生健康委员会于2018年发布了《关于印发加强和完善麻醉医疗服务意见的通知》，从政策层面支持分娩镇痛工作的全面开展。但是，目前分娩镇痛工作面临着地区发展不平衡、麻醉科医师理论知识储备与实践经验参差不齐的难题。由刘志强和徐振东两位教授主编的《分娩镇痛理论与实践》在此时成书，可谓恰逢其时。

主编团队所在的同济大学附属第一妇婴保健院是国内知名的妇产专科医院，年分娩量居上海市第一，国内前列。同济大学附属第一妇婴保健院麻醉科在上海市率先实现了麻醉科医师24小时进驻产房，年均完成分娩镇痛1万余例。主编刘志强教授和徐振东教授，曾是我在第二军医大学（现中国人民解放军海军军医大学）时的学生，我对他们非常熟悉。近年来，他们带领自己的团队，在产科麻醉尤其是分娩镇痛领域深耕细作、锐意进取，开展了很多临床研究，积累了丰富的实践经验，并在分娩镇痛的科普宣传方面做了大量工作，在上海市乃至国内其他地区都有较大的影响力。该书也正是基于他们多年的临床实践和研究，结合国内外指南与进展编写而成。

本书内容翔实、用笔精练，展示了编撰团队扎实的理论基础与实践能力。本书从分娩镇痛的基础知识、常用技术和实施管理，到技术进展、热点与争议，进行了深入浅出的介绍，兼顾了各层次读者需求，既可以作为基层医疗机构麻醉科医师学习相关基础知识和开展临床实践的参考图书，又可以为有志于从事产科麻醉研究的专科医师提供最前沿的进展。尤其值得一提的是，本书编者并不满足于泛泛而谈，而是针对每一个细节问题都进行大量的考察与描述，比如单就硬膜外镇痛技术细分了定位技术、穿刺针的改进、导管的改进等章节，可见作者的用心。此外，本书对中国传统医学在分娩镇痛中的应用也不吝笔墨,展现了传统医学在该领域的优势与特点。

相信这本诚意满满的精良之作可以为广大的专业读者提供指导与帮助,助力我国推广分娩镇痛工作。祝贺《分娩镇痛理论与实践》一书顺利出版。

俞卫锋

教授　主任医师

上海交通大学医学院附属仁济医院

中华医学会麻醉学分会副主任委员

中国医师协会麻醉学医师分会第四任会长

序 二

为提升我国分娩镇痛水平，提高围产期医疗服务质量，2018年，国家卫生健康委员会发布《关于开展分娩镇痛试点工作的通知》，并成立了分娩镇痛试点专家工作组，我担任组长，本书的主编之一刘志强教授也是组员。在国家卫生健康委员会统一领导下，专家组与各试点医院通力合作，积极推广，目前首批全国900多家试点医院的分娩镇痛普及率已达53%，取得了良好的示范效应和社会效应。但全国范围内分娩镇痛的整体实施率只有30%，仍有七成女性承受着分娩疼痛，与西方发达国家相比还存在较大差距。2022年8月，国家卫生健康委员会等17个部门发布《关于进一步完善和落实积极生育支持措施的指导意见》，专门提出要扩大分娩镇痛试点、提升分娩镇痛水平。该意见不仅要求在全国持续推广分娩镇痛工作，还应进一步提升我国分娩镇痛的质量。

生育之痛应该被关注，而不只是被歌颂。由刘志强教授与徐振东教授团队主编的《分娩镇痛理论与实践》，正是关注分娩疼痛和改善镇痛管理与技术质量的专著。本书根据国内外有关分娩镇痛的最新研究进展，结合专家共识、指南意见进行编写，涵盖分娩镇痛的基础知识、常用技术与具体实施、镇痛期间管理、技术进展和热点与争议等。本书专注于临床实践，紧密结合临床实际问题和学科发展，具有科学性、前沿性、实用性和可操作性，是一线麻醉科医师必备的参考读物。期望本书能帮助我国麻醉从业人员掌握分娩镇痛技术，提升其应用能力，并为有志于在产科镇痛领域展开临床研究的科研人员带来有益思考。

我相信本书的出版必将为广大从事分娩镇痛事业的医护人员提供有益的指导与帮助。祝贺《分娩镇痛理论与实践》的出版！

米卫东

教授 主任医师

中国人民解放军总医院第一医学中心

中华医学会麻醉学分会副主任委员

中国医师协会麻醉学医师分会第五任会长

中国医师协会分娩镇痛专家工作委员会主任委员

前　言

　　分娩镇痛是一项安全成熟的辅助分娩的医疗手段,在欧美发达国家,分娩镇痛比例高达80%以上。然而,国内的分娩镇痛历经多年推广,依旧举步维艰,进展缓慢。2018年11月,国家卫生健康委员会发布《关于开展分娩镇痛试点工作的通知》,提出在全国开展分娩镇痛诊疗试点,并逐步在全国推广。这标志着分娩镇痛获得了政府层面的高度重视。在政策指导下,全国各级医院积极响应,多措并举,积极开展分娩镇痛工作。经过近3年的努力,上海市的分娩镇痛率由30%大幅提升至60%,成效显著;国内其他省市地区,分娩镇痛工作也在稳步推进中。

　　我们所在的同济大学附属第一妇婴保健院,其2021年分娩镇痛率已达到90%,年均完成分娩镇痛1.1万余例。麻醉科团队在致力提升分娩镇痛率的同时,逐步将工作重点转向提高镇痛质量。我们推出的分娩镇痛创新服务模式,获得2018年国家卫生健康委员会改善麻醉医疗服务质量的"最具价值案例奖";"产科麻醉与分娩镇痛精细化管理体系的建立与推广"项目获得2019年上海医学科技奖三等奖;2021年中国妇幼保健协会授予我院麻醉科首批"产科麻醉与分娩镇痛优秀基地"称号。我们团队注重推动分娩镇痛的科普教育,由刘志强教授领衔的"为了母亲的微笑:推广分娩镇痛,助力母婴健康"科普项目,获得2021年上海科普教育创新奖科普贡献奖(个人)二等奖。麻醉科已发表分娩镇痛相关的SCI和核心期刊文章30余篇,获得国家和上海市9项课题基金的资助。刘志强教授执笔参与《中国椎管内分娩镇痛专家共识》的编写工作。

　　在国内分娩镇痛蓬勃开展之际,我们却难言乐观,分娩镇痛的推广工作仍然存在不少隐忧。多年来,分娩镇痛技术本身受到的重视不够,部分专业人士包括麻醉科医师、产科医师和助产士对分娩镇痛相关知识储备不足,或存在认知偏差甚至误解。同时,在分娩镇痛的规范管理、团队合作等方面,仍有较大的改善空间。目前国内关于分娩镇痛的专著很少,且主要侧重技术和流程的介绍,缺乏背景知识和理论知识的讲解。为此,我们组织自己的麻醉团队,联合产科、新生儿科和产房等"兄弟"科室的同事,编写了这部专著,力求全面地介绍分娩镇痛的背景知识、操作技术和实施流程,并对如何开展团队合作、及时诊断和处理相关的并发症等做了较为详细的阐述。另外,我们结合国内外的文献及自己的研究成果,对当前分娩镇痛的创新技术和争议、热点问题进行了解读,力求全面展示分娩镇痛的最新进展。

　　参与本书撰写的编者均为活跃在临床一线的医疗和护理专业人员,在分娩镇痛工作中具有丰富的实践经验,不少人都开展过分娩镇痛的临床研究、科普宣传,并取得了一定的成果。作为大学附属医院的医疗工作者,他们在完成临床工作的同时还承担着繁重的教学和科研任务,但仍然花费了大量的时间和精力参与了本书的编写,在此我们深表敬意和感谢。尽管每位编者认真撰写每个章节,反复多次校对书稿,但是受经验和水平的限制,书中仍难免存在不足,恳请同道和读者朋友不吝赐教。

刘志强　徐振东
同济大学附属第一妇婴保健院

目　录

第一篇
分娩镇痛的基础知识

第一章

分娩镇痛的历史

分娩镇痛的历史不仅是一部医学发展史,也是一部关于人文精神、科学思想同无知冷漠的社会环境以及根深蒂固的宗教偏见的抗争史,更是一部数百年来女性权益保障的奋斗史。大多数经历过自然分娩的女性对那个"至暗时刻"所遭受的痛苦难以忘怀,甚至刻骨铭心。分娩镇痛疗法犹如一束穿透黑暗的光,照亮了这一时刻。随着分娩镇痛疗法的不断发展改进,疼痛和恐惧不再是自然分娩的代名词,女性可以在这束"文明之光"的庇佑下不失尊严地体验成为母亲的快乐。本章将依据古籍及手稿等记载资料,并以技术更迭为脉络,详细介绍历史上分娩镇痛的几个里程碑式的事件,展示不同时期的技术革新和思想变迁。

一、中世纪及更久远的过去

鸦片(罂粟果实提取物)是最古老而有效的镇痛物质,至今仍在广泛使用[1]。考古证据显示,大约在公元前3400年,罂粟最早种植于美索不达米亚地区。作为一种劳动密集型作物,罂粟种植的技术含量并不高,因此得以沿着古代贸易路线迅速蔓延至整个欧亚大陆。几千年来,鸦片主要通过吸食起效,也有人将其在水中煮沸制成淡淡的"鸦片茶"。

除了阿片类物质,各种各样的民间偏方和神秘疗法也常被用于减轻分娩疼痛。这些方法包罗万象,从平平无奇的温橄榄油按摩到充满神秘色彩的"鳗鱼胆囊疗法"。然而,无论这些方法是否有效,都遭到了整个欧洲(主要是男性)的建制派及神职人员的反对。除了"医学"方面的顾虑,比如他们认为疼痛是推进产程和胎儿娩出的必要条件,镇痛技术可能会伤害到母亲或胎儿,反对的声浪主要来自宗教性或准宗教性的原因——镇痛违反了自然规律,如果上帝有意愿让分娩过程无痛,他会这么做(令其无痛)。

依据中世纪的手稿记录,教会所能接受的分娩镇痛方法包括使用护身符、宝石或魔法带[2]。但遗憾的是,对分娩镇痛的敌意仍然会牵连无辜。1591年,助产士Agnes Sampson(苏格兰首位因巫术罪名被烧死的妇女)被指控为Euphemia Maclean在分娩期间提供了分娩镇痛,她使用了"一种不明成分的粉末,一块放置在产妇的枕头下的石头和一些'魔石'(挖掘出的尸体的手指、脚趾和膝关节)"[3]。

在17世纪至18世纪初的法国,心理疗法备受青睐,助产士试图通过表达同情、提供关于产程进展的信息或分散产妇注意力来减少疼痛感。在差不多同一时期的南欧,一种更具侵入性的方法被用来缓解分娩疼痛,这便是所谓的"睡眠海绵"。该物浸泡了含有天仙子(莨菪)、铁杉、曼德拉草(曼陀罗)和常春藤提取物的液体,将其放置在气道,用于麻醉和镇痛。然而,这种方法当时同样受到了来自男性的强烈反对,因为这种混合物的麻醉效果被认为是咒语的作用。此外,尽管当时对过量使用酒精的批评声不绝于耳,但是助产士们还是会经常使用酒精进行"麻醉"。通常,不加控制地使用酒精会使产妇们处于醉酒状态,扰乱其正常的分娩。

苏格兰产科医师James Young Simpson(1811—1870)对大众无知而冷漠地对待产妇在分娩期间的痛苦而感到遗憾,他说"没有人重视女性的需要"。甚至由于无知,女性常常被置于危险的边缘。在维多利亚时代,唯一可用的镇痛方法是放血疗法,而该疗法经常导致产妇昏厥,却恰恰反映了这个可悲的现象。

二、1847年,分娩镇痛历史的新篇章

19世纪,分娩镇痛史翻开了新篇章。尽管那时仍遭到教会、医疗界甚至是社会舆论的反对,分娩镇痛的发展还是迈出了宝贵而重要的一步。1847年,来自爱丁堡的James Young Simpson是第一个使用氯仿吸入为产妇进行镇痛的产科医师[4]。他认为,无论是基于医师的职责还是职业荣誉,尽其所能缓解产妇在分娩时的肉体痛苦都是他义不容辞、责无旁贷的使命[5]。但镇痛的反对者们依然不遗余力地进行反驳,

抛出他们从宗教典籍中寻到的"证据"，他们引用了旧约《创世纪》，上面写着："他对那个女人说，他会让她的分娩异常痛苦，经过痛苦的分娩过程，她就会生下孩子……"这些卫道士们认为，女人在分娩过程中所经历的痛苦是对夏娃在天堂未能抵御诱惑的惩罚，即所谓"夏娃的诅咒"，痛苦应当铭刻在世世代代人类的自然历史中，不应该被干涉。Simpson试图通过医学实践和出版辩论性著作来反驳这一荒谬的理论[6]，但更猛烈的反对声浪来自医学界，甚至比教会更胜一筹。来自美国的Charles Meigs（1792—1869）是一个强劲的辩论对手，他强烈反对在分娩期间使用麻醉，他认为分娩是一个自然的过程，不需要任何医疗干预。有趣的是，同时期医学界对于手术中使用氯仿麻醉的态度却是宽容的，罕有针对其的批判性言论。面对这种矛盾的现象，那些致力于从医学角度提出反对的人往往会重新站到道德的高度，他们认为，在吸入麻醉剂的影响下，女性会出现如醉酒般的状态并做出种种有伤风化的行为，如在意识模糊时频繁地大声说出充满情色色彩的春梦。回首这段历史，无疑是令人唏嘘的，如果连医学界对分娩镇痛也抱有如此偏见，那该是多么让人绝望的年代[7]！

1853年，英国皇家医疗官John Snow医生在维多利亚女王生产的过程中经由手帕为其提供了氯仿，女王在吸入53 min后，表示"对氯仿的效果非常满意"[8]。这距离Simpson首次使用氯仿已过去整整6年，而舆论对于这种镇痛方法的态度依然是矛盾的，支持者希望借此机会消除大众对分娩镇痛的偏见[9]，而反对者依然对此不屑，认为这是个"关于危险行为的谣言"[10]。然而，女王对氯仿效果的肯定最终成为强有力的正面宣传，在女王这个成功案例的背书下，"氯仿"分娩镇痛之风旋即席卷全英国（图1-1，氯仿吸入器）[11]。

如今，氯仿已退出分娩镇痛的历史舞台，心脏毒性可能是其在临床应用中销声匿迹的主要原因，但这段历史背后的深刻意义仍值得深思。

三、"朦胧睡眠"，风靡一时的"流量明星"

在吸入性分娩镇痛的接受程度提高的同时，探索与发现缓解疼痛新方法的脚步并未停歇。从鸦片中分离出来的一种物质在其后的医学史上扮演了重要的角色。16世纪，身兼医生和炼金术士双重身份的Paracelsus发现鸦片可溶于酒精，从此鸦片酊成为古典医学舞台上的明星[12]。19世纪，技术的进步使鸦片活性成分的分离成为可能，其主要活性成分吗啡被分离出来。1855年，Alexander Wood发明的针头和注射器

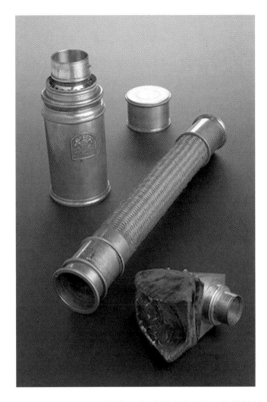

图1-1　氯仿吸入器（其中一个罐装冷水，另一个装氯仿）

及由此产生的注射技术进一步推动了吗啡的使用[12]。1895年，拜耳对吗啡分子进行了修饰，合成二乙酰吗啡，称作"海洛因"。海洛因曾以"不会上瘾"的吗啡之名被推广，并作为非处方药物（一种咳嗽抑制剂）进行销售，直到几年后它的成瘾性被发现。

1902年，奥地利医师Richard von Steinbuchel（1865—1952）首次使用吗啡和东莨宕碱为分娩中的产妇提供镇痛。弗莱堡的Carl Gauss（1875—1957）更深入地研究了这种麻醉技术，将其命名为"朦胧睡眠"[13]。"朦胧睡眠"在临床上的使用再次在医学界引起了轩然大波，世界各地都掀起了对"弗莱堡方法"的热议，尤其在美国和英国，批判性的辩论源源不断。

根据von Steinbuchel的方案，在分娩开始时使用10 mg吗啡和0.45 mg东莨宕碱，其后只要产妇需要，就每2 h重复一次。该方法的主要副作用是产妇中毒状态和"新生儿昏迷状态"。Gauss认为，婴儿的嗜睡程度取决于吗啡的使用量，而高剂量的东莨宕碱可以降低其对新生儿的抑制作用。他用"呼吸迟缓"（oligopnea）一词描述新生儿呼吸抑制的状态，并指出其与母亲的镇静程度有关。Gauss还指出，绝大多数使用这种方法的产妇，都不记得孩子的出生情况。尽管文献中也记载了许多东莨宕碱对孕妇的副作用，但总是轻描淡写。东莨宕碱最常见的副作用包括口渴、潮

红、幻觉和躁动（常常需要在分娩过程中对产妇进行约束）。在描述"朦胧睡眠"时，美国著名的产科麻醉科医师Gertie Marx（1912—2004）这样写道：你可以有这样的印象，年轻女性在床上辗转反侧，然后翻越床栏并在地板上诞下她的孩子，但她甚至在24 h后仍没有意识到自己已为人母[14]。

对于在分娩现场的医师和助产士而言，"朦胧睡眠"的巨大副作用是显而易见的，但大众对此却知之甚少，而且大多数女性都将其视作减轻分娩痛苦的救命稻草。在美国和英国，在女性团体的推动下，如火如荼地进行了一场场旨在要求获得"无痛分娩"的运动，"朦胧睡眠"获得了成功的推广。1914年，Marguerite Tracy和Constance Leupp在*McClwre's Magazine*上发表了一篇热情洋溢的宣传"无痛分娩"的文章，将"朦胧睡眠"在美国的人气推向高潮。在上流社会代表（女性为主）的倡议下，美国建立了"朦胧睡眠基金会全国协会"，其目的是宣传和推广获得分娩疼痛治疗的途径。大众媒体似乎忽略了或压根没意识到母亲和新生儿相关副作用，他们只是一门心思不断地撰文宣传。据估计，当时新生儿损害发生率为24%~62%，而新生儿是否发生损害，则取决于采用的方案和分娩时在场的医师的经验[13]。那时，著名的美国产科医师——来自芝加哥的Joseph De Lee（1869—1942）和来自巴尔的摩的John Whitridge Williams（1866—1831）撰文报告了新生儿抑制和严重的产后出血的问题[4]，但大众对协会和媒体的盲目支持，淹没了医生的警告。经过一段时间后，医学界的批评声才开始超越这种无节制的推广。对"朦胧睡眠"更沉重的打击来自Charlotte Carmody夫人的死亡，她曾是"朦胧睡眠"的热烈倡导者，却死于与朦胧睡眠相关的产时并发症。该事件在美国公共舆论中引发了巨大的争议，至此，相关宣传热度开始慢慢消退。尽管如此，各式各样的药物配比下的"朦胧睡眠"在世界各地仍被继续使用了多年。

四、笑气，仍在"服役"的吸入性镇痛药

笑气的使用是分娩镇痛发展史上不可忽略的里程碑。1772年，英国科学家兼神学家Joseph Priestly首次合成了N_2O（笑气）[15]，而美国牙医Horace Wells则是公开展示其镇痛特性的第一人。1880年，来自圣彼得堡的俄罗斯医师Stanislav Klikovich首次在分娩过程中使用笑气进行镇痛[16]。自此，笑气镇痛风行于20世纪早期，且至今仍在临床上继续使用，尤其在英联邦国家颇受欢迎。

1880年，Klikovich为25名产妇提供配比为80%笑气+20%氧气的混合气体以镇痛，获得了良好的镇痛效果，且对母婴和宫缩均无不良反应。该方法的主要缺点是价格高，且在分娩过程中限制了产妇的活动。在接下来的几十年里，许多临床医师一直试图改进这种镇痛方法。1933年，英国内科医师Robert James Minnitt（1889—1974）发明了一种吸入装置，内含固定比例笑气（35%）与空气（65%）的混合气，此后，自主式笑气分娩镇痛被广泛应用[17]。1949年，E. H. Seward展示了一种丹麦产器械，它采用75%笑气与25%氧气的混合物，该种气体的选择及其配比有效防止了产妇和新生儿缺氧的发生[18]。1961年，Michael Tunstall（1928—2011）解决了供气设备的便携性问题，他将混合气体装入一圆柱形容器中[19]，这种单罐输送系统由英国氧气公司推出并冠以商标名称Entonox®进行销售。由Tunstall测定的50%笑气与50%氧气的比例，对产妇和婴儿都是安全的，并且该装置显著增加了产妇的活动性。

在英国，Entonox®装置沿用至今，美国也有类似的产品Nitronox®[20]，产妇可通过设有单向阀的面罩按需吸入笑气（图1-2）。

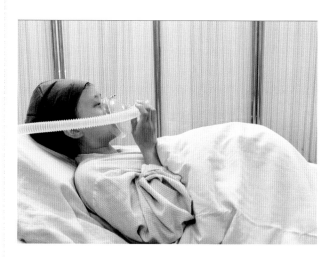

图1-2　正在吸入笑气镇痛的产妇

五、椎管内镇痛，一个新纪元

分娩镇痛发展的一大标志性事件是硬膜外镇痛的诞生，为分娩镇痛开启了一个新纪元。

1909年，德国医师Walter Stoeckel（1871—1961）首次使用30～35 mL 0.5%的普鲁卡因和肾上腺素溶液进行骶管硬膜外分娩镇痛，并详细描述了使用这种方法的141个案例。镇痛在第一产程末或第二产程时实施，成功率约为50%，其中16名产妇经历了"很少的疼痛"。由于不需要穿破硬脊膜，发生严重头痛的频率远低于蛛网膜下腔阻滞[21]。此外，他使用的是普鲁

卡因，该药物于1905年首次合成，毒性比可卡因要低得多。Stoeckel的研究证明硬膜外镇痛在消除分娩疼痛方面是非常有效且安全的，而且该方法没有当时流行的"朦胧睡眠"方法的典型副作用。

1931年，Eugen Bogdan Aburel首次描述了在骶管留置硬膜外导管。这一技术上的进步使整个分娩过程中重复给药而无须反复穿刺得以实现。由于可靠性差、安全性不佳和大剂量局部麻醉药（简称"局麻药"）致产妇下肢麻痹等因素，产妇对该方法并不十分满意[22]。1960年代早期，腰段硬膜外镇痛取代了骶管镇痛，成为该技术的首选。与骶管镇痛相比，腰段硬膜外镇痛更舒适、更容易操作且所需要的局部麻醉药更少，下肢和腹部肌肉的运动功能可以维持。同时，更易控制的交感神经阻滞程度降低了产妇低血压的发生。同一时期，成功合成的布比卡因因为作用持久且不会快速耐药而成为首选药物。1970年代，腰段硬膜外镇痛被允许在产程早期使用，而不仅仅局限于第二产程。

1970和1980年代，硬膜外镇痛技术有了更进一步的改善。持续输注取代了单次给药，此类技术提高了患者的安全性和满意度[23]。在此期间，硬膜外输注泵也设计得更加便携和可靠。1988年，Gambling等描述了"患者自控硬膜外镇痛（PCEA）"[24]。这种技术允许患者根据自己的需求滴定药物量。起初，该技术仅设计了患者自控剂量，但很快，大多数临床医师在给药方案中添加了持续背景输注。脊髓阿片受体的发现促进了阿片类药物+局部麻醉药混合物的使用，进一步减少了运动阻滞，并降低了局部麻醉药中毒的风险。

目前，腰段硬膜外镇痛被公认为分娩时镇痛的"金标准"，并被广泛运用于临床。

六、分娩镇痛的中国足迹

与西方世界相比，中国的分娩镇痛事业起步较晚，尽管前进的道路并不平坦，但在几代医学先驱的坚守与努力以及在国家政策的大力推动下，如今，中国的分娩镇痛普及率已有了飞速发展。饮水不忘掘井人，我们首先应该感谢一位如今已是耄耋之年的老人——张光波先生，她是新中国第一位尝试为产妇实施分娩镇痛的麻醉科医师。1963年，她便通过临床研究提出低浓度、小剂量、分节段精确硬膜外阻滞可缓解大部分产妇的分娩疼痛。这是新中国第一个针对现代分娩镇痛技术的创新性研究。尽管这一新尝试在随后的很长一段时间内都未有进展，但时光并未磨灭这份早期工作的伟大意义。当中国分娩镇痛时代重新启航之时，老一辈先行者的宝贵经验，为年轻一代的麻醉科医师指明了奔向远方的道路。1980年代后，开展分娩镇痛工作的星星之火在全国各地不同规模的医院中不断点燃。近年来，相关政府部门出台了一系列政策，尤其是2018年11月国家卫生健康委员会发布《关于开展分娩镇痛试点工作的通知》，提出2018—2020年在全国开展分娩镇痛诊疗试点并逐步在全国推广。此外，医院应当为分娩镇痛工作提供必要的支持，包括人员、设备、设施和必要的政策支持，调动医务人员开展分娩镇痛工作的积极性。该政策的出台进一步助推了分娩镇痛工作的开展，分娩镇痛将逐渐成为一项临床上大力开展、人民群众普遍接受的医疗技术。

七、小结

分娩镇痛的历史横跨数个世纪，从充斥着神秘色彩的民间疗法到以科学为本的现代镇痛技术，我们可以看见许多医药学科的发展贯穿其中。可以说，现代分娩镇痛技术是伴随着这些学科的进步而逐渐成长起来的。同时，我们也不应忽略人类社会思想变迁所发挥的巨大作用，若不是科学精神击退了蒙昧无知，若不是现代女性意识的崛起战胜了顽固的宗教偏见，也许时至今日，分娩日仍然是广大母亲的"受难日"。时代的车轮滚滚向前，尽管分娩镇痛在世界范围内的普及还远远不够，但也许未来的某一天，更新、更好、更安全的分娩镇痛技术会惠及每一位即将成为母亲的女性。

（张玥琪，刘志强）

参考文献

[1] Brownstein M J. A brief history of opiates, opioid peptides, and opioid receptors[J]. Proceedings of the National Academy of Sciences of the United States of America, 1993, 90(12): 5391–5393.

[2] Mander R. Analgesia and anaesthesia in childbirth: obscurantism and obfuscation[J]. Journal of Advanced Nursing, 1998, 28(1): 86–93.

[3] Lurie S. Euphemia Maclean, Agnes Sampson and pain relief during labour in 16th century Edinburgh[J]. Anaesthesia, 2004, 59(8): 834–835.

[4] Donald C. What a blessing she had chloroform[M]. The medical and social response to the pain of childbirth from 1800 to the present. In: Yale University Press, 1999.

［5］ Moir D D, Willocks J. Epidural analgesia in British obstetrics[J]. British Journal of Anaesthesia, 1968, 40(2): 129−138.

［6］ Simpson J Y. Answer to the religious objections advanced against the employment of anaesthetic agents in midwifery and surgery edinburgh[M]. Sutherland and Knox. In., 1847.

［7］ Farr A D. Early opposition to obstetric anaesthesia[J]. Anaesthesia, 1980, 35(9): 896−907.

［8］ Ellis R H. The case books of Dr. John Snow[J]. Medical History Supplement, 1994(14): 1−633.

［9］ Editorial. Her majesty's accouchement chloroform[J]. Association Medical Journal, 1853, XV: 318.

［10］ Editorial. Editorial[J]. The Lancet, 1853.

［11］ Eley V A, Callaway L, van Zundert A A. Developments in labour analgesia and their use in Australia[J]. Anaesthesia and Intensive Care, 2015, 43 Suppl: 12−21.

［12］ Wood A. New method of treating neuralgia by the direct application of opiates to the painful points[J]. Edinburgh Medical and Surgical Journal, 1855, 82(203): 265−281.

［13］ AM C. The evolution of obstetric analgesia: chapter 2 the coming of twilight sleep[M]. Oxford Medical Publications, 1939.

［14］ GF M. Against all odds[J]. Anesthesia History Association Newsletter, 1991, 9.

［15］ Riegels N, Richards M J. Humphry Davy: his life, works, and contribution to anesthesiology[J]. Anesthesiology, 2011, 114(6): 1282−1288.

［16］ Richards W, Parbrook G D, Wilson J. Stanislav Klikovich (1853−1910). Pioneer of nitrous oxide and oxygen analgesia[J]. Anaesthesia, 1976, 31(7): 933−940.

［17］ O'Sullivan E P. Dr Robert James Minnitt 1889−1974: a pioneer of inhalational analgesia[J]. Journal of the Royal Society of Medicine, 1989, 82(4): 221−222.

［18］ EH S. Obstetric Analgesia: A new machine for the self administration of nitrous oxide-oxygen[J]. Proceedings of the Royal Society of Medicine, 1949, 42(9): 745.

［19］ Tunstall M E. Obstetric analgesia. The use of a fixed nitrous oxide and oxygen mixture from one cylinder[J]. Lancet, 1961, 2(7209): 964.

［20］ Collins M R, Starr S A, Bishop J T, et al. Nitrous oxide for labor analgesia: expanding analgesic options for women in the United States[J]. Reviews in Obstetrics & Gynecology, 2012, 5(3−4): 126−131.

［21］ Doughty A. Walter Stoeckel (1871−1961). A pioneer of regional analgesia in obstetrics[J]. Anaesthesia, 1990, 45(6): 468−471.

［22］ Curelaru I, Sandu L. Eugen Bogdan Aburel (1899−1975). The pioneer of regional analgesia for pain relief in childbirth[J]. Anaesthesia, 1982, 37(6): 663−669.

［23］ Evans K R, Carrie L E. Continuous epidural infusion of bupivacaine in labour: a simple method[J]. Anaesthesia, 1979, 34(4): 310−315.

［24］ Gambling D R, Yu P, Cole C, et al. A comparative study of patient controlled epidural analgesia (PCEA) and continuous infusion epidural analgesia (CIEA) during labour[J]. Canadian Journal of Anaesthesia = Journal Canadien d'Anesthesie, 1988, 35(3): 249−254.

第二章

正常分娩的临床过程及影响分娩的重要因素

自古以来,妊娠和分娩是人类繁衍后代的自然生理过程。人们熟知的"十月怀胎、一朝分娩"和"瓜熟蒂落"看似是一个自然过程,其实在这一过程中存在着各种危及母胎健康和安全的风险,且分娩启动的具体机制目前尚不完全清楚[1]。

产程是指从规律宫缩出现到胎儿、胎盘娩出的全过程。该过程受产力、产道、胎儿和社会心理因素影响。2014年中华医学会妇产科学分会产科学组根据最新国际临床数据,制定了新产程标准及处理的专家共识,目前在临床实践中广泛使用。新产程标准提倡减少过多、过早的人为干预,让分娩尽量回归自然[2]。

一、正常分娩的定义

正常分娩是指妊娠37～41+6周的产妇自然临产、产程进展正常、胎儿以头位自然娩出且分娩后母婴状态良好的分娩过程。

二、产程监测及处理

(一)第一产程

1. 第一产程的定义

第一产程又称宫颈扩张期,指临产开始至宫口完全扩张,即宫口开全(10 cm)。临产的重要标志为有规律且逐渐增强的子宫收缩,持续时间≥30 s,间歇5～6 min,同时伴随进行性宫颈管消失、宫口扩张和胎先露下降。第一产程分为潜伏期和活跃期,潜伏期是指从规律宫缩至宫口扩张＜5 cm,活跃期是指从宫口扩张5 cm至宫口开全。

目前,国际上不同指南对于潜伏期与活跃期的界定存在差异。2010年,Zhang等[3]对美国19所医院62 415例单胎、头位、自然临产并最终经阴道分娩,且新生儿结局正常的产妇进行回顾性研究发现,无论是初产妇还是经产妇,宫口扩张速度明显加快均出现在宫口扩张至6 cm以后。基于以上研究,美国国家儿童保健和人类发育研究所、美国妇产科医师协会

(ACOG)、美国母胎医学会推荐以宫口扩张至6 cm作为活跃期的标志[4,5]。中华医学会妇产科学分会产科学组在《新产程标准及处理的专家共识(2014)》也推荐以宫口扩张6 cm作为活跃期的标志[2]。此后有多项研究及系统综述聚焦单胎正常分娩产妇的产程,2018年Oladapo等[6]发表在英国妇产科杂志(BJOG)的系统综述纳入了7项研究,共99 971名正常分娩产妇,发现无论初产妇还是经产妇,在宫口＜5 cm时宫口扩张1 cm的平均时间＞1 h;宫口＞5 cm后,宫口扩张1 cm的平均时间＜1 h;而宫口扩张至6 cm后产程进展增快。2018年,WHO发表了《产时护理改进分娩体验》的推荐建议[7],该建议综合分析了上述研究在内的3项近年发表的关于低危、自然临产的产妇产程进展情况的系统综述[6,8,9],推荐以宫口扩张5 cm作为活跃期的标志。综合上述证据,经过多次专家讨论,2020年我国正常分娩指南决定采纳2018年WHO的推荐,以宫口扩张到5 cm作为进入活跃期的标志[10]。

2. 第一产程的评估和处理

对入院产妇进行快速评估,包括产妇的生命体征、胎心率、宫缩、胎位、胎儿大小、羊水等情况,评估是否存在产科高危或急症情况以便进行紧急处理。

产程中需要通过阴道检查观察并记录宫口扩张及胎先露下降的情况。对于自然临产的产妇,建议潜伏期每4 h进行1次阴道检查,活跃期每2 h进行1次阴道检查。阴道检查应在会阴消毒后进行,不推荐使用醋酸氯己定阴道冲洗来预防感染。有研究发现,安慰剂与醋酸氯己定相比,两组之间绒毛膜羊膜炎、产后子宫内膜炎、围产儿死亡率及新生儿败血症的发生率均无统计学差异[11]。

阴道检查内容包括宫颈质地、宫口扩张程度、胎先露及其高低。首次阴道检查应了解骨盆情况,已经破膜者应注意观察羊水性状等。目前尚无大样本随机对照研究来评估产程中阴道检查的间隔时间与母婴感染发生率之间的关系[12]。阴道检查次数增多会增加感

染的发生率,产程中应避免不必要的阴道检查。基于上述原则,如果产妇出现会阴膨隆、阴道血性分泌物增多、主诉有排便感等可疑宫口快速扩张的表现时,应立即行阴道检查,评估产程进展情况。

对于产程进展顺利者,不推荐产程中常规行人工破膜术。一旦胎膜破裂,应立即监测胎心,观察羊水颜色、性状和流出量,必要时行阴道检查,同时记录。

3. 第一产程延长及处理

目前,各国的指南对第一产程潜伏期的持续时间无明确的统一标准。我国将潜伏期延长定义为初产妇 > 20 h,经产妇 > 14 h。在除外头盆不称及可疑胎儿窘迫的前提下,缓慢但仍有进展(包括宫口扩张和胎先露下降)的潜伏期延长不作为行剖宫产术的指征。研究显示,在母胎状况允许的前提下,潜伏期可以延长到24 h或更长[5]。有研究表明,在宫口扩张到5 cm之前,产程一般不会自然进入加速期[6]。基于上述研究,WHO建议如果母胎状况良好,不推荐在宫口扩张到5 cm前采用医疗干预手段加速产程进展[7]。

初产妇的活跃期一般不超过12 h,经产妇不应超过10 h。活跃期停滞的诊断标准:当破膜且宫口扩张≥5 cm后,如果宫缩正常,宫口停止扩张≥4 h可诊断活跃期停滞;如宫缩欠佳,宫口停止扩张≥6 h可诊断为活跃期停滞。

一些产妇在活跃期宫口扩张速度低于1 cm/h仍属于正常,母胎状况良好时不必干预[6]。若发现活跃期有延长趋势,应进行全面评估和处理,如宫缩欠佳,应予以加强宫缩处理,明确为活跃期停滞者行剖宫产术终止妊娠。在产程中还需要注意个体差异,如产妇的年龄、心理因素、有无分娩镇痛、产妇休息和饮食状况及胎儿体重的影响。在产程的管理中,助产人员应该充分考虑到这些因素对产程的可能影响。

4. 第一产程照护

除非存在应用全身麻醉的可能,否则产妇在产程中可按意愿进食和饮水,并重视产程中能量的供给。系统综述显示,严格限制进食和饮水组与对照组比较,产程时间、剖宫产率、产程干预、新生儿Apgar评分、新生儿重症监护病房(ICU)入住率并无显著差异;产程中饮用碳水化合物与饮用水比较,产妇和新生儿的结局无显著差异[13, 14]。有关产程中的饮食问题,本书第二十六章专门论述。

应保持产妇会阴部清洁,但目前尚无证据支持经阴道分娩前应常规备皮,而且备皮会增加产妇的不适感[15],所以不推荐常规备皮。推荐产妇定期排尿,及时排空膀胱。产程中每4 h监测1次生命体征。若发现血压升高或体温升高,应由产科医师对其进行评估和处理。产程中不必限制产妇的体位,应根据产妇意愿选择令其舒适的体位。不推荐仰卧位,因其可导致仰卧位低血压综合征。如破膜后胎头浮或臀位,产妇应卧床,禁止下地活动,警惕脐带脱垂。不需要常规肠道准备。分娩过程中尽量为产妇提供舒适的环境,并给予精神鼓励[16]。

(二)第二产程

1. 第二产程的定义

第二产程为胎儿娩出期,是指从宫口开全到胎儿娩出的全过程。第二产程时长因人而异。对于初产妇,如未行椎管内镇痛,第二产程超过3 h可诊断第二产程延长;如行椎管内镇痛,超过4 h可诊断。对于经产妇,如未行椎管内镇痛,超过2 h可诊断第二产程延长;如行椎管内镇痛,超过3 h可诊断。

2. 第二产程的评估和处理

第二产程中注意监测胎儿宫内状态,主要是对胎心率的评估,并注意羊水的性状。至少每10 min评估1次胎心或持续电子胎心监护,并应用三级评价系统进行评估。如可疑胎儿窘迫,应在实施宫内复苏措施的同时尽快结束分娩。对产力、胎先露下降程度进行评估,特别是当胎先露下降缓慢时,要注意排除宫缩乏力,必要时予缩宫素加强宫缩,同时还需对胎方位进行评估,必要时手转胎头至合适的胎方位。

推荐采用椎管内镇痛的初产妇在第二产程开始时即在指导下用力。近年对接受了硬膜外镇痛的初产妇进行的多中心随机对照研究显示,第二产程立即用力组与延迟用力组的经阴道分娩率无显著差异,但立即用力组产妇发生绒毛膜羊膜炎、产后出血及新生儿酸中毒的风险均显著低于延迟用力组[17]。另外,对接受椎管内镇痛产妇的系统综述也显示,虽然第二产程延迟用力对于自然分娩、阴道助产及剖宫产等分娩方式没有影响,但会显著延长第二产程时间,并显著增加绒毛膜羊膜炎及低脐血pH的风险[18]。因此,推荐使用椎管内镇痛的初产妇在第二产程开始时即应在指导下用力。

3. 第二产程的照护

第二产程的照护对于整个产程的进展非常重要,助产人员应结合产妇的实际情况进行相应的处理。第二产程行热敷和会阴按摩可以降低严重会阴损伤的风险[19],采用会阴按摩可以减少会阴裂伤,同时可以降低Ⅲ、Ⅳ度会阴裂伤的发生率;鼓励产妇采用最舒适的体位用力。根据当地的医疗条件,为产妇提供家庭化分娩环境,低危产妇在家庭化的分娩环境中分娩,可以减少镇痛药的使用,降低会阴侧切率,提高产妇对分娩过程的满意度;鼓励家属陪产,给予产妇精神支持。

（三）第三产程

1. 第三产程的定义

第三产程,又称胎盘娩出期,是指从胎儿娩出后至胎盘胎膜娩出,即胎盘剥离和娩出的全过程,需5～15 min,不应超过30 min。

2. 第三产程的评估和处理

第三产程应注意监测产妇的生命体征,评估子宫收缩情况,检查胎盘和软产道,准确估计出血量,及早识别产后出血等情况。对所有产妇在第三产程使用子宫收缩药以减少产后出血。首选缩宫素,在胎儿前肩娩出后静脉滴注稀释后的缩宫素10～20 U,或在胎儿前肩娩出后立即予母体肌内注射缩宫素10 U。

第三产程超过30 min,或未超过30 min但胎盘未完全剥离而出血多时,在做好预防产后出血的准备下,建议行手取胎盘术。

对不需要复苏的正常足月儿,建议延迟脐带结扎。延迟脐带结扎是指在新生儿出生后至少60 s后,或等待脐带血管搏动停止后再结扎脐带。近年的关于延迟脐带结扎的随机对照研究显示了脐带延迟结扎的益处:增加新生儿的血容量,减少新生儿输血量,减少早产儿脑出血的发生,减少因铁缺乏引起的贫血,可提供免疫因子和干细胞,并且可提高早产儿脑组织氧浓度。另外,延迟脐带结扎并不会增加产后出血风险[20]。但因窒息需要复苏的新生儿则应立即断脐。有条件的医疗机构应常规行脐动脉血血气分析。

3. 新生儿的照护

无合并症的新生儿应在出生后尽早与母亲进行母婴皮肤接触,以预防新生儿低体温并且促进母乳喂养。对于出生时羊水清亮且出生后已建立自主呼吸的新生儿,或虽存在羊水污染但有活力的新生儿,不推荐采用口鼻吸引的方式常规清理呼吸道。在新生儿基本生命体征稳定后应对其进行全身体格检查,包括检查外观有无畸形,测量身长、体重等,并准确记录。

三、影响分娩的重要因素

影响分娩的因素包括产力、产道、胎儿、胎位及社会心理因素,各因素正常并相互适应,胎儿经阴道顺利自然娩出,为正常分娩。

1. 产力

将胎儿及其附属物从子宫内逼出的力量称为产力。产力包括子宫收缩力(简称宫缩)、腹壁肌肉及膈肌收缩力(统称腹压)和肛提肌收缩力。子宫收缩力是临产后的主要产力,腹压是第二产程胎儿娩出的重要辅助力量,肛提肌收缩力是协助胎儿内旋转及胎头仰伸所必需的力量。

2. 产道

产道是胎儿从母体娩出的通道,包括骨产道和软产道两部分。

骨产道指真骨盆,是产道的重要组成部分,其大小及形状与分娩关系密切。骨盆腔分为3个假想平面,即通常所称的骨盆平面。软产道是由子宫下段、宫颈、阴道及盆底软组织共同组成的弯曲管道。骨盆三个平面的大小与形状、子宫下段形成、宫颈管消失与宫口扩张、会阴体伸展直接影响胎儿通过产道。

3. 胎儿

胎儿的大小、胎位及有无畸形是影响分娩及决定分娩难易程度的重要因素。主要通过超声检查并结合宫高测量来估计胎儿体重。一般估计的胎儿体重与实际出生体重相差在10%以内即视为评估较准确。分娩时,即使骨盆大小正常,如果胎儿过大致胎头径线过长,可造成头盆不称导致难产。胎头是胎体的最宽部分,也是胎儿通过产道最困难的部分。

4. 胎位

产道为一纵行管道。纵产式(头先露或臀先露)时,胎体纵轴与骨盆轴相一致,容易通过产道。头先露时,胎头先通过产道,较臀先露易娩出,通过触清矢状缝及前后囟,可以确定胎方位。其中枕前位更利于完成分娩机转,易于分娩,其他胎方位会不同程度增加分娩难度。臀先露时,胎臀先娩出,较胎头周径小且软产道不能充分扩张,胎头后娩出时无变形机会,因此胎头娩出较臀部困难。未足月时胎头相对于胎臀更大,故更易发生后出头困难。肩先露时,胎体纵轴与骨盆轴垂直,足月活胎不能通过产道,对母婴威胁极大。

5. 社会心理因素

分娩虽属生理过程,但确实可对产妇产生心理上的应激。社会心理因素可引起产妇躯体产生一系列变化从而影响产力,因而也是影响分娩的重要因素之一。对分娩疼痛的恐惧和紧张可导致宫缩乏力、宫口扩张缓慢、胎头下降受阻、产程延长,甚至可导致胎儿窘迫、产后出血等。所以在分娩过程中,应给予产妇心理支持,尽量鼓励其经阴道分娩,并耐心讲解自然分娩的生理过程,消除产妇的焦虑和恐惧心理,使产妇掌握分娩时必要的呼吸和躯体放松技术。

（唐宇平，应豪）

参考文献

[1] Gomez-Lopez N, Romero R, Xu Y, et al. Fetal T cell activation in the amniotic cavity during preterm labor: a potential mechanism for a subset of idiopathic preterm birth[J]. Journal of Immunology (Baltimore, Md. : 1950), 2019, 203(7): 1793−1807.

[2] 时春艳, 李博雅. 新产程标准及处理的专家共识（2014）[J]. 中华妇产科杂志, 2014, (7): 486.

[3] Zhang J, Landy H J, Ware Branch D, et al. Contemporary patterns of spontaneous labor with normal neonatal outcomes[J]. Obstetrics and Gynecology, 2010, 116(6): 1281−1287.

[4] Spong C Y, Berghella V, Wenstrom K D, et al. Preventing the first cesarean delivery: summary of a joint Eunice Kennedy Shriver National Institute of Child Health and Human Development, Society for Maternal-Fetal Medicine, and American College of Obstetricians and Gynecologists Workshop[J]. Obstetrics and Gynecology, 2012, 120(5): 1181−1193.

[5] Caughey A B, Cahill A G, Guise J-M, et al. Safe prevention of the primary cesarean delivery[J]. Am J Obstet Gynecol, 2014, 210(3): 179−193.

[6] Oladapo O T, Diaz V, Bonet M, et al. Cervical dilatation patterns of "low-risk" women with spontaneous labour and normal perinatal outcomes: a systematic review[J]. BJOG: an International Journal of Obstetrics and Gynaecology, 2018, 125(8): 944−954.

[7] WHO recommendations: Intrapartum care for a positive childbirth experience [M]. Geneva: World Health Organization, 2018.

[8] Hanley G E, Munro S, Greyson D, et al. Diagnosing onset of labor: a systematic review of definitions in the research literature[J]. BMC Pregnancy and Childbirth, 2016, 16: 71.

[9] Abalos E, Oladapo O T, Chamillard M, et al. Duration of spontaneous labour in "low-risk" women with "normal" perinatal outcomes: a systematic review[J]. European Journal of Obstetrics, Gynecology, and Reproductive Biology, 2018, 223: 123−132.

[10] 杨慧霞, 刘兴会, 李博雅, 等. 正常分娩指南[J]. 中华妇产科杂志, 2020, (6): 361−370.

[11] Lumbiganon P, Thinkhamrop J, Thinkhamrop B, et al. Vaginal chlorhexidine during labour for preventing maternal and neonatal infections (excluding Group B Streptococcal and HIV)[J]. The Cochrane Database of Systematic Reviews, 2014, (9): CD004070.

[12] WHO recommendations for prevention and treatment of maternal peripartum infections [M]. Geneva: World Health Organization, 2015.

[13] Singata M, Tranmer J, Gyte G M. Restricting oral fluid and food intake during labour[J]. The Cochrane Database of Systematic Reviews, 2013, (8): CD003930.

[14] Malin G L, Bugg G J, Thornton J, et al. Does oral carbohydrate supplementation improve labour outcome? A systematic review and individual patient data meta-analysis[J]. BJOG: an International Journal of Obstetrics and Gynaecology, 2016, 123(4): 510−517.

[15] Basevi V, Lavender T. Routine perineal shaving on admission in labour[J]. The Cochrane Database of Systematic Reviews, 2014, (11): CD001236.

[16] Bohren M A, Hofmeyr G J, Sakala C, et al. Continuous support for women during childbirth[J]. The Cochrane Database of Systematic Reviews, 2017, 7: CD003766.

[17] Cahill A G, Srinivas S K, Tita A T N, et al. Effect of immediate vs delayed pushing on rates of spontaneous vaginal delivery among nulliparous women receiving neuraxial analgesia: a randomized clinical trial[J]. Jama, 2018, 320(14): 1444−1454.

[18] Di Mascio D, Saccone G, Bellussi F, et al. Delayed versus immediate pushing in the second stage of labor in women with neuraxial analgesia: a systematic review and meta-analysis of randomized controlled trials[J]. American Journal of Obstetrics and Gynecology, 2020, 223(2): 189−203.

[19] Aasheim V, Nilsen A B V, Reinar L M, et al. Perineal techniques during the second stage of labour for reducing perineal trauma[J]. The Cochrane Database of Systematic Reviews, 2017, 6: CD006672.

[20] Guideline: delayed umbilical cord clamping for improved maternal and infant health and nutrition outcomes [M]. World Health Organization, 2014.

第三章
分娩疼痛的产生机制及其对母婴的影响

世界卫生组织（World Health Organization，WHO）已在2018年的报告中将分娩列为世界公共卫生问题[1]。报告中对"积极的分娩经历"作了一番定义：是一种满足甚至超越产妇先前个人和社会文化信仰以及期待的体验，能够给产妇提供临床和心理上的安全环境、持续的护理及情感支持。要理解什么才是构成心理上安全环境的要素，切实提高分娩质量，就需要倾听与了解分娩的真实体验。

疼痛一直是女性担心、害怕分娩的原因之一。约60%的产妇将分娩疼痛描述为"痛不欲生、无法忍受"。世界疼痛研究协会（The International Association for the Study of Pain，IASP）将疼痛定义为：一种由组织损伤或潜在组织损伤所引起的不愉快感觉和情感体验[2]。而分娩疼痛作为"急性疼痛的理想模型"[3]，有别于其他由损伤或病理性因素引起的急性疼痛，是产妇在分娩过程中产生的一种复杂的生理、心理体验，既有自身的物理、生物化学基础，又极富个人主义情感色彩，可能受到产妇的心理（焦虑、恐惧、抑郁等）、种族、文化信仰、社会环境等多因素多维度的影响，具有个体差异大、疼痛级别高、持续时间长的特点。

近二十年来，产妇的特征已悄然发生了改变，高龄、肥胖、使用辅助生殖技术等都是赋予"当代分娩"的新标签，分娩也不能简单地理解为单纯的生理过程，而更应将其视为神经-心理-社会性事件[4]。因此，对于分娩疼痛，我们也应给予其重新审视、多元理解，从而采取更有针对性、更有效的镇痛方法。

一、分娩疼痛的特征及产生机制

1. 分娩疼痛的特征

分娩过程中，产妇会经历两种不同类型的疼痛，即宫缩痛和会阴痛。二者在涉及的神经通路、临床特征、继发的生理反应以及对于局部镇痛的敏感性方面都存在显著不同（表3-1）[5]。

第一产程（宫颈扩张期），疼痛主要为宫缩痛，主要

表3-1　两种分娩疼痛临床特征的比较

宫缩痛（内脏痛）	会阴痛（躯体痛）
延时传播	传播迅速
弥散,定位差	定位明确
时常伴有牵涉痛	无牵涉痛
与宫腔压力相关	与会阴扩张相关
疼痛强度多变	常伴向下用力的冲动
对于中枢性神经阻滞镇痛很敏感	对于中枢性神经阻滞镇痛不敏感

由子宫平滑肌痉挛性收缩和宫颈机械性扩张引起，属于内脏痛，具有传播慢、弥散、难以定位等特点。疼痛的强度与子宫收缩力及宫腔压力相关，可牵涉到腹壁、腰骶部、髂嵴、臀部及大腿[6]。另外约30%的产妇有严重的腰骶部疼痛，这可能与痛经史有关[7]。第一产程末期会阴痛的出现往往预示着胎先露的下降，第二产程的开始。此时，躯体痛占了上风，主要由盆底及会阴的扩张以及先露部分继续下降，二者叠加扩张子宫所致。疼痛较剧烈，且定位明确。疼痛强度随会阴扩张的程度而加剧，与子宫收缩的强度、频率及持续时间呈正相关[8]。

2. 分娩疼痛的产生机制

生理性伤害的感受一般涉及4个基本过程：转导、传递、感知和调节。

通常，伤害性感受器会对各类伤害性刺激（机械、冷热或化学刺激）起反应，导致各种介质释放、细胞膜去极化和复极化，产生疼痛冲动。这些信号通过释放兴奋性神经递质传递至脊髓后角，然后通过脊髓丘脑束和臂旁核上行通路传递至脑干和丘脑，最终到达脑的高级中枢。在第一产程中，由子宫平滑肌痉挛性收缩和宫颈扩张的物理刺激以及一些化学性疼痛介质（包括缓激肽、白三烯、前列腺素、5-羟色胺、乳酸、P物

质等），刺激分布于子宫壁的神经末梢，形成神经冲动，由内脏传入神经中的C纤维伴随交感神经传入到脊髓T10～L1节段，再经脊髓上行纤维上传到大脑，形成令人不愉快的疼痛感觉[9]。同时，T10～L1节段的脊髓上行纤维也是腹壁、腰部以及大腿感觉的传导通路，因此宫缩痛常常可以映射到这些部位产生酸痛的感觉。第一产程末和第二产程中，疼痛冲动则由阴部神经进入S2～S4脊神经轴突。膀胱、腹膜、尿道、直肠等盆腔内脏器的压迫或牵拉痛经骶神经传递，压迫腰骶部神经丛的神经根，即可表现为腰骶部或臀部疼痛。而牵拉会阴的痛觉，则由耻神经（S2～S4）、股后侧皮神经（S2～S3）、生殖股神经（L1～L2）以及髂腹股沟神经（L1）传导（图3-1）。

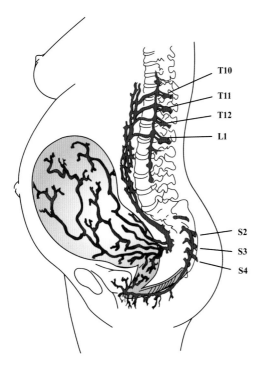

图3-1　分娩疼痛的神经传导通路

T10
T11
T12
L1
S2
S3
S4

疼痛的感知是一种涉及情感动机、感觉识别、情绪、行为的有意识、多维度的体验。参与疼痛感知的大脑皮层包括网状系统（主要负责对疼痛的自主和运动反应）、躯体感觉皮质（主要负责感知疼痛的强度、类型及定位）和边缘系统（主要负责对疼痛的情绪及行为反应）。

疼痛的调节主要通过下行通路（兴奋性通路/抑制性通路）改变或抑制脊髓的疼痛冲动传递。后者主要通过释放抑制性神经递质来阻滞或部分阻滞疼痛冲动传递，从而产生镇痛的效果。其中，在分娩过程中分泌不断增加的催产素，既能促进子宫收缩使疼痛增强，

同时又能使产妇极度兴奋，减轻压力，缓解疼痛[10]。另外，产程中交感-肾上腺髓质系统兴奋，促肾上腺皮质激素、皮质醇及儿茶酚胺（去甲肾上腺素、肾上腺素和多巴胺）水平升高。类似地，多巴胺作为神经递质，在疼痛过程中也参与了致痛和镇痛两方面的作用[11]。

二、分娩疼痛的影响因素

虽然分娩是产妇经历的正常生理过程，疼痛的产生主要还是基于相关组织的损伤（牵拉、收缩或者压迫），但仅以客观的组织损伤又不足以解释分娩疼痛在产妇中存在的巨大变异。许多因素都可能影响产妇对分娩疼痛的感知。

1. 人口统计学因素

人口统计学因素在人类疼痛变异方面扮演着重要角色。首先，性别本身在感知疼痛方面就存在明显差异，女性比男性更容易感知严重的疼痛[12]。其次，种族差异也可能造成疼痛感知的变异性，虽然目前还不清楚这种差异是由于疼痛过程本身还是与个体特质有关。一项包含5个种族群体（黄色人种、红色人种、白色人种、黑色人种及其他）的研究显示，相较于其他族群，黄色人种产妇在产程中报告的疼痛程度更低[13]。此外，文化差异也发挥着重要作用。有研究显示，分娩陪护者往往会低估有宗教信仰产妇的疼痛程度[14]。年轻、受教育程度高、社会经济地位低的产妇更可能感知更高程度的分娩疼痛。相反，高龄、已婚、有较好的社会支持、计划妊娠、经产妇所诉的疼痛程度相对较低[9]。

2. 对疼痛的认知

认知已被证实会影响产妇对分娩疼痛的感知，以及对疼痛的反应。许多产妇是可以接受疼痛的，因为她们认为分娩是一个正常的生理过程[15]。而文化信仰（比如相信上帝会帮助她克服疼痛）会进一步提高这种接受度[16]。一些研究显示，那些持顺其自然的态度，认为疼痛并不构成威胁的产妇更善于应对和处理疼痛[17, 18]。相反，那些视疼痛为洪水猛兽的产妇所感知到的疼痛程度更强[19]，更可能要求分娩镇痛[20]。此外，产妇对于分娩的自我效能（相信自己可以应对的信念）也会强烈影响其对分娩疼痛的感知。定性研究显示，相信自己有能力应对的态度有助于降低感知疼痛的威胁[21]。而自我评价、自我效能较低的产妇更容易要求行剖宫术[22]。

3. 心理因素

许多情绪-心理因素都与分娩疼痛密切相关，例如

恐惧、焦虑、抑郁等。在一项前瞻性纵向队列研究中，那些害怕分娩、对"分娩是一个自然过程"认同感较低的产妇更有可能经历更强烈的疼痛[23]。近期的一项研究显示，产前焦虑评分更高的产妇在实施分娩镇痛前的疼痛评分也更高[24]。此外，产妇的依恋模式也会影响其对分娩疼痛的感知。所谓依恋模式，即个体为了安全与他人建立情感联结的一种行为模式。焦虑和回避型依恋与更严重的疼痛相关，也预示着对分娩镇痛的需求度更高[25]。

4. 遗传因素

越来越多的证据表明，遗传因素对分娩疼痛的影响不可忽视。最近一项随机、双盲、安慰剂对照设计的双生子研究评估了疼痛的敏感性以及阿片类镇痛药对于实验性热痛及冷压痛模型的效果，研究发现遗传效应可以解释12%～60%的反应变异性[26]。然而，到目前为止，仅研究了少量疼痛基因对分娩相关疼痛及镇痛的影响，数据非常有限且富有争议。其中OPRM1作为内源性阿片肽的基因位点，参与编码μ阿片受体，拥有功能性单核苷酸多态性（single nucleotide polymorphism, SNP）（A118G），是最显而易见的候选基因。在2004年的一项研究中发现，超过30%的健康产妇中存在OPRM1等位基因，与其对β内啡肽的反应增加有关[27]。此后，该研究组又进一步研究了OPRM1等位基因对分娩镇痛的影响，发现G等位基因可显著降低鞘内麻醉芬太尼的需求量，增加对阿片类药物的反应性[28]。β2AR基因参与编码β2肾上腺素受体，它的基因型可影响早产的发生率[29]。研究显示，在β2AR第27位点上表达Gln等位基因的产妇会经历更慢的产程和更强烈的疼痛，这一功能性的多态性与种族因素相互作用影响分娩结局[30]。一般而言，产程与疼痛进展也有着一定关联，而这种关联可能也受到遗传机制的影响。在基因芯片研究产程对胎盘基因表达的影响时，发现了数百种差异表达的转录基因（344种上调，7种下调），涉及应激反应、免疫反应、细胞凋亡、凝血、血管发育等15种差异表达基因[31]。这些差异表达基因，被认为最有可能与产程中的炎症反应相关，说明了基因表达的多样性以及产程的复杂性。而产后也有55种转录基因上调和35种下调，但目前仍不清楚这些基因是否会导致产程和（或）分娩相关疼痛的个体差异[32]。

三、分娩疼痛对母婴的影响

生理性分娩疼痛对母婴具有一定保护意义。分娩疼痛是母体监测产程启动与发展的重要信号，有助于母体建立安全的内外环境以完成分娩。此外，分娩疼痛也会促进母婴体内β内啡肽的分泌增加。高水平的β内啡肽对于产妇和新生儿都具有一定的身心适应意义。母体β内啡肽水平增高具有减轻疼痛的作用，也可使产妇产后心情愉悦，与新生儿建立良好的情感联结，促进泌乳素的分泌[33]。而新生儿体内β内啡肽浓度的增加则可增强宫缩诱导的低氧/高氧预适应保护作用，减轻出生后呼吸窘迫，改善氧饱和度，并促进母婴接触和母乳喂养的建立，有利于新生儿尽快与这个世界建立连接[34]。

尽管如此，一些严重的、病理性疼痛依然会给母婴带来一些近期和远期的不良后果。

1. 近期影响

剧烈的分娩疼痛可引起全身广泛的生理应激反应，包括呼吸、循环、胃肠功能、代谢、子宫收缩、胎盘灌注，甚至胎儿都会受到影响（图3-2）。可形成恐惧—紧张—疼痛的恶性循环，导致部分产妇对于经阴道分娩的信心崩塌，出现情绪激动、易怒，甚至自伤、伤人等极端行为[35]。

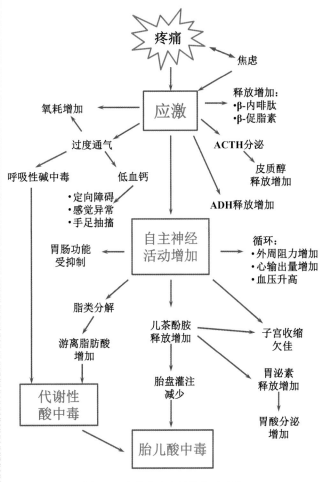

图3-2 分娩疼痛介导的生理反应

2. 远期影响

（1）产后慢性痛：尽管大部分分娩时由物理创伤引起的急性疼痛会在产后很快消退，但仍有部分产妇的疼痛会逐步衍变为产后慢性疼痛。最近来自瑞典的一项调查数据显示，每6名产妇中就有1名在产后8个月还存在慢性疼痛，疼痛程度为中到重度[36]。产后慢性疼痛可能导致严重的功能障碍，甚至影响日常生活甚至母婴关系。因此，近年来分娩后的慢性疼痛已引起了政府、医学协会和公众的广泛关注[37]。器械助产及会阴创伤可能为分娩后慢性疼痛的危险因素[38]。一项纳入438名产妇的研究结果显示，经阴道分娩后第二天疼痛评分较高者其后发生慢性疼痛的概率更大[39]。急性产后疼痛的严重程度与慢性产后疼痛独立相关，一些研究也有类似结论[40]。本书的第三十章将有详细介绍。

（2）产后抑郁：有学者推测，未经良好控制的分娩疼痛可能转化为慢性持续性疼痛，并导致产后抑郁（postpartum depression, PPD）的风险增加。早在2007年，IASP就提出要特别关注分娩疼痛，因为分娩疼痛可能会造成产妇产后心理的异常。一项来自加拿大的调查纳入了5614例产妇，81.7%的受访者表示在产后前三个月有不同程度的疼痛，产后持续的疼痛（包括会阴痛、切口痛、乳房痛、后背痛和严重头痛）会显著增加PPD的发生风险，而且疼痛的种类越多就越容易发生PPD[41]。当然也有人认为产后疼痛可能只是PPD发生的混杂因素，一项研究发现产后8周PPD症状阳性与产后第3、5天的疼痛评分之间并无关联[42]。这可能因为早期疼痛并不能完全预示慢性疼痛的发生，所以使得产后疼痛与PPD之间不能形成联系。具体内容详见本书第二十八章。

总而言之，我们要充分认识并重视分娩疼痛，在疼痛的处理过程中，强调身心的整体治疗，不能只见"疼痛"不见"人"，缓解疼痛不是我们的终极目的，而是我们保障母婴安全的一种手段。

（林 蓉）

参考文献

[1] WHO recommendations: intrapartum care for a positive childbirth experience[R]. Geneva WHO, 2018.

[2] Pain terms: a list with definitions and notes on usage. Recommended by the IASP Subcommittee on Taxonomy[J]. Pain, 1979, 6(3): 249.

[3] Melzack R. Labour pain as a model of acute pain[J]. Pain, 1993, 53(2): 117−120.

[4] Olza I, Uvnas-Moberg K, Ekstrom-Bergstrom A, et al. Birth as a neuro-psycho-social event: An integrative model of maternal experiences and their relation to neurohormonal events during childbirth[J]. PLoS One, 2020, 15(7): e0230992.

[5] Brownridge P. The nature and consequences of childbirth pain[J]. Eur J Obstet Gynecol Reprod Biol, 1995, 59 (Suppl): S9−S15.

[6] Camorcia M, Capogna G. Epidural levobupivacaine, ropivacaine and bupivacaine in combination with sufentanil in early labour: a randomized trial[J]. Eur J Anaesthesiol, 2003, 20(8): 636−639.

[7] Melzack R, Belanger E. Labour pain: correlations with menstrual pain and acute low-back pain before and during pregnancy[J]. Pain, 1989, 36(2): 225−229.

[8] Brown S T, Campbell D, Kurtz A. Characteristics of labor pain at two stages of cervical dilation[J]. Pain, 1989, 38(3): 289−295.

[9] Shnol H, Paul N, Belfer I. Labor pain mechanisms[J]. Int Anesthesiol Clin, 2014, 52(3): 1−17.

[10] Dawood M Y, Raghavan K S, Pociask C, et al. Oxytocin in human pregnancy and parturition[J]. Obstet Gynecol, 1978, 51(2): 138−143.

[11] 乔治·阿德尔曼. 神经科学百科全书[M]. 上海：上海科学技术出版社, 1992: 310.

[12] Bartley E J, Fillingim R B. Sex differences in pain: a brief review of clinical and experimental findings[J]. Br J Anaesth, 2013, 111(1): 52−58.

[13] Debiec J, Conell-Price J, Evansmith J, et al. Mathematical modeling of the pain and progress of the first stage of nulliparous labor[J]. Anesthesiology, 2009, 111(5): 1093−1110.

[14] Sheiner E, Sheiner E K, Hershkovitz R, et al. Overestimation and underestimation of labor pain[J]. Eur J Obstet Gynecol Reprod Biol, 2000, 91(1): 37−40.

[15] Whitburn L Y, Jones L E, Davey M A, et al. The meaning of labour pain: how the social environment and other contextual factors shape women's experiences[J]. BMC Pregnancy Childbirth, 2017, 17(1): 157.

[16] Doering K, Patterson J, Griffiths C R. Japanese women's experiences of pharmacological pain relief in New Zealand[J]. Women Birth, 2014, 27(2): 121−125.

[17] Karlsdottir S I, Halldorsdottir S, Lundgren I. The third paradigm in labour pain preparation and management: the childbearing woman's paradigm[J]. Scand J Caring Sci, 2014, 28(2): 315−327.

[18] Whitburn L Y, Jones L E, Davey M A, et al. Women's experiences of labour pain and the role of the mind: an exploratory study[J]. Midwifery, 2014, 30(9): 1029−1035.

[19] Tough E A, White A R, Cummings T M, et al. Acupuncture and dry needling in the management of myofascial trigger point pain: a systematic review and meta-analysis of randomised controlled trials[J]. Eur J Pain, 2009, 13(1): 3−10.

[20] Veringa I, Buitendijk S, de Miranda E, et al. Pain cognitions as predictors of the request for pain relief during the first stage of labor: a prospective study[J]. J Psychosom Obstet Gynaecol, 2011, 32(3): 119−125.

[21] Leap N, Sandall J, Buckland S, et al. Journey to confidence: women's experiences of pain in labour and relational continuity of

care[J]. J Midwifery Womens Health, 2010, 55(3): 234−242.

[22] Wang E. Requests for cesarean deliveries: The politics of labor pain and pain relief in Shanghai, China[J]. Soc Sci Med, 2017, 173: 1−8.

[23] Haines H M, Rubertsson C, Pallant J F, et al. The influence of women's fear, attitudes and beliefs of childbirth on mode and experience of birth[J]. BMC Pregnancy Childbirth, 2012, 12: 55.

[24] Pettersson F D, Hellgren C, Nyberg F, et al. Depressed mood, anxiety, and the use of labor analgesia[J]. Arch Womens Ment Health, 2016, 19(1): 11−16.

[25] Costa-Martins J M, Pereira M, Martins H, et al. The role of maternal attachment in the experience of labor pain: a prospective study[J]. Psychosom Med, 2014, 76(3): 221−228.

[26] Angst M S, Phillips N G, Drover D R, et al. Pain sensitivity and opioid analgesia: a pharmacogenomic twin study[J]. Pain, 2012, 153(7): 1397−1409.

[27] Landau R, Cahana A, Smiley R M, et al. Genetic variability of mu-opioid receptor in an obstetric population[J]. Anesthesiology, 2004, 100(4): 1030−1033.

[28] Pervolaraki E, Holden A V. Spatiotemporal patterning of uterine excitation patterns in human labour[J]. Biosystems, 2013, 112(2): 63−72.

[29] Miller R S, Smiley R M, Daniel D, et al. Beta-2 adrenoceptor genotype and progress in term and late preterm active labor[J]. Am J Obstet Gynecol, 2011, 205(2): e131−e137.

[30] Reitman E, Conell-Price J, Evansmith J, et al. beta2-adrenergic receptor genotype and other variables that contribute to labor pain and progress[J]. Anesthesiology, 2011, 114(4): 927−939.

[31] Lee K J, Shim S H, Kang K M, et al. Global gene expression changes induced in the human placenta during labor[J]. Placenta, 2010, 31(8): 698−704.

[32] Cindrova-Davies T, Yung H W, Johns J, et al. Oxidative stress, gene expression, and protein changes induced in the human placenta during labor[J]. Am J Pathol, 2007, 171(4): 1168−1179.

[33] Buckley S J. Executive summary of hormonal physiology of childbearing: evidence and implications for women, babies, and maternity care[J]. J Perinat Educ, 2015, 24(3): 145−153.

[34] Akbarzadeh M, Nematollahi A, Farahmand M, et al. The effect of two-staged warm compress on the pain duration of first and second labor stages and apgar score in prim gravida women: a randomized clinical trial[J]. J Caring Sci, 2018, 7(1): 21−26.

[35] 李媚娟, 徐琼. 分娩疼痛机制与常用分娩镇痛方法[J]. 国际妇产科学杂志, 2018, 45(2): 125−129.

[36] Molin B, Sand A, Berger A K, et al. Raising awareness about chronic pain and dyspareunia among women — a Swedish survey 8 months after childbirth[J]. Scand J Pain, 2020, 20(3): 565−574.

[37] Bateman B T, Franklin J M, Bykov K, et al. Persistent opioid use following cesarean delivery: patterns and predictors among opioid-naive women[J]. Am J Obstet Gynecol, 2016, 215(3): e351−e318.

[38] Komatsu R, Ando K, Flood P D. Factors associated with persistent pain after childbirth: a narrative review[J]. Br J Anaesth, 2020, 124(3): e117−e130.

[39] Kainu J P, Sarvela J, Tiippana E, et al. Persistent pain after caesarean section and vaginal birth: a cohort study[J]. Int J Obstet Anesth, 2010, 19(1): 4−9.

[40] Lavand'homme P. Postpartum chronic pain[J]. Minerva Anestesiol, 2019, 85(3): 320−324.

[41] Gaudet C, Wen S W, Walker M C. Chronic perinatal pain as a risk factor for postpartum depression symptoms in Canadian women[J]. Can J Public Health, 2013, 104(5): e375−e387.

[42] Jardri R, Maron M, Delion P, et al. Pain as a confounding factor in postnatal depression screening[J]. J Psychosom Obstet Gynaecol, 2010, 31(4): 252−255.

第四章
围生期药理学

几十年来，人们一直认为胎盘是一种屏障，保护胎儿不受母体循环内外源性物质的影响[1]。随着研究的进展，很显然，胎盘不仅允许大多数外源性物质及其代谢物从母体进入胎儿循环，它本身也具有代谢能力：母体与胎儿循环之间通过胎盘进行营养物质、气体及代谢产物的交换，胎盘也参与了用于母体的药物向胎儿的转运[2]。当孕妇接受药物治疗时，胎盘不仅是胎儿保护器官，还是治疗和发生不良反应的潜在靶点。因此，了解胎盘屏障各组成部分的结构和功能，认识胎盘转运的机制，选择适合妊娠期疾病的疗法和策略，对保障母婴安全至关重要。

一、药物在胎盘的转运

1. 胎盘

作为母体与胎儿间进行物质交换的器官，胎盘交换营养物质和胎儿代谢产物，对胎儿生长至关重要[3]。人类胎盘尿囊绒毛膜是通过滋养层细胞侵入子宫开始形成的，在受精后第三周形成绒毛，建立胎儿血管。因此，从一开始，胎盘就有两个主要部分：由绒毛膜（绒毛膜板）发育而来的胎儿部分和由子宫上皮和基质（亚上皮层）形成蜕膜的母体部分。通过由滋养层细胞、亚滋养层组织和胎儿毛细血管壁组成的"胎盘屏障"，将营养物质和氧气从母体循环转移到胎儿血液（血液营养），而代谢废物则从胎儿血液转移到母体血液（图4-1）。

除此之外，胎盘还具有代谢和内分泌功能，兼具生物膜特性，多数药物可以通过胎盘屏障进入胎儿体内[5]。在大部分器官系统发生的早期胚胎发育阶段，药物和外源性物质的跨胎盘传递可能不同于妊娠后期的传递。随着妊娠的进展，大多数滋养层细胞消失，胎

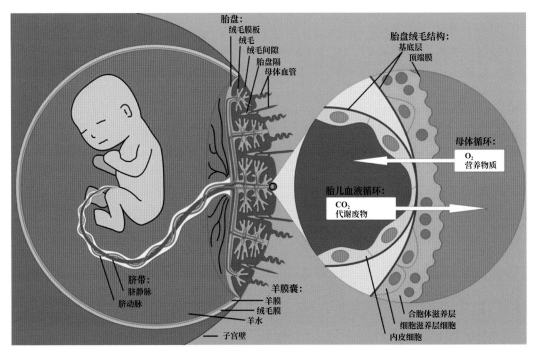

图4-1　**胎盘屏障示意图**

儿毛细血管增生,胎盘屏障变薄,胎盘转移变得容易。这一发育过程满足了胎儿对氧气和营养物质日益增长的需求。同时,药物从母体向胎儿的转移可能会增加,而在妊娠早期无法穿过胎盘屏障的物质(即免疫球蛋白)可能会在妊娠晚期透过胎盘。

2. 药物在胎盘的转运

胎盘屏障(即血管合体膜,vasculosyncytial membrane,VSM)是母体与胎儿进行物质交换的通道。药物可通过被动转运(单纯扩散、易化扩散)、主动转运、特殊转运(在转运前经胎盘代谢,转变成能较快转运的物质)、胞吞等方式通过胎盘进入胎儿体内[2](图4-2)。其中,单纯扩散是药物通过胎盘的主要方式。近年来,ATP结合盒蛋白(ATP-binding cassette protein,ABC蛋白)在人胎盘中的作用愈发重要,越来越多的研究集中于阐明胎盘在转运可能危害胎儿的药物中的作用[5,6]。

母体与胎儿之间的药物转运取决于子宫胎盘灌注、母体血药浓度、胎盘解剖结构、药物的蛋白结合、膜性屏障扩散能力及胎儿的血药浓度等因素[1]:

(1)药物理化性质:如脂溶性、解离度、分子量等,脂溶性高、分子量小、非解离型药物易通过胎盘扩散进入胎儿血循环。

(2)蛋白结合率:由于药物与蛋白结合后分子很大,只有游离、未结合的药物才能通过胎盘,因此蛋白结合率高的药物不容易通过胎盘。

(3)胎盘的有效膜面积、厚度、血流量:妊娠早期胎盘较厚,药物难以扩散,妊娠晚期胎盘变薄,仅为早妊娠的10%。此外,疾病影响胎盘转运,如合并子痫前期、糖尿病等全身性疾病的孕妇,胎盘组织可能发生病理性变化,胎盘屏障受到破坏。

3. 母体生理改变对药效学的影响

(1)吸收:妊娠后母体胃酸分泌减少,胃肠活动减弱,使口服药物吸收减慢,达峰时间滞后,生物利用度下降。早孕呕吐也会影响药物的吸收。妊娠晚期血流动力学发生改变,可能影响皮下或肌内注射药物的吸收。

(2)分布:妊娠期血浆容积增加约50%,体重增加,体液总量和细胞外液都有增加,药物分布容积显著增加。药物还会经胎盘向胎儿分布。妊娠期药物剂量应高于非妊娠期。血容量增加使血浆白蛋白浓度降低;某些药物的蛋白结合能力下降,造成游离浓度增高。如苯妥英钠、地塞米松、地西泮在妊娠26~29周时游离药物浓度达到高峰。

(3)代谢:妊娠期由于激素分泌改变,药物代谢受到影响,这种影响比较复杂,且不同的药物可能产生不同的结果,如蛋白结合能力的下降使药物游离浓度增加,则转运至肝脏代谢的药物增多。许多研究证实妊娠期间需要适当增加苯妥英钠、苯巴比妥的给药剂量。

(4)排泄:妊娠期母体肾血流量、肾小球滤过率和肌酐清除率均增加,使药物经肾脏的消除加快,如氨苄西林、红霉素、庆大霉素等抗菌药物的血药浓度在妊娠

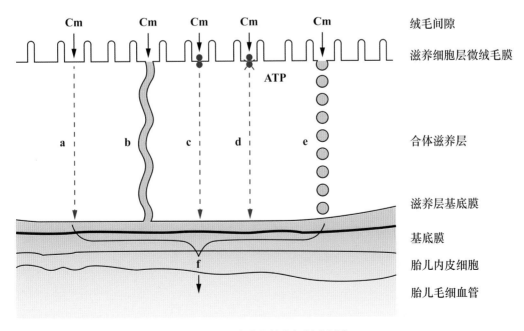

图4-2 胎盘药物转移机制示意图

a:单纯扩散;b:通道介导的单纯扩散;c:易化扩散;d:主动运输;e:胞饮作用;f:可转运进入胎儿体内循环的物质;Cm:滋养层绒毛膜间的物质浓度。

期有所降低。为了达到抗菌浓度,需要适当增加给药剂量。

4. 胎儿体内的药代动力学特点[3]

(1)药物的吸收:药物可通过两种途径进入胎儿体内:① 胎盘转运(主要途径);② 羊膜转运进入羊水,再经皮肤吸收或吞咽(妊娠12周开始)方式进入胎儿血液,同时通过胎儿肾排泄的药物也蓄积在羊水中,这些药物又可被胎儿吸收形成羊水肠道循环。

(2)药物的分布:药物在胎儿体内的分布,具有以下特点:① 胎儿肝脏血流量较多,药物在肝脏分布较高,同时因血脑屏障不完善,药物易进入中枢神经系统;② 胎儿血浆蛋白含量较母体低,游离型药物浓度较高;③ 妊娠中期,有1/3 ~ 2/3胎儿脐静脉血可绕过肝脏经静脉导管分流,未经肝脏处理直接到达心脏和中枢神经系统的药物增加。

(3)药物的代谢:胎盘含有多种参与代谢的酶系统。胎盘借助能够进行氧化、还原、水解和结合反应的多种酶,对多种不同类型的药物、外源性物质和内源性化合物进行 I 期和 II 期生物转化。因此,这些化合物的性质可能会发生变化,导致受体结合、靶点外结合、溶解度或其他方面的差异。因此,在确定药物经胎盘途径时,必须考虑代谢因素。如胎盘对哌替啶、氨甲苯酸等药物具有一定的代谢能力。肝脏是胎儿药物代谢的主要器官,由于肝脏功能不完善,胎儿对药物的解毒能力较成人低。细胞色素P450系统是肝脏中主要的代谢系统,在胎盘代谢中也起着重要作用,这些酶定位于内质网和线粒体。

(4)药物的排泄:妊娠11 ~ 14周起,胎儿肾脏具有排泄功能,但肾小球滤过率低,药物排泄功能差。

二、母体用药对胎儿的影响

1. 不同发育阶段对胚胎的影响情况(表4-1)

表4-1　妊娠不同时期药物对胎儿的影响

妊娠时间	潜在影响
受精后2周内	"全"或"无"的影响,即流产或无影响
受精后3 ~ 8周	高敏感期:易受影响,可能发生严重畸形,致畸作用与器官形成的顺序有关
受精后第9周至足月	低敏感期:未完全分化器官,功能不良

2. 药物对胎儿危害分级

为了保障妊娠期安全用药,许多国家实行了妊娠期用药分级制度。1979年美国食品和药物管理局

(Food and Drug Administration, FDA)对孕妇的治疗获益和胎儿的潜在危险进行评估,发布了一个药物分类系统,根据安全性,FDA要求将药物分为A、B、C、D和X五类(表4-2)。

表4-2　妊娠期药物分类系统

分类	定　　义
A类	人体的对照研究显示无害。已证实此类药物对人胎儿无不良影响。该药物相对安全。
B类	动物试验中证明对胎儿无危害,但尚无在人体的研究;或动物实验证明有不良作用,但在人体有良好对照组的研究中未发现此作用。
C类	动物试验可能对胎畜有害或缺乏研究,在人体尚缺乏相关研究,但对孕妇的益处大于对胎儿的危害。
D类	市场调查或证实对胎儿有危害,但对孕妇的益处超过对胎儿的危害,在利大于弊时,仍可使用。
X类	妊娠期禁用。在人体、动物研究,或市场调查均显示对胎儿的危害程度超过了对孕妇的益处。

2014年12月美国FDA发布妊娠期与哺乳期标签规则(pregnancy and lactation labeling rule, PLLR)[7, 8]取代了妊娠用药分级,要求处方药标签要更清楚地阐明妊娠期和哺乳期妇女服用药物的风险。新式的PLLR标示法包括三个标签:妊娠期、哺乳期、对女性和男性生殖潜能的影响。每个标签都会有风险概要、支持性数据的讨论及临床注意事项,如果缺乏可指引决策的数据,则须加以说明(图4-3)。

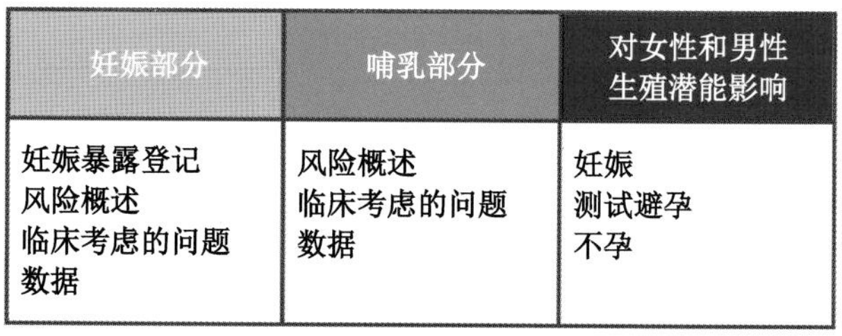

妊娠部分	哺乳部分	对女性和男性生殖潜能影响
妊娠暴露登记 风险概述 临床考虑的问题 数据	风险概述 临床考虑的问题 数据	妊娠 测试避孕 不孕

图4-3　妊娠和哺乳标签最终规则和处方药变更

三、常用麻醉药物的胎盘转运

妊娠期由于胎儿生长发育的需要子宫血流逐渐增加,胎盘也随之生长。子宫血流是母体-胎儿成功实现气体交换最重要的决定因素之一。子宫胎盘血管没有自动调节能力[3],胎盘功能主要取决于子宫的血流供应量,约为500 ~ 700 mL/min。血流量减少一半时会导致胎儿宫内窘迫。而子宫血流量受很多因素影响,

其与灌注压成正比，与子宫血管阻力成反比。任何导致灌注压降低或者子宫血管阻力增加的情况，如临床上常见的低血压、高血压、内源性或外源性的血管收缩药物甚至严重精神压力都可能导致子宫血流减少。

产科麻醉与镇痛可以直接影响子宫血流量，也可通过改变子宫胎盘循环对不良刺激的反应改变子宫血管阻力，或间接通过影响子宫收缩来改变子宫血流量。概括说来，常用麻醉药物与子宫胎盘屏障的关系见表4-3[9]。

妊娠期母体的生理改变会影响药物在体内的代谢和药效，通过胎盘转运或影响胎盘和子宫功能直接或间接影响胎儿[10]，甚至引起胎儿严重的并发症[11]。患有自身免疫性疾病孕妇的自身抗体穿过胎盘，可能对胎儿产生不利影响，导致严重胎儿损伤。Schwartz等[12]发现，患有抗磷脂综合征的孕妇血清中高水平的抗磷脂抗体会对滋养层细胞造成严重损害，减少增殖，增加凋亡。其他学者也强调了这类自身免疫抗体对胎盘的损害作用。

四、小结

随着生育政策的开放，高龄孕妇比例的增加，越来越多的孕妇患有糖尿病、高血压、免疫性疾病和肿瘤

表4-3　常用麻醉药与子宫胎盘屏障的关系

分　类	药　物
不能穿透子宫胎盘屏障	所有肌松药、胃长宁、胰岛素、肝素
能穿透胎盘，但对胎儿相对安全的药物	丙泊酚、硫喷妥钠、氯胺酮、依托咪酯、芬太尼（＜1μg/kg）硬膜外使用阿片类药（芬太尼、舒芬太尼）
能穿透胎盘、有潜在危险的静脉使用麻醉药	呼吸抑制的阿片类药，如静脉使用吗啡、芬太尼（＞1μg/kg）苯二氮䓬类麻黄碱（增加代谢）
血管活性药物	阿托品（增加胎儿心率）β受体阻滞剂（减慢胎儿心率）
局部麻醉药	局部麻醉药（非椎管内使用）

等疾病，需要接受药物治疗以确保健康。在许多情况下，不治疗母亲的选择是站不住脚的。因此，了解胎盘屏障各组成部分的结构和功能，以及对胎盘转运机制的认识，在保护未出生婴儿的同时，优化治疗方法至关重要。同时也有助于了解分娩镇痛药物对胎儿的可能影响。

（周双琼，陶怡怡）

参考文献

[1] Tetro N, Moushaev S, Rubinchik-Stern M, et al. The placental barrier: the gate and the fate in drug distribution[J]. Pharm Res, 2018, 35(4): 71.

[2] Al-Enazy S, Ali S, Albekairi N, et al. Placental control of drug delivery[J]. Adv Drug Deliv Rev, 2017, 116: 63–72.

[3] Sibley C P, Brownbill P, Glazier J D, et al. Knowledge needed about the exchange physiology of the placenta[J]. Placenta, 2018, 64 (Suppl 1).

[4] Elad D, Levkovitz R, Jaffa A J, et al. Have we neglected the role of fetal endothelium in transplacental transport?[J]. Traffic, 2014, 15(1): 122–126.

[5] Koren G, Ornoy A. The role of the placenta in drug transport and fetal drug exposure[J]. Expert Rev Clin Pharmacol, 2018, 11(4): 373–385.

[6] Yamashita M, Markert U R. Overview of Drug Transporters in Human Placenta[J]. Int J Mol Sci, 2021, 22(23).

[7] Sahin L, Nallani S C, Tassinari M S. Medication use in pregnancy and the pregnancy and lactation labeling rule[J]. Clin Pharmacol Ther, 2016, 100(1): 23–25.

[8] Brucker M C, King T L. The 2015 US Food and Drug Administration Pregnancy and Lactation Labeling Rule[J]. J Midwifery Womens Health, 2017, 62(3): 308–316.

[9] Rentsch K M. Drug exposure in newborns: effect of selected drugs prescribed to mothers during pregnancy and lactation[J]. Ther Drug Monit, 2020, 42(2): 255–263.

[10] Ward R M, Varner M W. Principles of pharmacokinetics in the pregnant woman and fetus[J]. Clin Perinatol, 2019, 46(2): 383–398.

[11] Eyal S. Use of Therapeutics in pregnancy and lactation[J]. Pharm Res, 2018, 35(5): 107.

[12] Schwartz N, Shoenfeld Y, Barzilai O, et al. Reduced placental growth and hCG secretion in vitro induced by antiphospholipid antibodies but not by anti-Ro or anti-La: studies on sera from women with SLE/PAPS[J]. Lupus, 2007, 16(2): 110–120.

第二篇
分娩镇痛的常用技术与具体实施

第五章
椎管内分娩镇痛技术

在当前的临床实践中,椎管内分娩镇痛(包括硬膜外镇痛和脊髓镇痛)被认为是分娩镇痛的"金标准",其中又以硬膜外镇痛使用最多。早在1978年,Andrew Doughty就撰文高度评价硬膜外镇痛,说它"最大的贡献是给产房带来了宁静和人性,也使每一位产妇在经历人生中这一最重要时刻的时候能够充满尊严和快乐"[1]。本章将围绕椎管内分娩镇痛技术,从相关的椎管解剖基础、椎管内应用的麻醉药物到具体技术与实施细节等进行详细的介绍说明,便于读者全面理解椎管内分娩镇痛技术,并方便在临床实践中操作与应用。本章共七节,其中部分内容在不同节之间会略有重复,这是因为这些内容较为重要,需要反复提及。

第一节　硬膜外隙和脊神经的解剖基础

为满足胎儿发育和代谢需求,孕妇的解剖、生理和心理会发生显著变化。硬膜外镇痛是目前应用最广泛的分娩镇痛方法。成功实施和管理椎管内分娩镇痛需要深入理解神经解剖,方能更好地体现出椎管内麻醉与镇痛的艺术性和科学性。本节重点阐述硬膜外隙和脊神经的解剖基础,复习妊娠期的正常生理变化。

一、脊柱、椎管和硬膜外隙解剖基础

(一)脊柱和椎管

在正常情况下,脊柱有4个弯曲,从侧面看呈S形,即颈椎前凸、胸椎后凸、腰椎前凸和骶椎后凸。腰椎由5块椎骨组成,由上至下依次为L1～L5(图5-1A)。脊柱由各椎骨以及椎间盘、椎间关节、韧带等连接装置构成。椎骨主要有前方的椎体、后方的椎弓及由椎弓上发出的突起如棘突、横突和上下关节突构成。椎体借椎间盘、前纵韧带和后纵韧带相连(图5-1B)。

连接相邻椎弓板间的黄韧带,参与围成了椎管的后壁和后外侧壁。传统观念认为,黄韧带是单一的韧带,实际上它是由两条环形韧带中间相连形成的一个开口向腹侧的锐角结构(图5-2)。黄韧带的厚度及宽度在脊柱的不同部位存在差异。事实上,黄韧带的厚度随着椎体水平、体重指数、年龄等变化。除此之外,皮肤与硬膜外隙之间的距离也与此有关。黄韧带在腰段最厚,椎管内穿刺时需要穿过此韧带方达椎管,刺入黄韧带时的阻力骤增感及刺穿黄韧带后的阻力消失感均较明显,常以此作为判断是否刺入硬膜外隙的依据之一。但在穿刺过程中,往往存在着进入硬膜外隙的阻力消失感不明显,给穿刺层次的判断带来困难。Lawrence等[2]通过解剖和MRI的观察和测量,结合腰椎棘间韧带的形态计量学特征给出了解剖学解释,研究提出腰椎棘间韧带和棘上韧带为轴向双凹,尤其是在前方通常有脂肪填充的空隙,这些特征可能构成假性或模棱两可的阻力消失的解剖学基础。近来有研究发现在腰椎中一新的腰椎韧带,命名为中线层间韧带(midline interlaminar ligament, MIL),可能是腰椎的固定结构,具有重要的临床意义和潜在的生物力学价值[3]。

传统的髂嵴间线触诊是最广泛使用的确定硬膜外穿刺位置的方法。髂嵴水平大约对应L4椎体或者L3～L4椎间隙。分娩镇痛穿刺点一般是第2～3(L2～L3)或第3～4(L3～L4)腰椎间的椎间隙。妊娠期间,由于腰椎前凸,软组织水肿,肥胖发生率的增加,通过骨性标志触诊在产科麻醉中可能具有挑战性。

(二)硬膜外隙

椎体和椎弓之间围成椎孔,全部的椎孔加骶管叠连构成椎管。椎管内容物有脊髓及被膜等(图5-3)。

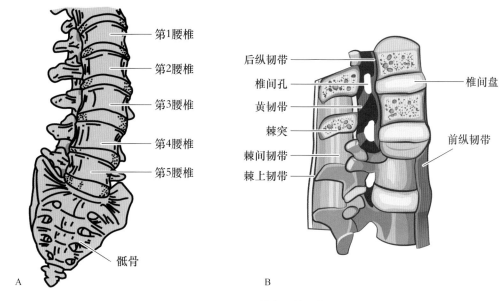

图5-1 腰椎与椎体结构

第1腰椎
第2腰椎
第3腰椎
第4腰椎
第5腰椎
骶骨
A

后纵韧带
椎间孔
黄韧带
棘突
棘间韧带
棘上韧带
椎间盘
前纵韧带
B

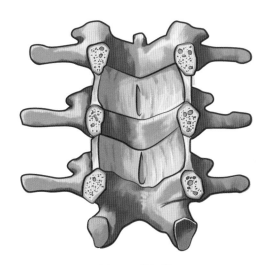

图5-2 黄韧带

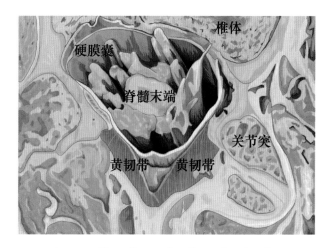

椎体
硬膜囊
脊髓末端
关节突
黄韧带 黄韧带

图5-3 人第1腰椎（L1）节段横切面椎管内结构图

脊髓上端平枕骨大孔处连于脑，下端终于第1腰椎下缘（成人），向下以终丝附于尾骨背面。脊髓表面被覆三层被膜，由外向内分别是硬脊膜、脊髓蛛网膜和软脊膜。各层膜间及硬脊膜与椎管骨膜间均存在腔隙，由外向内有硬膜外隙、硬膜下隙和蛛网膜下腔。

硬膜外隙是位于硬脊膜囊外的腔隙，包含疏松结缔组织、脂肪组织、淋巴管、脊髓神经根和椎内静脉丛（Batson 静脉丛）（图5-4）。硬膜外隙前邻后纵韧带，后接黄韧带和椎管骨膜、椎弓根，两侧为椎间孔及其内容物。硬膜外隙向上终止于椎骨大孔，在此处硬脊膜与颅骨硬脑膜相连；向下终止于骶骨裂孔的骶尾韧带。硬膜外隙在腰段中线处宽度约5 ~ 6 mm。

初学者往往认为，硬膜外隙是一个连续的柱状实体，将硬脊膜完全包裹起来。但是事实并非如此。研究者通过冰冻切片和放射学3D重组数据表明，硬膜外隙实际上是沿着椎管的纵轴和横轴非连续性分布的。其前后宽度随着皮区分布的变化而变化，在腰椎水平最宽而颈区最窄[4]。硬膜外隙镜显示在一部分硬膜外隙中存在结缔组织纤维带，硬膜外隙造影和CT也证实了这一结果。这些纤维带可能是导致硬膜外阻滞时出现单侧阻滞或者阻滞不全的原因[5]。

研究发现孕妇体重指数和腹部皮下脂肪厚度的增加与皮肤到硬膜外隙的距离增加有关[6, 7]。其中孕妇体重指数的预测价值更好，可以解释47%的皮肤到硬膜外隙距离的变化[7]。表5-1[8]示100名产妇皮肤到硬膜外腔隙的距离。

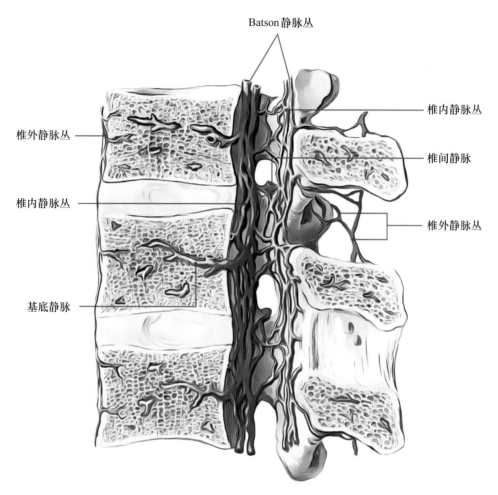

图5-4　Batson静脉丛

标注：Batson静脉丛、椎内静脉丛、椎间静脉、椎外静脉丛、椎内静脉丛、基底静脉

表5-1　100名产妇皮肤到硬膜外隙的距离

椎间隙	距离（cm）	
	中位数	95%百分位数
L1 ～ L2	4.23	6.33
L2 ～ L3	4.86	7.32
L3 ～ L4	4.93	7.44
L4 ～ L5	4.78	6.75

目前最常用的硬膜外穿刺技术是基于硬膜外隙的两个主要特征：黄韧带和硬膜外隙之间的扩张性差异，以及硬膜外隙内存在负压。然而，近年来随着新技术的发展，人们可以根据组织的其他物理特性来定位硬膜外隙。如超声定位已进入临床阶段，并越来越多地用于日常实践，但其往往又受到技术熟练度以获取和分析图像或超声设备存储空间的限制。一种无线手持式超声（Accuro），其模式识别软件可计算硬膜外隙的深度并识别骨性标志（图5-5）。这种小巧便携的设备只需要较少的操作即可分析模拟出超声图像，同时可实时自动识别硬膜外隙和深度[9]。此外，Capogna等[10]通过Compuflo仪器记录硬膜外压力波形以确定硬膜外导管位置，研究认为CompuFlo®为识别硬膜外隙的有效工具，也可能帮助学员在硬膜外导管放置困难时取得成功。

二、脊神经的解剖基础

子宫的神经分布是分娩镇痛的解剖学基础。子宫由交感和副交感神经支配，而子宫体和子宫颈受到不同神经支配。第一产程分娩疼痛主要来自子宫体的规律性收缩和宫颈、子宫下段的扩张，疼痛通过T10 ～ L12节段传入脊髓。第二产程分娩疼痛主要来自阴道、会阴的膨胀牵拉及子宫的持续性收缩，疼痛由阴部神经传入S2 ～ S4脊髓节段，定位明确。根据不同产程疼痛的神经传导通路，分娩镇痛的可能方法如图5-6[11]所示。

Moore[12]等观察了硬膜外穿刺点高低对分娩镇痛

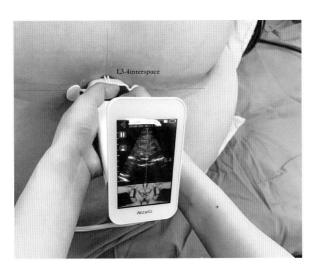

图5-5 Accuro手持式超声

L3-4 interspace：L3～L4间隙。

效果的影响，研究表明，低位L4～L5硬膜外镇痛在产程早期对腹部疼痛的缓解作用有限，往往需要手动加药改善疼痛，但能明显缓解会阴部疼痛，同时低位硬膜外置管与器械助产之间的潜在联系有待进一步研究。

三、孕期对脊柱的影响

妊娠期间，随着子宫体积及体重的增加，孕妇的身体重心将发生改变，脊柱和骨盆应力随之改变，腰椎前

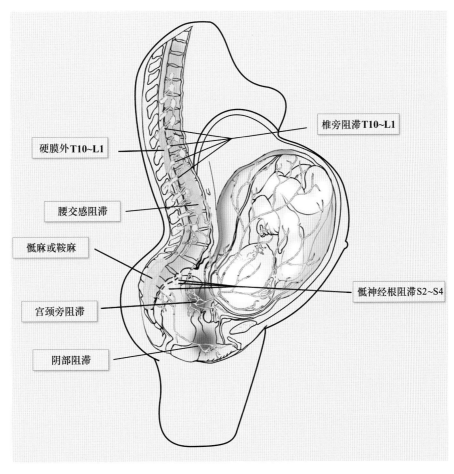

图5-6 分娩镇痛的可能途径与方法

凸,肌肉骨骼系统承受的压力增加。研究发现,由于妊娠期腹部的增大和韧带松弛的生物力学保护机制,孕妇的腰椎运动模式和竖脊肌活动在躯干屈伸过程中发生了适应性改变[13]。

（一）孕期的解剖学变化影响椎管内操作

妊娠期的解剖变化改变了神经轴的解剖结构,这些改变包括腰椎前凸加重、黄韧带变软和硬膜外隙静脉丛扩张所致椎管内间隙变窄。妊娠期的生理变化使孕妇对椎管内麻醉导致的交感神经阻滞的反应较非妊娠患者更加明显,这些生理变化包括交感神经张力增高和主动脉、腔静脉受压。增大的子宫及对下腔静脉的压迫引起硬膜外隙静脉丛扩张。因此,对产妇进行硬膜外穿刺置管时,导管误入血管和局部麻醉药注射入血的发生率高于非妊娠患者。

其次,硬膜外隙血管的扩张在硬膜外麻醉过程中阻碍药物的扩散。扩张的硬膜外隙血管也可能和孕期逐渐增加的腹腔压力一样,压迫胸腰段蛛网膜下腔,这种挤压可能导致孕妇脊髓麻醉时需要的药物量更少。孕妇的脑脊液比重低于非孕期女性,这也影响了蛛网膜下腔的药物用量。孕妇较非妊娠期妇女接受硬膜外麻醉和脊髓麻醉所需局部麻醉药减少20% ～ 30%。

孕期的激素水平变化也影响着包括黄韧带在内的韧带结构变化,这导致孕妇的黄韧带比非妊娠期妇女更疏松,操作者很难感受到硬膜外穿刺针穿过黄韧带的突破感。而且,由于增大子宫的影响,孕妇很难准确地做到腰椎屈曲的动作,这也给硬膜外穿刺增加了难度。

（二）穿刺点定位

准确识别腰椎间隙水平对于避免椎管内穿刺相关的脊髓损伤至关重要。然而,由于妊娠期间椎体的解剖变化,妊娠期腰椎逐渐前凸,骨盆沿脊柱长轴逐渐旋转,两侧髂棘最高点连线（Tuffier连线）与椎间隙的关系更倾向头侧（图5-7）。研究已经表明,通过触诊确定的Tuffier连线来估计L3 ～ L4椎间水平通常是不准确的,准确率为69.8%。而且在侧卧位判断产妇的Tuffier连线时,如果直线垂直于髂前上棘而不是两侧髂嵴连线,可能会出现错误（图5-8）。

在使用超声检查的妊娠足月孕妇中,至少6%的髂棘连线的解剖位置在L3或更高。这种差异可能导致腰椎间隙的错误识别和椎管内麻醉期间神经损伤的风险增加。妊娠相关的体重增加、产次和产妇年龄都会影响通过触诊估计L3 ～ L4椎间水平的准确性[14]。有研究使用骶骨解剖间隙标志（sacral anatomical interspace landmark, SAIL）技术,即通过触

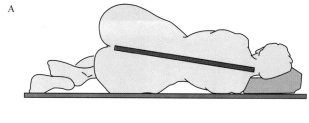

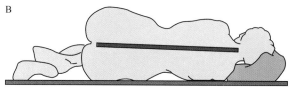

图5-7　妊娠期骨盆结构的改变
A. 妊娠期; B. 非妊娠期。妊娠期导致骨盆增大,侧卧位时呈髋高头低位。

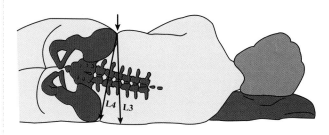

图5-8　妊娠期椎管的改变

诊识别骶骨,从而确定骶骨与最后一个腰椎之间的间隙（L5 ～ S1）的定位方法,能够提高椎间隙识别的准确性[15]。

妊娠期相邻的腰椎棘突间隙变窄,这意味着对孕妇使用正中入路的方法确认硬膜外穿刺间隙将会更加困难。而且,MRI发现,孕妇腰椎前凸的顶点更靠近尾端,而胸椎后凸则减少。这些变化都会影响到椎管内麻醉药物在患者仰卧位时的扩散,导致麻醉平面更高。不得不提的是,在进行椎管内麻醉分娩镇痛时,产妇往往会因为分娩疼痛很难保持良好的穿刺体位,这无疑也进一步增加了穿刺的难度。

随着超声技术的发展,"可视麻醉"的概念已经成为现代麻醉的重要标志,可视化技术作为精准麻醉的关键性技术,开创了安全麻醉的新方式。在椎管内穿刺过程中行实时超声引导较为困难,但对于一些肥胖或者脊柱解剖结构改变的产妇,超声引导不失为协助操作者准确定位穿刺点、进针角度和估算硬膜外隙深度的有效工具。目前大量研究已经证实与骨性标志触诊方法相比,超声引导下椎管内穿刺提高了首次穿刺的成功率,降低了穿刺的并发症,缩短了操作时间。在产科手术椎管内麻醉前采用超声进行定位,有可能在不显著延长操作总

时间的情况下提高疗效和减少并发症[16]。我们将在本书第十八章对超声定位进行详细介绍。

总之，麻醉科医师应充分了解孕妇脊柱和硬膜外隙等的生理变化，借助正确的体位、合适的设备和技术提高椎管内麻醉的安全性和成功率。

（周双琼）

第二节　椎管内分娩镇痛的常用药物

用于椎管内分娩镇痛的药物主要有局部麻醉药（local anesthetics, LA）和阿片类药物。美国麻醉医师协会（American Society of Anesthesiologists, ASA）和美国产科麻醉和围生医学学会（Society for Obstetric Anesthesia and Perinatology, SOAP）实践指南都推荐使用最低浓度的局麻药，在提供有效镇痛的同时最大程度降低不良反应的发生率[17]，其优势包括降低运动阻滞和母体低血压的发生率，产妇能在第二产程更好地用力，提高产妇满意度，减少药物通过胎盘转运到胎儿体内。此外，也降低了由于意外血管内或鞘内置管引起的局麻药中毒和高位（全脊）麻的风险。而阿片类药物和局麻药配伍具有协同作用，可以减少局麻药的用量，并加快起效时间。临床中应注意，妊娠期生理的改变可以对局麻药和阿片类药物的药理作用产生影响。

一、局部麻醉药

局部麻醉药（LA）是一类通过注射至外周神经附近，影响钠离子门控通道使神经组织去极化从而产生相应节段镇痛、麻醉及交感神经和运动神经功能阻滞的药物。LA一过性、可逆转的阻滞效应被称为区域阻滞。区域阻滞可分为局部麻醉、外周神经阻滞、神经丛阻滞、硬膜外阻滞和蛛网膜下腔阻滞。此节中将简要介绍LA的理化性质和分类、作用机制、药效动力学和药代动力学特点、毒性反应及胎盘转运。

（一）理化性质和分类

常用的LA都是由一个亲脂的芳香族环通过中间链与亲水的胺基团相连接而形成的化合物（图5-9）。这样由两个不同的化学基团所组成的分子被称为双亲性分子。亲脂和亲水的双重性是决定LA麻醉性能的重要化学结构基础。由于亲水结构的存在，LA能够利用其亲水性向神经膜附近进行转运。而由于亲脂结构的存在，LA能够利用其亲脂性透过含有脂质的细胞膜，更好地在组织中分布，从而发挥后续阻滞神经冲动传导的作用。

目前临床所应用的LA根据中间烷基键化学结构不同，分为酯类或者酰胺类。常用的酯类LA包括氯普

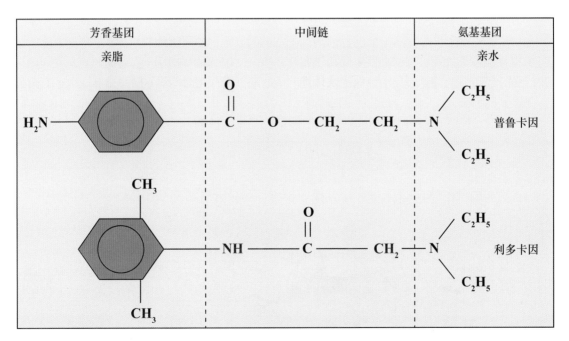

图5-9　局部麻醉药的分子结构

鲁卡因、普鲁卡因和丁卡因，在组织或血浆中通过酯酶分解。常用的酰胺类LA包括利多卡因、布比卡因、左旋布比卡因、罗哌卡因、甲哌卡因，主要通过肝脏代谢，随尿液排出。酯类LA的脂溶性芳香环是苯甲酸的衍生物；而酰胺类LA的脂溶性芳香环是苯胺的同系物。亲水的胺基团可结合质子，使LA呈弱碱性。为了增加LA的水溶性，临床剂型都是配制成盐酸盐形式，公式如下：

$$R \equiv N + HCl \rightleftarrows R \equiv NH^+ + Cl^-$$

溶液呈酸性(pH：4～6)增强了水溶性氨基的形成，同时也能防止与LA混合后肾上腺素被氧化。因此，LA在人体体液中以两种形式存在：不带电荷的、亲脂的碱基($R \equiv N$)和带电荷的、亲水的阳离子($R \equiv NH^+$)。只有当二者同时存在时，局麻药才能够阻滞神经传导，发挥良好的麻醉效能，其反应式如下：

$$R \equiv NH^+ \rightleftarrows R \equiv N + H^+$$

常用LA的解离常数(pKa)在7.6～9.1之间(表5-2)。pKa值越大，LA的离子部分增多，不容易透过神经鞘膜或神经膜，起效时间延长。pKa的值越小，LA的碱基部分增多，更容易透过神经鞘膜或神经膜，起效时间缩短[18]。

酰胺类药物由于分子结构中氨基附近有一个单个不对称的碳原子，因此可以以同分异构体形式存在，互为镜像。按照同分异构体的旋转方向不同，分为右旋异构体(D)和左旋异构体(L)。左旋体往往比右旋体血管收缩性更强，作用时间更长，但是全身性的毒性小[19]。布比卡因是左旋体和右旋体等量混合的消旋体型，其对中枢神经系统以及心脏的毒性主要源于布比卡因的右旋体，经过对消旋体布比卡因的优映体进

行研制开发出的左旋布比卡因，其麻醉效能与布比卡因相仿，但由于去掉了右旋体，其神经和心脏毒性均明显降低，安全性大幅提高。

（二）作用机制

细胞膜的静息跨膜电位为40～90 mV，内层为负外层为正，Na^+和K^+的跨膜扩散是形成静息电位的基础。在静息状态下，细胞外液Na^+浓度远高于细胞内，而K^+浓度远低于细胞内。动作电位的产生源于膜通道的开放，Na^+顺着浓度梯度进入细胞内，导致神经细胞内的负电位变小，直至达到阈电位后迅速去极化。动作电位产生之后，可沿着细胞膜不衰减地传遍整个细胞，称为动作电位的传导。干扰Na^+传导可能是LA可逆抑制动作电位传导的机制(图5-10)，相关理论包括：① 阻滞开放的通道，LA与活化的钠通道结合，减少活化的钠通道数量，即增加"失活态"钠通道的比例；② LA可能部分或完全抑制构型的进程，直接干扰通道活化，即抑制钠通道从静息态转化为激活态；③ LA可能减少通过各开放通道的离子流。

（三）药效动力学和药代动力学

药物的血药浓度受到诸多因素影响，如注射部位、吸收程度、组织分布和各组织的清除率。妊娠期适应性生理改变会影响许多药物的药代和药效动力学特性。了解孕妇生理性变化和药物妊娠期特有的药理学特征，有助于临床规范用药的同时降低母婴不良反应的发生率。由于硬膜外血管丛怒张导致LA扩散增快，因此孕妇所需的LA较非妊娠人群减少。此外，妊娠也会使神经对LA的敏感性增强。

不同LA的药代动力学各异。2-氯普鲁卡因在被孕妇血浆中的胆碱酯酶水解后，产物才能转运至胎儿体内，因此即使多次注射，对胎儿也是安全的。其最大的缺点是作用时间短(0.5～1 h)，酰胺类药物作用时

表5-2　分娩镇痛常用局部麻醉药的理化特征和胎儿-母体(F/M)血浆浓度比值

药　　物	分子质量(Da)	解离常数(pKa)	脂溶性	蛋白结合率(%)	F/M比值
酯类					
2-氯普鲁卡因	272	8.9	0.14	—	—
丁卡因	264	8.6	4.1	—	—
酰胺类					
利多卡因	234	7.9	2.9	64	0.5～0.7
布比卡因	288	8.2	28	96	0.2～0.4
罗哌卡因	274	8.0	3	90～95	0.2

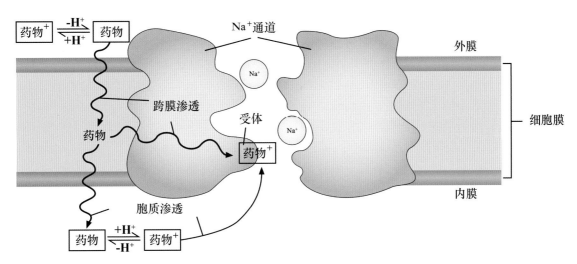

图5-10　局部麻醉药的作用机制

间较长（可达数小时）。布比卡因和依替卡因胎儿-母体血浆浓度比（maternal/fetal ratio, M/F）较低（约0.3），是由于母体蛋白结合率（90%）大大高于胎儿蛋白结合率（50%），但是并不意味着对胎儿安全，胎儿不良反应往往和游离药物浓度的相关性更强[20]。酰胺类药物为弱碱性，胎儿酸中毒时会引起胎儿-母体pH梯度差增加，胎儿体内游离药物浓度增加，毒性增强。添加肾上腺素可以降低母体血浆中酰胺类药物的浓度，但是并不能降低胎儿体内的药物浓度。

（四）胎盘转运

LA可以通过胎盘转运至胎儿体内，影响组织摄取的因素包括：药物剂量，给药途径，血管收缩药的应用，LA在母体内的代谢率和半衰期，母体和胎儿血浆蛋白结合率和LA的解离常数。酯类LA主要在母体的组织或血浆中通过酯酶分解，起效快，对胎儿影响较小，但是易发生过敏反应。酰胺类LA的转运主要取决于母体的蛋白结合率。只有未结合蛋白、游离形式的LA才能通过胎盘进入胎儿体内。因此，LA的胎儿-母体血药浓度比取决于该药物母体的蛋白结合率。在酰胺类LA中，布比卡因的胎儿-母体血药浓度比最低[21]，理论上应该是对胎儿最安全的，因此，布比卡因在产科麻醉和镇痛中被广泛使用。利多卡因的蛋白结合率较布比卡因低，胎儿-母体血药浓度比相对较高，转运至胎儿体内的量也相应增加[21]。添加肾上腺素可减缓利多卡因的吸收，使血药浓度升高减缓，降低毒性。但随着浓度升高，肾上腺素会一定程度降低子宫血供和抑制宫缩[22]。

（五）毒性反应

LA的安全性和有效性已经得到证实，但使用不当引起血药浓度升高时会产生全身毒性（LAST），主要表现为中枢神经系统和心血管系统毒性，组织毒性和过敏反应较少见。这里主要介绍中枢神经系统和心血管系统相关不良反应。

1. 中枢神经系统毒性

LA可阻断神经元的电压门控钠离子通道（voltage-gated sodium channel, VGSC），可逆性抑制神经冲动传导，达到神经阻滞的作用。在中枢神经系统，由于钠离子通道被阻滞，可兴奋性细胞的电活动减少。因此，在低剂量时，所有LA均具有抗惊厥作用，并提高癫痫的发作阈值。LA的中枢神经系统毒性反应（惊厥）与中枢神经抑制-兴奋系统平衡失调密切相关，可能是惊厥发生的机制。

酯类LA可在血液内快速水解消除，中枢神经毒性较小；酰胺类LA需要通过再分布和代谢失活才能终止其效应，对中枢神经的损伤程度更大，持续时间更长。同一类LA的中枢神经毒性作用大小与作用强度呈正相关。LA的内在血管活性作用也可影响其毒性作用，例如，左旋布比卡因和罗哌卡因具有剂量依赖性的血管收缩活性，可能会延长LA作用时间和延缓全身吸收的速率，而布比卡因则具有舒张血管的特性，可加速全身吸收[23]。

LA的中枢神经毒性反应最初表现为抑制性神经元环路最先被抑制而引起的兴奋性症状（唇舌麻木、金属味觉、多语、发音不清、焦虑、眩晕、视力模糊、听觉受损、抽搐等）。随后出现抑制性症状，如谵妄、意识消失、呼吸暂停等。在个别案例中，典型的神经学症状可能不是依次出现的，而是突然出现谵妄或心搏骤停等。LA引起神经系统毒性的剂量通常低于心血管不良反应，因此LA的神经系统毒性反应很可能是其中毒早期的表现，应引起警惕。

2. 心血管不良反应

LA在可逆性阻断神经传导产生镇痛作用的同时会对心血管系统产生不同程度的抑制作用,主要表现为对心脏的电生理和血流动力学的影响,包括心跳减慢、房室传导阻滞、折返性快速性心律失常、心肌收缩力和血压的下降等。LA对孕妇的心脏毒性会明显增加。除孕激素可以增加神经组织钠通道对LA的敏感性外,孕妇通常伴有血浆蛋白浓度的下降,导致血液中游离的LA比例相对增加,从而毒性增加。

LA的心血管毒性机制涉及离子通道、酶、能量代谢和能量转移等多个环节,其确切的发生机制尚不清楚。LA的浓度、剂量以及入血方式(误入动脉、静脉、经外周吸收)等因素导致血药浓度上升的速度不同,且不同个体对LA的敏感性存在差异,所以LA心血管毒性的临床表现各异。常见的心血管系统急性毒性反应包括心动过速和高血压,更严重的出现心律紊乱、传导阻滞、心肌收缩力下降、心搏骤停等综合症状。目前尚不存在可完全避免LA心血管毒性反应的方法,但个体化给药,应用最低有效剂量和浓度的新型LA,使用神经刺激仪或超声引导行神经阻滞等措施均可以有效地预防和降低中毒风险[24]。

二、阿片类药物

椎管内阿片类药物的应用是产科麻醉和镇痛临床实践的一大进步,开启了分娩镇痛的新纪元。至今为止,阿片类药物用于椎管内麻醉分娩镇痛已有将近两个世纪的历史。阿片类药物通过作用于脊髓后角,调节分娩相关的内脏和躯体疼痛。各种阿片类药物的起效和作用时间主要取决于该药物的脂溶性。阿片类药物和LA具有协同作用,可以减少LA的用量,在低浓度下即可发挥良好的镇痛效果。单凭阿片类药物鞘内注射即可适用于第一产程,特别是对一些高危产妇。此外,在会阴痛的治疗中也有一定的优势。

(一)作用机制

分娩疼痛主要包括内脏痛和躯体痛。第一产程以宫颈和子宫下段扩张引起的内脏痛为主,定位模糊,通过中枢脱髓鞘C纤维传导至脊髓后角。第二产程是盆底、会阴和腹膜牵拉导致的尖锐、定位明确的疼痛,通过中枢有髓鞘A纤维传导,脊髓后角几乎不参与疼痛调节。脊髓阿片受体主要位于脊髓后角的胶质层。阿片类药物可以在突触前抑制伤害性神经递质——P物质的释放,也可以在突触后通过激活G蛋白改变钾离子通道传导,导致神经细胞膜超极化,从而抑制了疼痛信息传导[25]。在急性痛阶段,阿片类药物主要在脊髓背角水平发挥镇痛作用,抑制内脏痛,因此阿片类药物用于第一产程能取得较好的镇痛效果,而对于第二产程的躯体痛效果欠佳。

(二)药效动力学和药代动力学

影响阿片类药物起效和作用时间最关键的因素是该药物的脂溶性[25](表5-3)。脂溶性的药物可以快速弥散至脊髓后角的作用靶点,即阿片受体,发挥镇痛作用,因此脂溶性越大的药物起效越快。药物作用时间受到阿片类药物与受体结合强度的影响,脂溶性越高的物质在硬膜外隙滞留时间越长,亲水性阿片类药物缓慢与脊髓结合,易随着脑脊液向头侧扩散。这就解释了亲水性吗啡的延迟性呼吸抑制作用,鞘内给予吗啡6 h后中脑呼吸中枢的药物浓度水平达到峰值。速发的呼吸抑制作用常见于亲脂性阿片类药物。这种效应在硬膜外隙给药时更加显著,一方面由于硬膜外隙有丰富的血管丛,另一方面相比其他给药途径,硬膜外给药剂量较大。曾有报道鞘内给予芬太尼后快速向头侧扩散,导致患者吞咽困难、颜面麻痹和呼吸抑制。此外,亲脂性阿片类药物适合在所需镇痛节段水平给药,能获得较好的镇痛效果,而亲水性阿片类药物会随着脑脊液扩散,导致镇痛平面扩大。

表5-3 不同阿片类药物的物理化学性质

药物	辛醇-水分配系数(亲脂性)	蛛网膜下腔给药			硬膜外隙给药		
		剂量	起效(min)	作用时间(min)	剂量	起效(min)	作用时间(h)
吗啡	1.4	0.2～1 mg	15～60	480～660	3～5 mg	36～60	16～24
杜冷丁	39	10～20 mg	2～12	60～180	25～50 mg	5～10	4～6
芬太尼	816	25～50 μg	5～10	30～120	50～100 μg	6～9	3～5
舒芬太尼	1 727	10 μg	3～6	60～180	15～50 μg	5～10	4～6

（三）不良反应

椎管内使用阿片类药物易致母体不良反应，其严重程度受药物种类（吗啡＞芬太尼）、给药途径（鞘内＞硬膜外）和剂量（剂量越大，副反应越大）的影响。椎管内使用阿片类药物的不良反应包括瘙痒、呼吸抑制、胃排空延迟、胎心率异常和胎心率减慢。由于存在神经毒性和神经损伤的风险，任何注射到硬膜外隙和蛛网膜下腔的药物都需谨慎。用于产科的椎管内麻醉药物应不含防腐剂，任何未经检验的药物注入椎管内都应非常谨慎。

1. 呼吸抑制

椎管内使用阿片类药物引起的呼吸抑制屡次报道，所有的阿片类药物均会导致呼吸抑制。亲水性的阿片类药物（吗啡、氢吗啡酮）可以在脑脊液中残留数小时，向头侧弥散会引起迟发性呼吸抑制，需引起警惕。而亲脂性的阿片类药物（芬太尼、舒芬太尼）能快速吸收，数分钟即可发生呼吸抑制，时间窗短暂。用于硬膜外麻醉的阿片类药物在意外硬脊膜穿破或腰硬联合（CSE）穿刺后通过破孔进入蛛网膜下腔导致呼吸抑制。

2. 瘙痒

是椎管内阿片类药物常见的不良反应，鞘内给药比硬膜外给药发生率更高（41.4% vs. 1.3%）。鞘内注射 1～2 mg 吗啡后几乎所有产妇都会产生瘙痒，剂量减少至 200～300 μg 时，瘙痒的发生率降低至 30%～50%。鞘内注射 10 μg 舒芬太尼瘙痒的发生率在 20%～80%，以躯干部和会阴部瘙痒为主。鞘内注射芬太尼的瘙痒发生率相似，约为 50%。添加肾上腺素、降低阿片类药物浓度或联合局麻药可以降低瘙痒的发生率和严重程度。治疗方法包括使用纳洛酮 40 μg、纳布啡 5～10 mg、苯海拉明 25 mg 或丙泊酚 10 mg 等。

3. 恶心、呕吐

椎管内药物引起恶心、呕吐的机制是通过延髓的化学感受区，鞘内给药时其发生率较高。鞘内给予芬太尼或舒芬太尼后恶心、呕吐的发生率可达 35%。然而，与添加肾上腺素可以降低瘙痒的发生率和严重程度不同的是，添加肾上腺素会加重恶心、呕吐。对于椎管内药物引起的恶心、呕吐，治疗方法同瘙痒。

4. 低血压

亲脂性阿片类药物，特别是舒芬太尼和哌替啶，鞘内注射时会导致低血压。早年有学者提出鞘内注射阿片类药物"局麻药样"的作用机制，之后的研究认为是由于疼痛减轻，母体儿茶酚胺水平下降，特别是肾上腺素水平的下降，导致低血压的发生。

5. 尿潴留

鞘内给予吗啡时较为常见。其机制可能是阿片受体诱导的骶尾部迷走神经传出减少，导致膀胱逼尿肌松弛和尿潴留。而低剂量、低浓度局麻药分娩镇痛的优势就是不影响运动功能，减少留置导尿的需要。然而，只要配伍使用了阿片类药物，就有发生尿潴留的风险。

6. 胃排空延迟

具体机制不明。鞘内给药相比硬膜外给药，胃排空延迟更为显著。如果分娩镇痛中转剖宫产，胃排空延迟会增加呕吐、误吸的风险，需引起警惕。

7. 胎心率异常

导致分娩时胎心率异常的原因很多，无法明确是否由椎管内使用阿片类药物所导致。研究发现，鞘内给予舒芬太尼后胎心率异常的发生率为 15%～21%。33% 在给药后 40 min 发生胎心率异常，提示在分娩镇痛后的一个小时内需严密监测胎心率。其机制可能是由于镇痛引起的儿茶酚胺水平降低，导致子宫张力增加，宫缩过强或过频都会导致胎盘血供减少和胎儿宫内缺氧。阿片类药物硬膜外给药相比鞘内给药的副反应可能更大，因为剂量增大。硬膜外使用低剂量芬太尼（＜200 μg）对新生儿 Apgar 评分、纳洛酮的需求无影响。第二产程低剂量持续输注（2 μg/mL）也是安全的。一项大规模、前瞻性、随机双盲多中心研究发现[26]，逐渐增加舒芬太尼用量至 30 μg 联合 0.125% 布比卡因对胎儿评分无影响，因此，研究认为舒芬太尼 30 μg 对胎儿是安全的。

三、硬膜外麻醉分娩镇痛药物选择

无论是采用输注（infusion）或推注（bolus）模式，都推荐使用大剂量、低浓度的局麻药（10～20 mL 的 0.062 5%～0.1% 布比卡因+2 μg/mL 芬太尼）。随机对照研究相继证实，大剂量、低浓度相比小剂量、高浓度的药物能提供更优的镇痛效果[27, 28]。而高浓度的局麻药适用于分娩镇痛维持阶段的单次给药，通常用于缓解爆发痛、第二产程骶管阻滞和器械助产。

1. 局部麻醉药

（1）布比卡因和罗哌卡因：这两种药物是硬膜外麻醉分娩镇痛最常用的局麻药，互为同分异构体，均为长效酰胺类药物。0.062 5%～0.1% 布比卡因或 0.08%～0.15% 罗哌卡因配伍芬太尼或舒芬太尼是硬膜外麻醉分娩镇痛最常用的配方。罗哌卡因由于较低的心脏毒性和中枢毒性，在分娩镇痛中使用最多。低浓度时（0.1%～0.25%）几乎只产生感觉神经阻滞，对子宫的收缩力及胎盘的血液供应无明显影响，因此罗哌卡因尤其适于可行走孕妇的硬膜外麻醉镇痛[5]。

1）效能：布比卡因的镇痛效能大约是布比卡因的60%[29]。等效剂量下，低浓度的两种药物用于分娩镇痛的运动阻滞情况相似。

2）心脏毒性：对于布比卡因和罗哌卡因的心脏毒性，动物研究和临床研究的结果不一致。有些研究结果显示，小剂量的布比卡因相比罗哌卡因会产生心脏传导功能异常，而另一些研究结果显示两种药物无差别。但是，无论两种药物是否存在心脏毒性的差异，用于分娩镇痛的低浓度均很少产生临床不良反应。

3）有效性：低浓度的两种药物在产妇满意度、镇痛起效、器械助产的发生率和第二产程时间上均无差异[30]。

（2）利多卡因：由于其作用时间短、运动阻滞风险高，故较少用于分娩镇痛。1%～2%利多卡因单次推注可用于第二产程和器械助产时的镇痛。

（3）2-氯普鲁卡因：是一种起效快、作用时间短的酯类局麻药。常用于分娩镇痛中转器械助产或紧急剖宫产。研究显示，硬膜外给予氯普鲁卡因后会降低后续布比卡因和阿片类药物的效能[31, 32]。

（4）左旋布比卡因：是布比卡因的左旋镜像体，其药代动力学与药效动力学与布比卡因相仿，作用实效与相同浓度的布比卡因相似，但是心脏毒性比布比卡因明显降低。研究显示相同浓度的布比卡因和左旋布比卡因用于硬膜外麻醉分娩镇痛，药物用量没有统计学差异[4]。分娩镇痛后相同时间点的产妇疼痛评分，左旋布比卡因优于布比卡因，但是产妇对分娩镇痛的满意度却没有差异。副作用方面，相同浓度的左旋布比卡因较布比卡因组剖宫产率显著升高，但是下肢运动阻滞发生率低于布比卡因组。这一方面体现了布比

卡因的优势，另一方面也说明左旋布比卡因的给药剂量和模式有待继续探讨和优化。

2. 阿片类药物

与鞘内使用阿片类药物不同的是，即使在第一产程，硬膜外单用阿片类药物也不能提供完善镇痛效果[33]。亲脂性阿片类药物（50～100 μg芬太尼或5～10 μg舒芬太尼）通常与局麻药配伍用于硬膜外麻醉分娩镇痛，或单独用于第二产程镇痛。阿片类药物（1～3 μg/mL芬太尼或0.2～0.5 μg/mL舒芬太尼）和局麻药配伍有协同作用，可以减少局麻药的用量，并加快起效时间。

3. 辅剂

目的是减少局麻药的用量，改善镇痛效果和维持时间。

（1）肾上腺素：肾上腺素可以延长局麻药在硬膜外隙的作用时间，并且改善阿片类药和局麻药物的镇痛效果[34]。但是，肾上腺素也会增强运动阻滞的程度。此外，肾上腺素经血管吸收后，理论上可能导致子宫松弛，一过性母体心率增快和血压增高，虽然非常罕见，但需引起警惕。在分娩镇痛中转剖宫产时，通过留置的硬膜外导管注入含肾上腺素的碱化利多卡因可加快起效时间，提供良好的麻醉效果。

（2）新型硬膜外麻醉辅剂：可乐定和新斯的明可用于硬膜外麻醉分娩镇痛，研究发现在辅助使用时，可以减少局麻药和阿片类药物的用量，降低爆发痛的发生率，改善镇痛效果并延长作用时间。但实际效果有限，只在椎管内局麻药和阿片类药物效果不佳时可考虑使用。当前也有不少研究在硬膜外麻醉分娩镇痛中加用右美托咪定，发现可以提高镇痛效果，改善产妇满意度。但是辅剂的使用仍需慎重，我们不做推荐。

（李茜，李伟，杜唯佳）

第三节　椎管内分娩镇痛概述

椎管内分娩镇痛开始于1909年，Stoeckel医生[35]首次报道了骶管硬膜外分娩镇痛。100多年来，不断有研究试图发现理想的分娩镇痛方法，而椎管内分娩镇痛效果确切，不仅能有效减轻产妇分娩时疼痛，还能为器械助产或产程中转剖宫产提供快捷及良好的麻醉效果，母婴安全性高，是现代产科首选的分娩镇痛方式。椎管内分娩镇痛技术主要包括硬膜外镇痛

（epidural analgesia, EP）、蛛网膜下腔-硬膜外联合镇痛（combined spinal-epidural analgesia, CSE）、单次注射蛛网膜下腔镇痛（single-shot spinal analgesia）、连续蛛网膜下腔镇痛（continuous spinal analgesia, CSA）和骶管镇痛（caudal analgesia）等。在美国，超过60%的单胎产妇选择硬膜外或蛛网膜下腔镇痛，且受教育程度较高和产检较早的孕妇选择率更高[36]。在国内，目前也

是以硬膜外分娩镇痛使用最多。本章将对不同的椎管内分娩镇痛技术做一概述。

一、硬膜外镇痛

硬膜外镇痛是将局麻药和镇痛药物通过硬膜外导管注入硬膜外隙,可重复或连续给药,药物在硬膜外隙内作用于脊神经,使其相应支配区域的疼痛传导暂时性阻断,如T10～L1脊神经的阻滞可以减轻宫缩和宫颈扩张引起的疼痛,而S2～S4的阻滞则可减轻阴道和会阴扩张引起的疼痛。镇痛维持可以是麻醉科医师或产妇自控给药的形式,也可通过间断注射或者持续硬膜外隙输注维持。在需要进行剖宫产时又可通过硬膜外导管追加麻醉药来提供麻醉。当分娩结束,不再需要镇痛或麻醉的时候,则可以拔除硬膜外导管。硬膜外镇痛自1960年代实施以来,至今仍是应用最为广泛且最有效的分娩镇痛方法。

1. 分娩镇痛时机

各项研究比较不同时机开始实施硬膜外镇痛对分娩方式及母婴结局影响的分界点并不统一,而分娩早期实施硬膜外镇痛是否会增加剖宫产率亦存在争议。早期的研究建议推迟对初产妇实施硬膜外镇痛,直到宫口扩张至4～5 cm,以避免延长产程并降低剖宫产风险[37-39]。然而,那些被分配到推迟实施硬膜外镇痛组的产妇,接受了各种替代的方式来缓解延迟时段内的疼痛,因而对研究结果可能产生一定干扰[40]。更多较新的临床研究和荟萃分析表明,潜伏期实施硬膜外镇痛并不增加剖宫产率,也不延长第一产程[40-46]。最新的美国妇产科医师协会(ACOG)和美国麻醉医师协会(ASA)均再次确认共同的观点,即在没有禁忌证的情况下,产妇要求即为实施分娩镇痛的指征,而没有宫口大小的限制[17,36]。我国分娩镇痛专家共识也明确指出,不再以产妇宫口大小作为开始实施分娩镇痛时机的标准,产妇进入产房后只要有镇痛需求即可实施分娩镇痛[47]。

2. 穿刺时产妇体位

硬膜外镇痛可以采用侧卧位或坐位。产妇体位的影响因素包括:产妇的舒适度、主动脉和下腔静脉压迫情况、能否监测胎心率、麻醉科医师的偏好和经验、脊柱以及骨性标志触摸最佳的体位[35]。一般认为,产妇采取侧卧位较为舒适。侧卧位时产妇可以弯曲背部而不扭曲,即使在宫缩疼痛时也可以尽量保持这个姿势。侧卧位操作的优势包括:① 很少发生体位性低血压;② 在硬膜外置管的过程中更方便进行连续的胎心率监测。而对于肥胖产妇,坐位穿刺可能较侧卧位更方便,有利于保持气道通畅,增加定位准确性及穿刺成功率。分娩镇痛时产妇采取何种体位更为舒适、穿刺成功率更高的相关研究并不多。一项研究发现,无论是坐位或侧卧位,产妇的舒适度几乎相同,但是喜欢侧卧位的产妇其体重指数低于喜欢坐位的产妇[48]。近期一项研究比较了产妇盘腿坐姿和传统坐姿时硬膜外镇痛置管成功率和产妇的舒适程度。结果发现,两组产妇的舒适程度相似,盘腿坐姿时硬膜外镇痛置管更容易成功,这可能与盘腿的体位额外增加了10°～15°腰椎弯曲的角度,使得穿刺入路结构暴露更充分有关[49](图5-11)。超声影像亦发现,足月产妇在盘腿坐姿时,硬膜外穿刺针目标窗口内的结构延长,提示穿刺可能更为容易[50]。盘腿坐姿时产妇与床接触的表面积较大,即使在分娩疼痛期间,产妇也更容易保持稳定。但无论是何种体位,都建议有一位助手来协

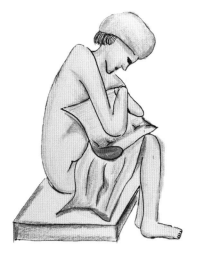
传统穿刺坐姿

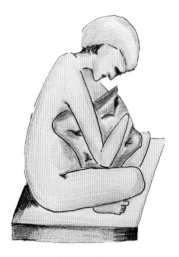
改良盘腿坐姿

图5-11　传统坐姿与盘腿坐姿体位示意图

助产妇完成。

3. 试验剂量

试验剂量的目的是帮助判断硬膜外导管是否误入血管或蛛网膜下腔。常用的试验剂量为1.5%利多卡因+1：200 000肾上腺素（共3 mL），给药后1 min内心率增加20次/分判断为血管内置管阳性，3～5 min内出现运动神经阻滞判断为蛛网膜下腔置管阳性。硬膜外置管完成后，应在产妇宫缩间歇期给予试验剂量，避免宫缩疼痛导致心律增快的干扰。然而，含肾上腺素的试验剂量是否适用于产妇是存在争议的。有学者认为，含肾上腺素试验剂量在产妇中缺乏特异性[51]，并且含肾上腺素溶液可能由于α肾上腺素受体激活，使得子宫动脉收缩，进而造成短暂的子宫血流减少[52]。那么试验剂量的局麻药是否需要？有学者认为硬膜外试验剂量会导致不必要的运动阻滞[53,54]，或者即使注入血管，也并不会引起严重并发症，似无警示作用。鉴于目前在分娩镇痛中推荐的小剂量阿片类药物复合低浓度局麻药的配方，少量分次给予硬膜外起始剂量代替试验剂量似乎是合理的[55]。但是，在中转紧急剖宫产时，常规使用高浓度、大剂量局麻药，如果在开始置管的时候麻醉科医师能发现硬膜外置管错误，就可以立即重新置管，从而避免发生不良事件，改善母婴结局[56]。因此，从这点上来说，试验剂量在硬膜外镇痛中仍具有一定作用。有关硬膜外镇痛试验剂量的话题，请参见本书第三十二章。

4. 药物选择

理想的分娩镇痛麻醉药应能提供快速有效的镇痛，有较长的作用时间，运动阻滞较小，对母体的毒性最小，对子宫和胎盘血流几乎没有影响，胎盘转运极少，对胎儿的直接影响最小。这种理想的镇痛药物并不存在，现代的硬膜外镇痛通常是联合应用一种低剂量的长效局部麻醉药和亲脂性的阿片类药物来实现较理想的镇痛目的[35]。最常用的局部麻醉药是布比卡因和罗哌卡因，二者疗效相当、副作用相仿，阿片类药物最常用的为芬太尼和舒芬太尼[36]。既往通常使用高浓度局部麻醉药（如0.2%～0.25%布比卡因）用于维持硬膜外分娩镇痛。近年来发现采用较低浓度的局部麻醉药（0.062 5%～0.1%布比卡因）和亲脂性阿片类药物（芬太尼或舒芬太尼）减少了运动障碍和低血压等副作用[57]。2001年发表在Lancet的一项随机对照研究（COMET试验），比较了硬膜外传统浓度（0.25%布比卡因）和低浓度局麻药复合阿片类药物（0.1%布比卡因+2 μg/mL芬太尼）应用于分娩镇痛，发现使用低浓度局麻药显著降低了辅助经阴道分娩的发生

率，提高了产妇满意度[58]。随后，一项纳入了11项研究的荟萃分析证实，与高浓度局麻药相比，低浓度局麻药（≤0.1%布比卡因或≤0.17%罗哌卡因）减少运动阻滞，降低了辅助经阴道分娩率和尿潴留的发生率，并缩短了第二产程[59]。2018年一项Cochrane回顾分析，将2005年之后的研究列为亚组，发现硬膜外镇痛不增加辅助经阴道分娩率，对剖宫产率、产妇长期背痛和新生儿结局均无不良影响[60]。芬太尼和舒芬太尼联合局麻药用于硬膜外镇痛维持的剂量没有很好地研究，可能根据局麻药浓度、给药方式、产程及其他因素而变化。在临床中使用的比较主流的浓度范围，芬太尼为1.5～3 μg/mL，舒芬太尼为0.2～0.33 μg/mL[35]。当然目前还有不少研究在硬膜外镇痛的药液中加入一些辅助性的药物，近年研究较多的是右美托咪定，但是并非主流，本书亦不做推荐。关于具体硬膜外常用药物浓度在本书的相关章节中有专门介绍。

近年来，硬膜外镇痛技术的进展和研究热点不仅包括穿刺技术的改进，例如超声引导下硬膜外穿刺技术、硬脊膜穿破硬膜外镇痛技术等，还包括不同的给药模式（程控间歇性硬膜外脉冲技术、闭环反馈镇痛技术等）的革新，这些内容都将在本书的其他章节给予详细介绍。

二、蛛网膜下腔-硬膜外联合镇痛

蛛网膜下腔-硬膜外联合镇痛，简称腰硬联合镇痛，是单次腰麻与连续硬膜外分娩镇痛的联合应用。腰硬联合镇痛最常用的操作方法是针内针（needle through needle）法，即先用硬膜外穿刺针定位到硬膜外隙，再以此作为引导置入腰麻针。腰麻针通过硬膜外穿刺针穿破硬脊膜，进入蛛网膜下腔，注入药物后，退出腰麻针，再通过硬膜外穿刺针置入硬膜外导管[35]。腰麻通常选用25G或27G笔尖式穿刺针，以减少硬脊膜穿破后头痛的发生率[36]。腰硬联合镇痛可以说兼具了连续硬膜外镇痛和蛛网膜下腔镇痛的优势（表5-4）[35]，镇痛作用起效迅速，在分娩早期，单独使用蛛网膜下腔阿片类药物（芬太尼或舒芬太尼）就可以达到良好的镇痛效果。随着产程进展，第一产程末期到第二产程，疼痛转化为以躯体痛为主导，可以通过硬膜外留置导管追加局部麻醉药（布比卡因或罗哌卡因）来满足镇痛需求。并且，通过留置硬膜外导管间断或持续输注麻醉药物，能够在整个分娩过程中维持镇痛[17,36]。另外，由于针内针穿刺技术，腰麻针已预先确定了蛛网膜下腔，有助于提高硬膜外隙置管成功率[57]。但腰硬联合镇痛的缺点在于，直到腰麻作用消失以后

表5-4　蛛网膜下腔-硬膜外联合镇痛（腰硬联合镇痛）的优势

与硬膜外镇痛相比较
母体、胎儿和新生儿的麻醉药血药浓度更低
镇痛与麻醉起效更快
感觉阻滞更完全
可单独给予阿片类药物用于第一产程分娩镇痛
镇痛失败率较低

与蛛网膜下腔镇痛相比较
对于肥胖的产妇操作更易行：硬膜外穿刺针可引导腰麻针穿刺
可追加麻醉药剂量：起始使用较低的腰麻剂量，随后根据情况逐步硬膜外隙给药
低血压发生率较低
能够加强阻滞强度，延长阻滞时间：可以在产钳分娩失败后通过硬膜外导管加强麻醉，进行剖宫产手术
连续给药技术：延长镇痛持续时间

才能判断硬膜外导管是否在硬膜外隙内。另外，由于穿刺点选择往往比单纯硬膜外镇痛低，产程中一旦需要实施剖宫产手术，麻醉平面过低发生的概率增加。

　　一项Cochrane系统性回顾发现，腰硬联合镇痛与传统硬膜外镇痛（较高浓度的局部麻醉药）相比，产妇运动阻滞情况、产程时间及剖宫产率无差异，腰硬联合镇痛所需补救性镇痛药更少，且器械助产和尿潴留发生率更低[61]。同一研究将腰硬联合镇痛与低浓度硬膜外镇痛技术进行了比较，发现腰硬联合镇痛发生皮肤瘙痒的概率更高，而分娩方式、产妇满意度和新生儿结局等则并无不同。另一项荟萃分析发现，腰硬联合镇痛母体低血压、恶心、呕吐、皮肤瘙痒、胎儿心动过缓发生率似乎高于单纯硬膜外镇痛。鞘内和硬膜外同时使用阿片类药物的产妇发生低血压风险明显高于单纯硬膜外镇痛。胎儿心动过缓可能与鞘内阿片类药物使用有关，而与母体低血压无关[62]。鞘内应用阿片类药物使疼痛更快缓解，迅速降低母体循环中肾上腺素和β内啡肽的水平，使内源性催产素和去甲肾上腺素失去对抗，从而导致子宫张力过大和子宫胎盘血流量减少[63]。

　　尽管该技术的使用越来越广泛，且发表了大量研究，但最佳鞘内药物应用方案尚未确定。近期有一项纳入12项随机对照研究的荟萃分析，比较了芬太尼和舒芬太尼鞘内注射用于腰硬联合分娩镇痛的效果和母婴结局。结果发现两种药物在鞘内注射后镇痛效果相当，舒芬太尼能有效延长腰麻镇痛的持续时间，新生儿Apgar评分更高[64]。

三、蛛网膜下腔镇痛

1. 单次注射蛛网膜下腔镇痛

　　单次注射蛛网膜下腔镇痛包括向蛛网膜下腔注射阿片类药物、局部麻醉药或二者联合应用[36]。由于单次用药镇痛持续时间有限，并且考虑到存在发生硬脊膜穿破后头痛（post-dural puncture headache, PDPH）风险，这项技术用于分娩镇痛并未得到广泛开展和研究。美国麻醉医师协会建议，蛛网膜下腔单次注射阿片类药物（含或不含局部麻醉剂）可用于在预期阴道自然分娩时提供有效但时间有限的镇痛，并强烈建议可以在阿片类药物中添加局部麻醉药，以减少用药总量、延长镇痛持续时间并提高镇痛质量[17]。几项小型研究表明，大多数接受复合阿片类药物和局麻药蛛网膜下腔单次注射镇痛的产妇效果良好，并能获得较高满意度[65, 66]。然而也有研究发现，尽管单次注射蛛网膜下腔镇痛非常有效，但有超过14%的产妇需要额外的镇痛，这可能与分娩时间超过了脊髓镇痛的作用时间有关，并且PDPH的发生率亦高于硬膜外镇痛[67]。然而，单次注射蛛网膜下腔镇痛仍有它特定的适用范围，对一部分产妇而言可能更合适。例如，产妇临产又需要充分的骶部镇痛，特别是当预计CSE技术操作困难且耗时较长时。对于那些存在硬膜外镇痛相对禁忌证的产妇，如既往脊柱内固定手术或血小板减少者，单次注射蛛网膜下腔镇痛可能是一种有效的替代方式，其可能比硬膜外镇痛具有更低的硬膜外血肿发生率[68]。并且，在一些资源贫乏的地区，单次蛛网膜下腔注射镇痛不失为一种合理的选择。

2. 连续蛛网膜下腔镇痛

　　连续蛛网膜下腔镇痛（CSA）是通过置入蛛网膜下腔微导管，将麻醉药物分次或持续注入蛛网膜下腔的方法，1944年首次报道应用于分娩镇痛和剖宫产手术[69]。CSA技术可以提供快速的镇痛或麻醉，血流动力学稳定，并能在使用较少局部麻醉药的情况下获得较高的产妇满意度，但存在较多技术难题，包括蛛网膜下腔置管成功率低、PDPH发生率高等[57, 70]。之后的几十年，尽管穿刺设备和技术不断更新，置管成功率以及PDPH发生率高的情况并没有得到显著改善[70-73]。因此，连续蛛网膜下腔镇痛在产科的应用进展缓慢。尽管存在种种不足，CSA为肥胖、患有严重心脏病和既往脊柱手术的产妇提供了硬膜外镇痛的替代方案。另外,对于麻醉穿刺过程中意外发生硬脊膜穿破的产妇,后续使用CSA技术可以降低PDPH的发生率且显著降低硬膜外血补丁需求[70]。关于连续蛛网膜下腔在分娩镇痛中的应用在本书后续的章节中再详细介绍。

四、骶管镇痛

骶管阻滞是经骶管裂孔穿刺将局部麻醉药注射于管腔以阻滞骶神经的方法(图5-12)。骶管是硬膜外隙向下延伸的一部分,因此骶管阻滞实质上也属于硬膜外阻滞。虽然椎管内分娩镇痛最先开始于骶管镇痛,但是持续骶管镇痛并不常用于现代产科麻醉。有学者认为骶管阻滞仅仅适用于第二和第三产程,近年来也鲜有骶管阻滞用于分娩镇痛的研究。一方面,放置骶管导管的操作比放置腰段硬膜外导管更困难;另一方面,骶管镇痛需要注射大量的局部麻醉药(25～35 mL)才能将神经阻滞平面扩散到低位胸椎节段,大大增加了产妇发生局麻药全身毒性反应的风险[35,74]。并且,还存在穿刺针或导管置入位置错误而导致严重后果的风险,甚至有在骶管镇痛时意外将局麻药直接注射到胎儿头部,导致胎儿死亡的报道[75]。然而,这项技术对于不能进行腰椎穿刺的产妇(如腰椎融合),仍是一种可选的方案。

五、总结

在分娩期间实施椎管内镇痛的主要目标是在最小运动阻滞的情况下为产妇提供充分的镇痛。产妇的需求即为实施镇痛的充分理由。几种椎管内镇痛技术各有其优势与不足(表5-5)[35]。在选择何种椎管内镇痛技术的同时,需充分考虑产妇的状况、产程进展、医疗设施、麻醉风险和产科风险等进行个性化选择。同时,医疗机构应当提供充分的资源保障,包括人员和设备等,对相关的副反应和并发症进行预防与治疗,并积极处理分娩镇痛中各类紧急情况,为母婴安全保驾护航。

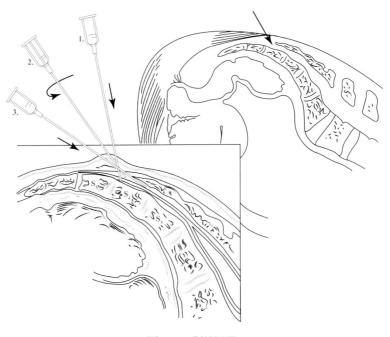

图5-12 **骶管阻滞**

表5-5 **几种椎管内镇痛技术的优势与不足**

椎管内镇痛技术	优 点	缺 点
连续硬膜外镇痛	持续镇痛	镇痛起效慢
	不需要硬脊膜穿刺	与蛛网膜下腔镇痛相比,需要更多的药物
	中转剖宫产时可提供所需的麻醉	发生局麻药全身毒性反应风险增大
		胎儿药物暴露的风险增大

续　表

椎管内镇痛技术	优　　点	缺　　点
腰硬联合镇痛	连续镇痛	确认硬膜外导管位置延迟
	镇痛起效快	瘙痒发生率增加
	骶部镇痛起效快	胎心率减慢风险增大
	局麻药和阿片类药物用量减少	
	单纯应用阿片类药物也可达到完全镇痛	
	降低硬膜外镇痛失败的风险	
	中转剖宫产时可提供所需的麻醉	
单次注射蛛网膜下腔镇痛	技术简单	镇痛持续时间有限
	镇痛起效快	把蛛网膜下腔导管误认为硬膜外导管,可导致局麻药用量过大和全脊髓麻醉
	局麻药和阿片类药物用量减少	
	中转剖宫产时可提供所需的麻醉	
连续骶管镇痛	连续镇痛	需要更大剂量的药物
	适用于既往腰椎手术史或不能行腰椎穿刺的产妇	操作技术难度大
		感染风险增大
		存在药物注射入胎儿体内风险

(余怡冰)

第四节　椎管内分娩镇痛的准备

椎管内分娩镇痛是目前分娩镇痛的主流方法,其规范化和规模化开展的前提是做好相应的准备工作。要有合适和安全的场所,必要的设备和药物准备,镇痛前的充分评估,包括把握好分娩镇痛的适应证、禁忌证及镇痛开始时机等。本节将从这几个方面做一总结。

一、操作室

有条件的单位,尽量在产房设置独立的椎管内分娩镇痛的操作室。操作室的空间大小应能满足推床转运、镇痛操作以及可能的抢救需要。分娩镇痛操作室应具备完善的消毒条件,按照院内感染控制制度进行监测与管理。墙壁有设备带,满足吸氧、吸引、用电等需求。麻醉科医师、护士等进入操作室应更换洗手衣、戴一次性帽子和口罩。目前不少医院开设了集待产(Labor)、分娩(Delivery)、产后康复(Recovery)三位一体的家庭化产房(LDR),有的分娩镇痛就在LDR完成,但是也要注意LDR的感染控制管理,同时需配备必要的应急药物、设备和器材。

二、操作室内的设备和耗材要求

总体原则为满足椎管内镇痛操作的需求,同时兼备监护和复苏功能。抢救设备、物品和药品是及时处理椎管内镇痛严重并发症的必备条件(例如低血压、全脊髓麻醉、全身局麻药中毒等)。操作室内设备具体包括以下这些:① 多功能监护仪;② 供氧设备:中心供氧/氧气瓶、鼻吸氧管、吸氧面罩;③ 吸引设备:负压吸引器、吸引管、吸痰管;④ 胎心监护仪;⑤ 成人抢救车,车内备有常用抢救物品及药品;⑥ 气管插管设备:直接/可视喉镜、气管导管、口咽/鼻咽通气道、喉罩、困难气道器具等;⑦ 麻醉机、除颤仪或自动体外除颤器。常用耗材包括:① 椎管内麻醉穿刺包;② 静脉穿刺针,输液器;③ 镇痛泵等。

三、常备药物

原则上要求既能满足分娩镇痛基本需求，又能保证相关并发症的急救需要。总体可分为以下几类：① 静脉输液用液体；② 局部麻醉药：利多卡因、罗哌卡因、布比卡因等；③ 阿片类药品：芬太尼、舒芬太尼等；④ 急救类药品及20%脂肪乳剂等。在此以上海市第一妇婴保健院为例，产房麻醉操作室常规备用静脉输液用液体、20%脂肪乳剂及两个药箱（产房常规药箱和抢救药箱，图5-13、图5-14）。该配置仅供参考，不同单位可根据自身情况准备。

四、椎管内分娩镇痛的适应证、禁忌证（表5-6）[47]

美国妇产科医师协会（ACOG）和美国麻醉医师协会（ASA）共同发表的观点为：在无医学禁忌的情况下，产妇要求减轻分娩疼痛即为充分的医学指征。

五、椎管内分娩镇痛前的评估和准备[76]

椎管内镇痛的全面准备包括几个步骤：① 回顾产妇的孕产史；② 认真进行镇痛相关的评估，包括麻醉用药史、产妇健康状况；③ 简单的体格检查，评估是否存在困难气道、椎间隙异常以及穿刺部位感染等禁忌；④ 相关实验室检查及影像学检查。

对存在合并症或其他异常情况会增加麻醉和镇痛风险者，应进行相应的特殊实验室检查，必要时进行多学科会诊：

（1）心脏疾病：瓣膜疾病、心肌病、先天性/获得性心脏病，心脏起搏器置入。

（2）血液系统异常：免疫性/先天性血小板减少症，凝血障碍，抗凝或抗血小板治疗。

上层 ↑	盐酸肾上腺素 1 mg×2支	去氧肾上腺素 10 mg×2支	瑞芬太尼 1 mg×5支		舒芬太尼 50 μg×30支	罗哌卡因 （耐乐品） 75 mg×10支
	麻黄素 30 mg×5支	吗啡 10 mg×2支	碳酸利多卡因 86 mg×30支		盐酸罗哌卡因 0.1 g×30支	
	托烷司琼 5 mg×10支					
下层 ↓	喷他佐辛 30 mg×10支	氢吗啡酮 2 mg×5支	异丙肾上腺素 1 mg×2支	氟哌利多 5 mg×2支	布托啡诺 1 mg×30支	丙泊酚 （中/长链） 0.2 g×10支
	阿托品 0.5 mg×5支	曲马多 100 mg×2支	咪达唑仑 2 mg×10支			
	西米替丁 200 mg×5支	地塞米松 5 mg×6支	盐酸利多卡因 0.1 g×5支	右美托咪定 0.2 mg×5支	乌拉地尔 25 mg×2支	依托咪酯 20 mg×10支

图5-13　产房常规药箱

上层 ↑	异舒吉 10 mg×5支	沙丁胺醇 14 g×1支	多巴胺 20 mg×5支	硝酸甘油 5 mg×5支	氨甲环酸 500 mg×10支
			异丙肾上腺素 1 mg×2支	去甲肾上腺素 2 mg×2支	普罗帕酮 （心律平） 70 mg×10支
			氯化钾 1 g×5支	酚妥拉明 10 mg×5支	
	盐酸肾上腺素 1 mg×10支	哌替啶 100 mg×1支	氯胺酮 0.1 g×5支	氟哌利多 5 mg×5支	艾司洛尔 0.1 g×5支
下层 ↓	奥类拉唑 40 mg×2支		地尔硫卓 10 mg×5支	肝素 1.25万u×2支	二羟丙茶碱 （喘定） 0.25 g×10支
			维拉帕米 5 mg×5支	多巴酚丁胺 20 mg×5支	氯化钙 0.5 g×5支
	甲强龙 40 mg×5支		胺碘酮 150 mg×5支		盐酸尼卡地平 10 mg×5支
			乌司他丁 10万u×10支		盐酸异丙嗪 25 mg×2支

图5-14　抢救药箱

表5-6　椎管内分娩镇痛的适应证、禁忌证

适 应 证	禁 忌 证
产妇自愿应用,经产科医师评估,可经阴道分娩或经阴道试产者	产妇拒绝或不能合作
	对局部麻醉药或阿片类药物过敏
	颅内占位性病变引起颅内血压升高
	穿刺部位皮肤或软组织感染
	明显的凝血障碍
	近期使用抗凝药物*
	未纠正的母体低血容量(如出血)
	培训不足或技术经验不足
	监护和抢救的资源不足(如人员、设备)

注:* 安全性取决于最近使用的特定药物、时间以及剂量,需根据产妇病史、体格检查和临床症状等因素,权衡利弊后考虑是否实施椎管内镇痛。

（3）脊柱融合、脊柱手术史、骨骼肌疾病（如脊柱侧弯）。

（4）中枢神经系统疾病:癫痫、颅内压增高、颅内病变、截瘫/四肢瘫。

（5）感染性疾病或感染:HIV、流感、绒毛膜羊膜炎。

（6）麻醉高风险因素:预计困难气道、困难插管史、椎管内穿刺困难或失败史、麻醉药物过敏史、恶性高热史、阻塞性睡眠呼吸暂停综合征等。

（7）病态肥胖。

在健康产妇中,常规血型检测、筛查或交叉配血试验是不必要的,然而可以考虑将血液样本在血库备存（以便在紧急情况下能快速交叉配血）。对于有出血风险的产妇,应当进行血型检测、筛查或交叉配血试验。应由有经验的医师或护士评估胎儿的健康状况,麻醉科医师应当提前检查常规设备和急救设备的状况。鼓励产科医师、麻醉科医师、护理人员和其他多学科综合小组人员之间进行早期并且持续的交流。镇痛前应当

签署知情同意书。具体准备如表5-7。

表5-7　分娩镇痛前的准备清单

检查单:分娩镇痛前的准备
（1）（尽早）与产科医师交流 　*回顾产妇的孕产史
（2）进行麻醉前评估 　*回顾产妇的孕产史、麻醉用药史、健康史 　*进行针对性的体格检查（生命体征、气道、心脏、肺、背部）
（3）回顾相关的实验室检查和影像学检查,必要时进行多学科诊治
（4）考虑是否需要血型检测、筛查或交叉配血试验
（5）制定镇痛计划
（6）签署知情同意书
（7）检查设备 　*检查常规设备 　*检查急救设备
（8）开放外周静脉
（9）产妇监护（血压、心律、指脉氧饱和度）
（10）胎心率监护
（11）实行团队暂停(time-out),核实信息

注:* 注意事项。

六、开始时机

不以产妇宫口大小作为分娩镇痛的开始时机。进入产程后,产妇提出分娩镇痛的要求,经麻醉科医师评估无禁忌证,在产程的任何阶段均可实施椎管内分娩镇痛。

简而言之,椎管内镇痛前应认真细致地做好评估与准备,这也是顺利实施镇痛的前提。在此过程中,麻醉科医师、产科医师及护理人员应团结协作、各司其职,以保障母婴安全。

（曹秀红,宋玉洁）

第五节　椎管内分娩镇痛的实施

椎管内分娩镇痛主要包括椎管内穿刺技术和分娩镇痛的维持。常用的椎管内镇痛技术包括:硬膜外镇痛（epidural analgesia, EP）、蛛网膜下腔-硬膜外联合镇痛（combined spinal epidural, CSE）、硬脊膜穿破硬膜外阻滞技术（dural puncture epidural, DPE）、连续蛛网膜下腔镇痛（continuous spinal anesthesia, CSA）。本章将

重点介绍临床应用最为广泛的硬膜外镇痛及腰硬联合镇痛技术的实施。

一、硬膜外镇痛

（一）硬膜外分娩镇痛的实施

1. 硬膜外穿刺包

硬膜外穿刺包主要包括以下部件：硬膜外麻醉导管、一次性硬膜外穿刺针、一次性注射器、一次性注射针、导管接头、负压管、医用棉球、透气胶布、医用橡胶手套、手术巾、药液过滤器、消毒液刷、脱脂纱布、医用自粘敷料、孔巾。

2. 无菌措施

由于硬膜外导管需留置在硬膜外隙内一段时间，因此对无菌要求非常严格。操作前必须要戴好医用外科口罩和手术帽。操作前清洗手和前臂，且不能佩戴首饰。消毒患者皮肤，建议使用洗必泰-乙醇溶液，大量证据证实其杀菌和抑菌功能强于聚维酮碘[77]。由于大部分消毒剂都具有神经毒性，因此在穿刺前应等待溶液完全干燥，且注意避免消毒剂污染穿刺套件和硬膜外导管。穿刺前必须严格消毒皮肤3遍，消毒范围上至肩胛下角，下至尾椎，两侧至腋后线，消毒范围逐次缩小。

3. 腰椎间隙的确认

硬膜外穿刺部位通常选择L3以下最宽的椎间隙。在以往的麻醉操作中，椎管内阻滞主要依靠体表解剖标志和触诊来定位穿刺点。这种解剖标记定位适用于大部分患者，然而在临床中还是存在一些特殊患者，此时，超声可视化技术有助于麻醉科医师了解患者脊柱解剖结构，辅助其完成椎管内麻醉相关操作，极大地提高了穿刺的成功率，减少了并发症的发生[78]。超声引导下椎管内阻滞技术主要包括穿刺前脊柱超声扫描定位和实时超声引导穿刺。穿刺前脊柱超声扫描定位，可以帮助麻醉科医师确定穿刺间隙，预估穿刺深度，且无须无菌操作，因此应用更为广泛。椎管内麻醉过程中应用实时超声引导技术超声探头需要无菌套包裹，操作过程相对繁琐，因此对操作者的要求更高。

4. 硬膜外隙的确认

判断穿刺针是否到达硬膜外隙的常用方法包括阻力消失法和悬滴法。阻力消失法最方便快捷，因此大部分麻醉操作者会选择阻力消失法。空气和生理盐水是最常用的测试压力消失的不可压缩介质。然而这两种介质各有利弊，空气会增加阻滞不全的发生概率，还可能导致空气栓塞，脊神经受压，甚至截瘫。注射生理盐水的阻力变化更显著，但容易和脑脊液混淆。最近的一项meta分析表明，在产妇中使用生理盐水和空气的阻滞成功率和不良事件并无差别[79]。使用空气还是生理盐水尚存在争议，可根据麻醉科医师的个人经验进行选择。使用悬滴法确定硬膜外隙的理论基础为硬膜外隙是一个负压腔隙，当穿刺针进入黄韧带后在穿刺针的尾部放一滴生理盐水，一旦穿刺针到达硬膜外隙生理盐水会被吸入，由此确定穿刺针到达了硬膜外隙。

5. 穿刺针斜面方向

既往观点认为穿刺针斜面方向与脊柱纵轴平行即保持矢状位，可以降低韧带损伤的风险，但穿刺针到达硬膜外隙时需要旋转穿刺针，反而有可能会增加硬脊膜穿破的风险。目前多采用硬膜外穿刺针斜面朝向头端穿刺，虽然有可能会加重韧带损伤，但阻力出现时机更明确，更为安全，且降低了硬脊膜穿破的风险[80]。

6. 硬膜外导管

硬膜外导管材质经历了丝质→聚乙烯→聚氯乙烯→尼龙的发展[81]。现在应用最多的是螺旋加强型钢丝导管，内层的螺旋钢丝加强了导管的韧性，减少导管脱出、打折的风险，螺旋钢丝在导管末端较为稀疏，增加了导管在硬膜外隙的延展性和顺应性，同时降低了导管误入蛛网膜下腔和血管的风险。在导管的近端和远端均有半透明窗可以观察脑脊液或血液回流情况[82]。单孔和多孔的导管各有利弊。末端开孔的单孔导管由于限制了药液扩散的方向，可能更有助于及时发现血管内、蛛网膜下腔置管，但缺点是单孔的设计易导致药物进入一侧，增加了阻滞不全的发生率。末端封闭的多孔导管可能更有益于药物在硬膜外隙的扩散，且由于有多个侧孔，比起单孔导管，降低了单个开孔被血块或周围组织堵塞导致导管失效的发生率。但多孔的设计都会增加药液进入其他腔隙的风险，如蛛网膜下腔、硬膜下隙、血管[83]。分娩镇痛一般硬膜外隙留置导管深度为4～5 cm，置管过深可能增加单侧麻醉或单个皮区阻滞的发生率，置管过浅常导致导管从硬膜外隙移出。

7. 试验剂量

硬膜外导管存在误入血管或穿破硬脊膜置入蛛网膜下腔的可能性，有多种测试方法有助于发现这一错误。例如：回抽、局麻药中加肾上腺素等。回抽是测试导管是否进入血管或者蛛网膜下腔最简单的方法，但回抽阴性后意外注入血管或蛛网膜下腔的报道不在少数，由此可见，回抽似乎并不可靠。谨慎回抽后给予一个合适的试验剂量可以提高导管异位的检出率。传统的试验剂量1.5%利多卡因+5 μg/mL肾上腺素（1∶200 000）3 mL，观察3～5 min。血管内试验阳性：1 min内心率增加20次/分，一过性耳鸣、口周麻木、金属味、头晕。鞘内试验阳性：3～5 min内运动神经阻滞（只能动脚或脚和腿都不能动）。但目前也有部分观点认为，使用传统试验剂量可能引发更为严重的不良事件如广泛的感觉及运动阻滞，甚至可能需

要进行气道管理或紧急剖宫产[55]。由于现在分娩镇痛使用的都是低浓度局麻药，也有一些临床研究将部分硬膜外首剂作为试验剂量。关于分娩镇痛是否使用试验剂量，使用何种试验剂量，尚存在争议，详细内容可参考本书第三十二章相关内容。

（二）硬膜外镇痛的维持

1. 麻醉药液常用配方（表5-8）[47]

表5-8　硬膜外镇痛常用药物浓度及剂量

药　　物	首次量（mL/次）	维持量（mL/h）	自控量（mL/次）
0.062 5%～0.15%罗哌卡因+ 芬太尼1～2 μg/mL或舒芬太尼0.4～0.6 μg/mL	15～6	15～6	10～8
0.04%～0.125%布比卡因+ 芬太尼1～2 μg/mL或舒芬太尼0.4～0.6 μg/mL	15～6	15～6	10～8

2. 间断给药模式（intermittent bolus）

在连续输注泵发明之前，硬膜外镇痛通常靠麻醉科医师单次注射药物的方法维持。即当产妇出现疼痛或根据局麻药时效，定时硬膜外追加单次剂量的麻醉药维持。单次注射剂量为8～12 mL。间断性给药往往导致疼痛缓解不连续，增加了产妇的疼痛体验，造成不可接受的深度运动阻滞同时增加了麻醉科医师的工作量。

3. 持续输注模式（continuous epidural infusion, CEI）

将硬膜外导管与连续输注泵连接，麻醉药液经输注泵持续不断地注入硬膜外隙内。注意考虑分娩镇痛的安全性，输注剂量应精确可靠，应使用电子输注泵，不应使用弹性压力泵，避免由于设备故障导致药液过量注射。CEI维持模式的优点是：使镇痛维持在一定的稳定水平，减少麻醉科医师的工作量，参数设置简单，临床应用较为广泛。但是由于连续输注，药物在硬膜外隙扩散范围小，容易积聚在某几个节段，镇痛范围局限、运动阻滞发生率高[84]。而运动阻滞的发生会降低产妇运动能力，造成骨盆肌肉无力和胎头旋转困难并最终可能导致难产，增加机械助产甚至剖宫产的概率[85]。

4. 程控间断脉冲给药模式（programmed intermittent epidural bolus, PIEB）

PIEB给药技术是一种新型的硬膜外给药技术，越来越多地用于分娩镇痛。顾名思义，即按照程序设定每间隔一段相同的时间，将固定剂量的镇痛药物注射到硬膜外隙，呈脉冲波浪式给药，因此镇痛药物在硬膜外扩散更广。又由于间歇给药，药物不易在神经根蓄

积，运动阻滞发生率低[86]。随机对照研究报道，CEI组运动阻滞的发生率为37%，而PIEB组仅2.7%[87]。国内外研究都提示PIEB模式较传统的CEI，能改善镇痛效果，减少镇痛药物用量，降低运动阻滞和器械助产率。理想的PIEB设置是在上一次脉冲剂量作用消失之前自动给予下一个脉冲剂量，从而避免给药滞后的窗口期使产妇发生爆发痛。其最佳剂量和给药时间间隔需要进一步探索和研究。PIEB泵的参数设置是近年来研究的热点，如PIEB的脉冲剂量、脉冲间隔时间、PCA容量和锁定时间、脉冲泵的泵速及镇痛药物的种类和浓度等仍需进一步探索。由于这些参数的最优设置仍在进一步探索中，目前临床研究或者是临床设置参考依据主要为斯坦福大学推荐给药方案：负荷剂量，0.125%布比卡因+舒芬太尼10 μg（15 mL），维持剂量，0.062 5%布比卡因+0.4 μg/mL舒芬太尼；脉冲量，9 mL；PCEA，10 mL，锁定时间为30 min[88, 89]。多项研究为临床用药提供了理论依据，研究推荐采用0.062 5%布比卡因复合2 μg/mL芬太尼硬膜外镇痛，PIEB给药间隔时间（EI90）为40 min，给药容量（EV90）为11 mL时，可为90%的产妇在第一产程提供理想的镇痛效果而无须使用额外的镇痛处理[90, 91]。在本书第十五章我们对PIEB技术有详细的介绍。

5. 患者硬膜外自控镇痛模式（patient controlled epidural analgesia, PCEA）

PCEA也是一种可供选择的硬膜外分娩镇痛维持模式。临床上可以按需给药或者在CEI、PIEB的基础上联合PCEA进行镇痛维持。单纯PCEA进行镇痛维持时，产妇往往在感到疼痛时才按压给药键，镇痛满

意度差。而在CEI、PIEB的基础上使用PCEA进行镇痛维持，使产妇可以根据自身需求自行控制给药频率和剂量，用药更加个体化，解决了不同患者对疼痛缓解不同的需求。目前，智能闭环反馈给药系统的出现将用药进一步个性化。相比以往PCEA镇痛产妇感觉镇痛不足才手动加药，智能闭环反馈给药系统不仅能缓解爆发痛的发生，甚至还可以在麻醉药物过量的情况下主动减少麻醉药物的输注，使分娩镇痛用药更加精确[92]。Sng等[93]发明的集成计算机硬膜外自控给药系统可以根据产妇对镇痛的需求智能化地调节给药剂量，产妇满意度进一步提高。以镇痛泵内药物0.062 5% ～ 0.15%罗哌卡因+芬太尼1 ～ 2 μg/mL或舒芬太尼0.4 ～ 0.6 μg/mL为例，推荐首次负荷剂量6 ～ 15 mL，背景剂量为6 ～ 15 mL/h，产妇自控剂量为8 ～ 10 mL/次，锁定时间为15 ～ 30 min。

二、腰硬联合镇痛

腰硬联合镇痛技术综合了蛛网膜下腔镇痛和硬膜外镇痛的优点，快速起效，置管可靠，骶部镇痛效果增强及可持续镇痛。主要有"针内针"技术和"两点法（不同间隙）"法。

（一）腰硬联合镇痛的实施

1. 腰硬联合包

主要包括以下部件：硬膜外穿刺针、腰椎穿刺针、神经阻滞穿刺针、硬膜外导管、导管接头、药液过滤器、空气过滤器、无菌注射器、无菌注射针、低阻力注射器、导引针、负压管、消毒液刷、橡胶外科手套、敷料巾、手术巾、医用纱布、创可贴、医用胶带、导管固定垫、导管固定接头、棉球。

2. 无菌措施

同硬膜外阻滞。

3. 腰椎间隙的确认

腰硬联合镇痛推荐穿刺点不应高于L3 ～ L4间隙，穿刺点过高，误伤脊髓的风险增加，穿刺点过低，待产过程中一旦施行剖宫产可能无法提供良好的麻醉平面。由于妊娠期间椎体的解剖变化，腰椎逐渐前凸，骨盆沿脊柱长轴逐渐旋转，基于传统手法触诊定L3 ～ L4间隙通常是不准确的。有报道麻醉科医师通过经验、传统触诊确定的穿刺间隙可能会高于实际穿刺间隙，因此更推荐选择稍低的穿刺间隙[94]。必要时可借助超声准确定位穿刺点、进针角度和估算硬膜外隙深度。腰硬联合镇痛有多种操作方法，最常用的是针内针法，即先用硬膜外穿刺针到达硬膜外隙，腰麻针以此为引导穿破硬脊膜到达蛛网膜下腔。当操作者

感受到穿破硬脊膜的"落空感"，应主动停止腰麻针穿刺，移除腰麻针针芯观察到有脑脊液流出，确认腰麻针到达蛛网膜下腔。

4. 穿刺针斜面方向

腰麻针最重要的两个特点是针尖的形状和直径。针尖的形状分两类：一类是锐利切面的针头（如Pitkin和Quincke-Babcock穿刺针），这类穿刺针切断硬脊膜术后头痛的发生率非常高，已被弃用。另一类是圆锥形、笔尖样针尖（如Whitacre、Sprotte和Gertie Marx穿刺针），笔尖样穿刺针不仅可以提供穿入不同解剖层次的触感，而且也明显降低术后头疼的发生率。其可能的原因是：① 相较于斜面切断硬脊膜，笔尖样针头可钝性分离组织和纤维，对硬脊膜的损伤小，减少了脑脊液的外漏；② 笔尖样穿刺针可致硬脊膜更多创伤，引起更为严重的炎症反应，这种炎症反应反而使硬脊膜创面迅速关闭，减少腰麻后疼痛的发生。临床可供选择的腰麻针的直径为22 ～ 29G，腰麻针越细，术后头疼的发生率越低。据报道22G穿刺针术后头疼发生率为40%，而29G穿刺针发生率则小于2%。注药时腰麻针侧孔方向朝向头端更容易引起孕妇心率和血压下降，朝向尾端可能会引起上腹部镇痛效果欠佳。

5. 硬膜外导管

腰硬联合麻醉硬膜外导管选择同持续硬膜外镇痛。

6. 试验剂量

当腰麻药不能满足产妇镇痛需求时，可经硬膜外导管追加镇痛药物。关于试验剂量的选择同硬膜外镇痛。

7. 镇痛效果

CSE镇痛效果确切，可以提供快速、完善的镇痛效果，但存在一定的风险隐患。和EP技术相比，CSE技术更容易导致不安全胎心率曲线的发生。其可能的原因是鞘内给药会迅速降低母体血浆肾上腺素和内啡肽的循环水平，而内源性催产素和去甲肾上腺素不受影响，从而导致子宫高张力的发生，子宫胎盘血流减少[63]。使用CSE进行镇痛，由于直接鞘内给药，通常包含阿片类药物，会增加产妇瘙痒的发生。此外，由于蛛网膜下腔给药后没有办法及时评估硬膜外导管的功能，存在一定的置管失败的概率，在腰麻药效消失后可能无法继续提供镇痛或者在需要中转为剖宫产麻醉时令麻醉科医师陷入被动[95]。

（二）腰硬联合镇痛的维持

1. 维持方法

注入腰麻药后，连接硬膜外导管和镇痛泵，维持方

法同硬膜外分娩镇痛。蛛网膜下腔的用药见表5-9。为了减少阿片类药物的不良反应、增强镇痛效果而又不增加运动阻滞程度,分娩镇痛时蛛网膜下腔常用小剂量局部麻醉药复合麻醉性镇痛药物。复合用药能迅速产生镇痛作用,时效比单独使用局麻药或阿片药物要长。大部分产妇在给药后 5 ~ 10 min 即达到满意的镇痛效果,且镇痛时间维持在 60 ~ 75 min。

当产妇第一次需加深镇痛时开启硬膜外镇痛泵,同时给予一次自控镇痛(PCA)量,PCA量 3 ~ 4 mL,锁定时间15 min,维持量 5 ~ 8 mL/h。也有方案是当产妇疼痛的视觉模拟评分 ≥ 3 分时,启用硬膜外镇痛泵。

2. 注意事项

(1)所有用于蛛网膜下腔的药物,必须不含任何防腐剂。

(2)为了保证腰麻效果,脑脊液回流要通畅,脑脊液回流不畅通可能的原因有:① 位置不正确,腰麻针不在蛛网膜下腔,必要时重新定位,重新穿刺;② 腰麻针开口被堵,拔出穿刺针清除阻塞物或更换腰麻针;③ 神经根或硬脊膜挡住腰麻针口,将针斜面旋转 90° ~ 180°;④ 脑脊液压力过低,可用空针抽吸或者让产妇屏气。如果操作者坚信腰麻针确在蛛网膜下腔内,注射25%的药量,若产妇下肢出现感觉异常,注射剩余剂量,如若没有重新定位穿刺。

三、上海市第一妇婴保健院硬膜外镇痛参数配置

我院目前分娩镇痛穿刺主要采用硬膜外(EP)镇痛技术,镇痛药物配方为0.08% ~ 0.1%罗哌卡因+0.3 ~ 0.4 µg/mL 舒芬太尼,硬膜外首剂负荷量:10 ~ 12 mL。镇痛维持使用同样的药物配方,主要采用CEI+PCEA模式或PIEB+PCEA模式。

(1)CEI+PCEA模式参数设置:背景剂量,8 ~ 12 mL/h;PCA,5 ~ 8 mL;锁定时间,15 min;每小时极限量,30 mL/h。

(2)PIEB+PCEA模式参数设置:脉冲量,8 ~ 10 mL;脉冲间隔时间,40 ~ 50 min;PCA,5 ~ 8 mL;锁定时间,15 min;每小时极限量,30 mL/h。

表5-9 **分娩镇痛时蛛网膜下腔注射药物剂量**

单次阿片类药物	单次局麻药	联合用药
舒芬太尼2.5 ~ 7 µg	罗哌卡因2.5 ~ 3.0 mg	罗哌卡因2.5 mg+舒芬太尼2.5 µg(或芬太尼12.5 µg)
芬太尼15 ~ 25 µg	布比卡因2.0 ~ 2.5 mg	布比卡因2.0 mg+舒芬太尼2.5 µg(或芬太尼12.5 µg)

(宋英才,周双琼)

第六节　椎管内分娩镇痛常见不良反应及处理

在过去的几十年里,临床实践已经证实了分娩镇痛技术的有效性和安全性,目前尚无证据表明其对产妇、胎儿或分娩结局有显著的严重不良影响[96]。但分娩镇痛仍不可避免会引起一些不良反应,如增加产妇恶心、呕吐、瘙痒和低血压等的风险。本章节综合近年来的相关研究,详细介绍分娩镇痛常见的不良反应及其应对策略。

一、低血压

1. 原因

低血压是椎管内分娩镇痛的常见不良反应,关于低血压的定义没有统一标准,常见的低血压定义为收缩压较基础值下降20%及以上或收缩压低于100 mmHg。通常认为低血压是由于椎管内阻滞阻断了交感神经系统,导致血管舒张、静脉容量增加、前负荷减少和心输出量减少。

2. 危害

由于子宫血流自主调节能力较差,产妇血压下降会直接导致子宫胎盘灌注减少[97]。产妇低血压未及时纠正可能会导致胎儿酸中毒和缺氧,因此对于产妇低血压的预防及处理至关重要。

3. 预防及处理

实施分娩镇痛后应连续监测母体血压和胎心率

15 ～ 30 min，以便及时发现和处理低血压[61]。评估低血压产生原因时需排除袖带及产科等外界因素。治疗措施包括：① 调整产妇体位（通常为左倾位），以避免主动脉和（或）腔静脉受压，预防和缓解仰卧位低血压综合征；② 吸氧；③ 必要时静脉给予小剂量血管活性药物，如去氧肾上腺素（50 ～ 100 μg）、麻黄碱（5 ～ 10 mg）等。另外，可在进行分娩镇痛前预扩容，提前适量输液来减缓产妇血压的下降[47, 60]。

有研究指出，去甲肾上腺素也是预防和治疗低血压的理想药物，接受去甲肾上腺素治疗的产妇与接受去氧肾上腺素治疗的产妇相比，心率和心输出量更高，恶心、呕吐的发生率无显著差异[98]，但目前其有效性及安全性仍需要更多证据来加以证实。

二、胎心率下降

1. 原因

胎儿心动过缓，一般发生于硬膜外或腰硬联合镇痛开始后的15 ～ 45 min，与母亲的低血压无关。其原因可能与镇痛快速起效引起的循环内肾上腺素水平下降相关，肾上腺素的 β 受体激动作用可抑制宫缩，其血浆浓度下降可能会引起宫缩增强（甚至是强直性收缩），导致子宫张力升高、胎盘灌注减少，最终导致胎心率下降[99-101]。

现有研究显示，分娩期间鞘内和硬膜外镇痛后均可能出现子宫张力增高和胎儿心动过缓，但胎心率减慢可能更常见于鞘内给予阿片类药物后。在一项随机对照研究中，鞘内阿片类药物镇痛导致胎儿心动过缓的风险显著增加。幸运的是，与分娩镇痛相关的胎儿心动过缓似乎并不会对分娩结局产生不利影响，没有证据表明此类情况会导致剖宫产率增高。

2. 处理

临床中胎儿心动过缓通常被认为是胎儿窘迫的表现，需及时鉴别和处理。胎儿宫内复苏的常用措施，如改变产妇体位、静脉输液、停止使用外源性催产素等，通常能成功恢复胎心率，偶尔根据实际情况需要静脉给予特布他林（250 μg）、硝酸甘油（50 ～ 150 μg），或硝酸甘油400 μg舌下含服等来松弛子宫[102]。若宫内复苏无效，则应联合产科及时评估是否需要进入剖宫产流程。宫内复苏的具体方案参见本书的相关章节。

三、产时发热

1. 原因

接受椎管内镇痛的产妇产时发热的风险增加，大约11% ～ 33%的产妇在接受分娩镇痛后会出现母体发热（母体核心温度≥38℃）。椎管内镇痛与母体发热之间是否存在因果关系并无确切证据。

研究显示，当控制了其他可能导致发热的混杂因素包括产科合并情况（如产次、引产措施、基础白介素-6水平、产程、B组链球菌、破膜时间、对不良胎心率的干预措施、辅助生产措施、剖宫产）和新生儿变量（如出生体重、孕周、新生儿重症监护室收治需求）后，硬膜外相关母体发热（ERMF）的调整优势比介于2.9 ～ 14.5[103, 104]。ERMF的发病机制尚不清楚，可能与非感染性炎性反应有关。

2. 危害

值得注意的是，产妇分娩期发热（不限于硬膜外相关发热）可能与诸多母婴不良预后事件相关。研究显示，分娩期母体发热与围生期死亡率、新生儿胎粪误吸、呼吸困难综合征、新生儿缺血性卒中、新生儿脑病等发病率的上升相关[105-108]。母体发热的近期影响包括新生儿Apgar评分较低、并发症（如窒息、癫痫和脓毒症）发病率上升，也更可能需要心肺复苏和入住新生儿重症监护室接受后续治疗[109, 110]。母体发热还与儿童早期的认知功能障碍及脑瘫风险上升相关[111]。

3. 预防及处理

目前尚无有效的预防措施，治疗应根据母婴监测及检查结果对症综合处理，如物理降温、适量补液、抗感染、药物降温等。

四、瘙痒

1. 原因

瘙痒也是分娩镇痛常见的不良反应之一，阿片类药物鞘内给药后发生瘙痒的情况较硬膜外或全身给药更常见[99, 112]。其原因尚不清楚，通常认为与组胺释放无关，可能是由位于脊髓的阿片受体激活引起[113]。

瘙痒的发病率和严重程度与阿片类药物使用剂量相关，易发生在前胸和大腿外侧，症状通常在给药后最初的30 min内最严重。研究显示，与单独使用阿片类药物相比，在鞘内阿片类药物中添加局麻药可降低瘙痒的发生率和严重程度。

2. 预防及处理

瘙痒通常是自限性的，大多情况不需要治疗。治疗药物包括 μ 受体拮抗剂（如纳洛酮、纳曲酮）、部分 μ 受体拮抗剂和5-HT 受体拮抗剂等[47]。单次给予纳洛酮（40 ～ 80 μg）或呐布啡（2.5 ～ 5 mg）对治疗严重瘙痒有效。也有推荐静脉使用8 mg昂丹司琼，可以有效缓解瘙痒，其原理可能是昂丹司琼通过占据了鞘内注入的阿片类药物激动的5-HT 受体而发挥作用。

五、恶心、呕吐

1. 原因

恶心和呕吐在分娩过程中很常见。可能的原因包括妊娠状态、疼痛、紧张、低血压和阿片类药物的使用等。如果可以避免椎管内镇痛期间的低血压，似乎并不会增加其发生率。接受椎管内分娩镇痛的产妇较使用静脉阿片类药物镇痛及接受阿片类药物术后镇痛的恶心、呕吐发生率均低。

2. 预防及处理

产妇发生恶心、呕吐应警惕是否发生低血压，如有则应先纠正低血压。其他针对该不良反应的处理，临床上可予以药物治疗。有研究显示5-HT拮抗剂（如昂丹司琼、格拉司琼）、多巴胺拮抗剂（如甲氧氯普胺、氟哌利多）、类固醇（如地塞米松）、抗组胺药（如茶苯海明、环嗪）等药物均能有效减少产妇围生期恶心、呕吐的发生率[114]。临床常用的镇静药物——咪达唑仑，属于苯二氮卓类药物，同样也有止吐作用，其作用机制可能与其通过和 γ-氨基丁酸（GABA）受体结合、抑制化学受体触发区活性、5-HT的释放减少相关[115, 116]。

除了药物治疗，有研究者认为生姜在治疗产妇术后恶心、呕吐方面具有潜在前景。然而，这尚且需要进一步研究探索[117]。

六、尿潴留

1. 原因

分娩镇痛过程中，由于椎管内局麻药阻滞了骶神经，影响产妇的排尿初级中枢，令其暂时性失去自主排尿功能，这往往会导致产妇分娩后出现会阴疼痛、更易出现尿潴留等不良反应[118]。与尿潴留相关的危险因素包括实行会阴切开术、硬膜外镇痛、初产、器械助产等[119]。

2. 预防及处理

为预防尿潴留发生，可提前留置导尿管，鼓励产妇产后2～4h内恢复进水，促进尽早排尿，以免膀胱膨胀妨碍子宫收缩。临床上治疗尿潴留常用的药物包括新斯的明与酚妥拉明。针对排尿困难的患者，肌内注射新斯的明能有效促使膀胱平滑肌收缩。而对于药物无效的患者，可在严格无菌操作下导尿。值得一提的是，有研究表明，对于明显产后尿潴留的患者，间歇导尿是首选的治疗方法，因为留置导尿持续时间在24h以上，尿管相关并发症发生率上升，不利于产妇的快速康复[120]。

另外，艾灸作为中医传统疗法，在中国、日本、韩国等许多国家和地区是一种可行的补充替代疗法。经过多年的应用经验和临床试验表明，艾灸也可以促进产后尿潴留的恢复[121]。

七、寒战

1. 原因

多种因素如激素水平可能影响分娩期间母体的体温调节反应。在分娩期间常能观察到寒战的发生，且该情况在椎管内镇痛后更常见[122]。在一项观察性研究中，18%的产妇在分娩前出现寒战，其中15%的产妇寒战发生时体温和血管舒张功能正常，这表明寒战与体温调节机制无关[123]。无论是选择硬膜外镇痛还是全身哌替啶镇痛，产妇寒战的发生率并无差异。

寒战的发生会显著增加产妇的耗氧量，这对患有缺血性心血管疾病的产妇来说可能是灾难性的。因此，对产妇寒战的预防和治疗可能具有重要意义。

2. 预防及处理

多数寒战无须特别处理，必要时可采取一些保温措施。预防性使用昂丹司琼、氯胺酮和曲马多可预防脊髓麻醉后寒战的发生[124]。另外，需警惕和避免过度保温增加产程中发热的可能。

八、局部麻醉药误入血管

1. 原因

妊娠是硬膜外导管误入血管的危险因素之一。妊娠状态下产妇硬膜外静脉丛扩张，硬膜外导管意外置入血管及导管移位的风险增加，局麻药误入血管风险增加[125]。

2. 预防及处理

预防意外注射至静脉内的措施包括：完善的生命体征监护、最低有效试验剂量的规范使用、注药前有效回抽及注射、血管内标记物的使用和高危患者早期识别[125]。

局部麻醉药中毒处理的具体方案参见本书的相关章节。

九、展望

产科麻醉在过去几十年中的进展跨越了多个领域。硬膜外联合麻醉镇痛技术及围生期疼痛管理方式的不断升级，围生期不良反应及副作用的预防及应对策略也随之精细化发展，都有助于提高以产妇为中心的围生期安全性及舒适化医疗。随着麻醉学科进一步发展，对麻醉科医师工作中可能出现的各种不良反应及副作用，要进行预防性危险因素筛查及尽早实施相关策略。

（刘伟，张玥琪）

第七节　椎管内分娩镇痛常见并发症及处理

椎管内分娩镇痛是非常成熟有效的技术手段,其并发症的发生率很低,但是一旦发生会给产妇带来不适甚至风险,临床实践当中要注意预防可能的并发症,发生后应做合适的处理。

一、意外硬脊膜穿破

(一)原因

多发生在初学者,由于初学者硬膜外穿刺技术不熟练,对穿破黄韧带的感觉理解不深刻、感觉不敏感,为了对抗黄韧带的韧性用力过猛时,容易发生意外穿破硬膜的情况。有时也发生在有硬膜外隙或蛛网膜下腔穿刺史的产妇,由于穿刺时可能造成了硬脊膜与蛛网膜不同程度的粘连,以及硬脊膜与黄韧带的粘连,造成黄韧带穿破的同时,也穿破了硬脊膜和蛛网膜。尤其产妇肥胖时,组织疏松,黄韧带感觉不明显,穿破硬脊膜的可能性更高。

(二)硬脊膜意外穿破后的分娩镇痛方式选择

硬脊膜的穿破可以是在硬膜外针前进时,也可以是在硬膜外导管无意中进入蛛网膜下腔时被发现。麻醉科医师可以选择放置蛛网膜下腔导管,实施连续蛛网膜下腔阻滞镇痛,或在另一个间隙(通常建议选择上一个间隙)重新置入硬膜外导管实施硬膜外分娩镇痛。二者各有优点,麻醉科医师可以依据自己的判断和熟悉程度来决定。

1. 选择连续蛛网膜下腔阻滞镇痛的优点

可以降低穿刺失败或硬脊膜再次穿破的风险,并且用药剂量无须尝试和调整,镇痛迅速起效。此外还有一个优点,即当中转剖宫产时可以迅速提供腰麻满足剖宫产手术要求。但必须特别强调的是,在注药接口一定要做醒目的标记,注明导管是在蛛网膜下腔,人员交接班时也需特别强调,以防止将硬膜外剂量的局部麻醉药误注入蛛网膜下腔,发生全脊髓麻醉。

2. 选择硬膜外镇痛的优点

可以避免将蛛网膜下腔导管误认为硬膜外导管,但需要注意的是,经硬膜外导管注入的局麻药或阿片类药物可能会通过硬脊膜穿破的孔进入蛛网膜下腔,导致意外高平面的神经阻滞。所以镇痛药应该先小剂量试探性地给予,根据产妇反应再调整用量。

(三)硬脊膜穿破后头痛

硬脊膜刺破后头痛的原因是脑脊液自硬脊膜穿刺孔不断外漏,其流失量若超过了脉络丛滤出脑脊液的速度,脑脊液量将减少,脑脊液的压力亦降低,颅内压下降引起脑下移,颅内血管扩张,这时对疼痛敏感的血管和硬脑膜的支撑体(大脑镰和小脑幕)受到牵拉,因而引起头痛。但是也要注意排除引起头痛的其他原因,临床上屡有报道硬脊膜意外穿破后出现头痛,后发现合并蛛网膜下腔出血。

1. 临床表现

(1)出现时间:最早1天、最晚7天,一般为12～48天。70%患者在7天后症状缓解,90%在6个月内症状完全缓解或恢复正常。

(2)头痛特点:为体位性,即在坐起或站立15 min内头痛加重,平卧后30 min内头痛逐渐缓解或消失;症状严重者平卧时亦感到头痛,转动头颈部时疼痛加剧。

(3)头痛为双侧性,通常发生在额部和枕部或二者兼有,极少累及颞部。

(4)可能伴随有其他症状:如前庭症状(恶心、呕吐、头晕)、耳蜗症状(听觉丧失、耳鸣)、视觉症状(畏光、闪光暗点、复视、调节困难)、骨骼肌症状(颈部强直、肩痛)。

(5)头痛的严重程度:因人而异,头痛严重程度的分级是制定治疗方案的重要依据。分为三级:① 轻度为日常活动轻微受限的体位性头痛,患者可以在任何时间起床活动,无伴随症状;② 中度为日常活动明显受限的体位性头痛,患者部分时间需卧床,伴随症状可有可无;③ 重度为全天均需卧床的严重体位性头痛,常有伴随症状出现。

2. 治疗

减少脑脊液渗漏,恢复正常脑脊液压力为治疗重点。

(1)硬脊膜穿破后发生轻度到中度头痛的患者,应卧床休息、注意补液和口服镇痛药治疗,有些患者无须特殊处理,头痛能自行缓解。

(2)硬脊膜穿破后发生中度到重度头痛等待自行缓解的病例,需给予药物治疗。常用咖啡因250 mg静脉注射或300 mg口服,需反复给药。口服醋氮酰胺(Diamox)250 mg,每日3次,连续3日。

（3）硬膜外隙充填法：这是治疗硬脊膜穿破后头痛最有效的方法，适用于症状严重且经24～48 h保守治疗难以缓解的患者。由粗针（如硬膜外隙穿刺针）引起的硬脊膜穿破后的头痛症状多较严重，持续时间长，往往需要进行多次硬膜外隙充填后症状方能逐渐缓解[126]。

1）方法：患者取侧卧位，穿刺点选择在硬脊膜穿破的节段或下一个节段。穿刺针到达硬膜外隙后，将拟充填液体以1 mL/3 s的速度缓慢注入硬膜外隙，直至患者背部、臀部或颈部出现饱胀不适，两耳突然听觉变灵敏或眼前一亮，均为颅内压恢复正常的反应。患者保持卧位1～2 h有助于症状的缓解，在这段时间内静脉滴注1 000 mL的液体往往是有益的。通常建议患者在操作后24～48 h避免抬举动作、Valsalva动作，以减少补片破裂的风险。

2）充填液体的选择：

a. 无菌自体血10～20 mL能获得立即恢复颅内压和解除头痛的效果，有引起注射部位硬膜外隙粘连及继发感染的可能。大量临床观察表明，硬膜外隙血填充是足够安全的。禁忌证和风险与其他硬膜外操作一致（感染、出血、神经损伤等），目前尚无证据证明禁用于艾滋病患者。尽管仍有争议，但是硬膜外隙血填充不会对之后的硬膜外操作成功与否产生显著影响。

b. 其他替代血液的填充物，通常使用的物质为中分子量右旋糖酐、羟乙基淀粉、明胶和纤维蛋白胶，可以提供长久的硬膜外压塞和（或）封闭脑脊膜裂缝的作用。其临床应用仅见于病例报告和小样本队列研究。

c. 单次或持续硬膜外隙注入生理盐水（通常是20～30 mL）可以缓解头痛症状，但复发率高，应用价值有限。

3. 硬脊膜意外穿破的预防

（1）有报道在硬膜外隙阻力消失试验中，使用不可压缩介质（通常是生理盐水）较使用空气意外穿破硬脊膜的发生率低。

（2）近年来超声技术的应用降低了硬膜外穿刺时硬膜穿破的风险。

二、局部麻醉药毒性反应

局部麻醉药的毒性有两种形式：① 全身毒性，即局部麻醉药通过血管到达中枢神经系统和心血管系统，引起各种生理功能的紊乱。② 神经毒性，即局部麻醉药与神经组织直接接触引起的毒性反应。

（一）局部麻醉药的全身毒性反应

局部麻醉药的全身毒性反应（local anesthetic systemic toxicity, LAST）最常见的原因是局部麻醉药误注入血管和给药量过多导致血药浓度过高，也可由局部麻醉药吸收速度过快等引起，主要表现为中枢神经系统和心血管系统功能紊乱。硬膜外阻滞的中枢神经系统毒性反应的发生率为3/10 000。中枢神经系统对局部麻醉药的毒性较心血管系统更为敏感，大多数局部麻醉药产生心血管毒性反应的血药浓度较产生惊厥的浓度高3倍以上。但布比卡因和依替卡因例外，其中枢神经系统和心血管系统毒性反应几乎同时发生。因分娩镇痛所使用的局部麻醉药的剂量和浓度都远较硬膜外阻滞时低，因此尚未见由于分娩镇痛所引起的局部麻醉药严重全身毒性反应的报道。但分娩镇痛硬膜外置管时程较长，尤其是足月产的产妇，硬膜外腔血管丰富且静脉怒张，理论上可引起局部麻醉药吸收增加，仍需警惕LAST。

1. 临床表现

（1）局部麻醉药的中枢神经系统毒性反应表现为初期的兴奋相和终末的抑制相，最初表现为患者不安、焦虑、激动、感觉异常、耳鸣、眩晕和口周麻木，进而出现面肌痉挛和全身抽搐，最终发展为严重的中枢神经系统抑制、反应迟钝、昏迷和呼吸停止。局部麻醉药中毒的中枢神经系统症状有时并不特异或十分轻微，甚至直接表现为心血管系统的毒性反应，而无明确的神经系统前驱症状[127,128]。

（2）心血管系统毒性反应初期表现为由于中枢神经系统兴奋而间接引起的心动过速和高血压，晚期则由局部麻醉药的直接作用而引起心肌收缩功能抑制、渐进性低血压、传导阻滞、心动过缓、室性心律失常（室性心动过速、尖端扭转型室性心动过速），甚至心搏骤停。

2. 预防

对局部麻醉药的毒性反应重在预防，为使局部麻醉药全身毒性反应的风险降到最低，临床医师应严格遵守局部麻醉药临床使用常规。

（1）每次注药前应仔细回抽，以免误入血管。

（2）先注入试验剂量，采用局部麻醉药的最低有效浓度及最低有效剂量。

（3）局部麻醉药中添加肾上腺素（5 μg/mL或更低）有助于判定是否误入血管，并减少注射部位局部麻醉药的吸收，但有关分娩镇痛试验剂量中是否应当添加肾上腺素仍有争议，有关内容详见本书第三十二章。

（4）选择心脏毒性小的局部麻醉药。心脏毒性：丁卡因 > 布比卡因 > 左旋布比卡因 > 罗哌卡因 > 利多卡因 > 普鲁卡因。

（5）加强监护。分娩镇痛后定期访视，与患者进行言语交流和状态观察，时刻警惕可能出现的精神或神经症状以及心血管功能改变，以便早期发现局部麻醉药中毒的症状和体征。

3. 治疗

早期发现局部麻醉药中毒的症状和体征并进行早期治疗是成功治疗局部麻醉药中毒的关键。一旦发生LAST，处理措施包括惊厥的治疗、氧供和支持通气，必要时启动高级心脏生命支持，子宫左倾和积极剖宫产娩出胎儿有利于提高复苏成功率。

（1）抑制惊厥：首选苯二氮卓类药物，在控制气道的基础上可考虑肌松剂。血流动力学不稳定者禁用丙泊酚。

（2）静脉注射脂肪乳剂可以提高LAST的抢救成功率。一旦局部麻醉药中毒的诊断成立，应立即给予脂肪乳剂治疗。推荐剂量为：20%脂肪乳剂单次静脉注射1.5 mL/kg，注射时间超过1 min，然后0.25 mL/（kg·min）持续静脉输注。顽固性心血管抑制者可重复单次静脉注射1～2次，持续输注剂量可增加至0.5 mL/（kg·min）。循环功能稳定后继续输注至少10 min。建议最初30 min内脂肪乳使用剂量上限为10 mL/kg。不能用丙泊酚代替脂肪乳进行治疗。

（3）控制心律失常：与其他原因引起的心搏骤停复苏措施不同，对由局部麻醉药引起的心搏骤停所实施的基础和高级心脏生命支持需要调整用药，并且心脏复苏可能持续较长的时间。应减少肾上腺素用量（＜1 μg/kg），避免使用血管加压素、钙通道阻断药、β受体阻断药或者局部麻醉药。

（二）局部麻醉药的神经毒性反应

局部麻醉药的神经毒性反应即局部麻醉药与神经组织直接接触引起的毒性反应。临床常用局部麻醉药与神经毒性之间存在浓度、剂量、时间依赖性，即浓度愈高、剂量愈大、应用时间愈长，神经毒性愈大，其损害愈重。椎管内镇痛所致神经毒性的常见临床症状可归纳为短暂性神经综合征（transient neurological syndrome, TNS）和马尾综合征（cauda equina syndrome, CES）[129]。分娩镇痛所使用的局部麻醉药的剂量和浓度虽低，但其作用时间较长，存在局部麻醉药在局部范围内积聚可能，但其所致神经毒性的发生率报道较少。

1. 诱发局部麻醉药神经毒性的相关因素

（1）局部麻醉药的剂量：在局部麻醉药浓度不变的情况下，蛛网膜下腔注入局部麻醉药所产生的毒性与剂量呈正相关。

（2）局部麻醉药的浓度：局部麻醉药的周围神经毒性具有明显的浓度依赖性。

（3）局部麻醉药的比重：2002年有学者在蛛网膜下腔阻滞时用高浓度葡萄糖液与局部麻醉药配成不同比重的混合溶液，研究结果发现蛛网膜下腔应用大比重布比卡因时随浓度和剂量增加，神经组织损害的发生率增加，损害的程度也明显增加，而小比重的布比卡因没有发生脊髓神经毒性作用，因而认为毒性的发生与局部麻醉药的比重有关。

（4）局部麻醉药溶液中的肾上腺素：肾上腺素虽能增强局部麻醉药效果并延长其作用时间，却可造成神经组织缺血，加上局部麻醉药长时间作用于局部神经干，其与肾上腺素的共同作用可能对神经毒性产生协同作用，加重周围神经的损伤[130]。

（5）局部麻醉药神经毒性：利多卡因＞丁卡因＞布比卡因＞罗哌卡因。

（6）妊娠对局部麻醉药的影响：有研究认为由于妊娠可使神经组织对局部麻醉药的敏感性增加，因此孕妇用药的危险性增加，即蛛网膜下腔阻滞后产妇发生神经症状的可能性较高。另有研究通过临床观察证实，孕妇采用蛛网膜下腔阻滞引起一过性神经症状的发生率比非孕妇高，并认为可能与孕妇脑脊液和血浆中的孕酮含量升高有关。

2. 临床表现

局部麻醉药神经毒性的表现主要以神经纤维或脊髓初级神经元的损伤为主。表现为：下肢疼痛、感觉异常、背下部及T9水平以下疼痛、大小便失禁、勃起障碍、膀胱充盈感觉丧失、股四头肌麻痹。其中部分为可逆性改变，症状可在2周内消失，没有运动缺损，另有一些为不可逆的改变，症状持续时间长，约50%伴有运动缺损。

（1）短暂性神经综合征（transient neurological syndrome, TNS）

TNS多见于蛛网膜下腔阻滞完全恢复后早期，其次为硬膜外阻滞，患者的麻醉过程往往平稳顺利无殊，但在穿刺后几小时到24 h出现TNS症状，临床症状特征包括臀部疼痛，可放射到下肢。多发于躯干下部，即臀、股、腿等处，多为双侧（也可为单侧），以烧灼样、持续固定、痉挛性、放射性疼痛为主要症状，可沿下肢放射，程度轻重不一。持续时间一般在蛛网膜下腔阻滞完全恢复后24小时内，少数可达2～5天，甚至10天。此症状类似于硬膜外血肿或脊神经根损伤，早期鉴别诊断有一定困难。TNS真实病因目前尚不清楚，神经系统检查如核磁共振等都未发现TNS患者神经系统异常。认为与局部麻醉药神经毒性有关，也与患者术中体位、神经受压与牵拉、局部麻醉药浓度增加、肥胖等综合因素有一定相关性，而与药物比重或渗透压基本无关。局部麻醉药中利多卡因发生风险最大，且降低利多卡因的浓度并不能降低 TNS 的发生率。

（2）马尾综合征（cauda equina syndrome, CES）

CES 常见于蛛网膜下腔或硬膜外阻滞后，前者更为多见。其发病率远不如 TNS 高，但预后多为永久性神经运动与感觉功能障碍，可给患者造成终身痛苦。CES 是以脊髓圆锥水平以下神经根受损为特征的临床综合征，其表现为不同程度的大便失禁及尿道括约肌麻痹、会阴部感觉缺失和下肢运动功能减弱。

3. 预防

由于局部麻醉药的神经毒性目前尚无有效的治疗方法，因此预防显得尤为重要。

（1）局部麻醉药的浓度选择，在能满足镇痛或手术要求的前提下，宜低不宜高，应选择最低有效浓度。尤其蛛网膜下腔阻滞麻醉，严格执行蛛网膜下腔阻滞时局部麻醉药最高限量的规定，必要时以增加容积达到降低浓度之目的。

（2）在硬膜外阻滞时应常规采用试验剂量，注药前回抽及分次给药的方法。

（3）注入蛛网膜下腔局部麻醉药葡萄糖溶液的终浓度（1.25% ～ 8%）不得超过 8%。

（4）如硬膜外阻滞剂量的局部麻醉药误入蛛网膜下腔，无论使用的何种局部麻醉药，应多次回吸少量（5 ～ 10 mL）脑脊液并以等容量生理盐水注入，同时采用改变体位等方法促进局部麻醉药在蛛网膜下腔的扩散。

（5）在所报道的 TNS 与 CES 病例中，连续蛛网膜下腔阻滞发生率高于单次蛛网膜下腔阻滞，提示选择此种麻醉方法应谨慎。

（6）连续蛛网膜下腔阻滞的导管置入蛛网膜下腔的深度不宜超过 4 cm，以免向尾侧置管过深。

（7）对于椎管内或周围神经阻滞，麻醉药中加入肾上腺素应持谨慎态度，伴有低血压患者应禁用。

4. 治疗

（1）尽管 TNS 的自然病程短暂，但患者感觉非常不适且目前缺乏有效缓解的治疗方法。

1）椎管内阻滞后出现背痛和腰腿痛时，应首先排除椎管内血肿或脓肿、马尾综合征等后，再开始对症治疗。

2）最有效的治疗药物为非甾体抗炎药。

3）对症治疗，包括热疗、舒适的体位等。

4）如伴随有肌肉痉挛，可使用环苯扎林。

5）非甾体抗炎药治疗无效可加用阿片类药物。

6）扳机点注射局部麻醉药和地塞米松混合液，此方法目前尚无相关对照研究，但风险低。

（2）一旦发生马尾综合征，目前尚无有效的治疗方法，可用以下措施行辅助治疗。

1）早期可采用大剂量激素、脱水、利尿、营养神经等药物。

2）后期可采用高压氧治疗、理疗、针灸、功能锻炼等。

3）局部麻醉药神经毒性引起马尾综合征的患者，肠道尤其是膀胱功能失常较为明显，需要应用支持疗法以避免继发感染等其他并发症。

三、异常广泛阻滞和全脊髓麻醉

1. 定义

分娩镇痛时的异常广泛阻滞，是指在硬膜外麻醉时注入常规剂量的局部麻醉药后出现异常广泛的脊神经阻滞现象。全脊髓麻醉是指穿刺针刺破硬脊膜，麻醉药误入蛛网膜下腔而未能及时发现，超过脊髓麻醉数倍量的局部麻醉药直接注入蛛网膜下腔，产生异常广泛的阻滞，使全部躯体运动、感觉和交感神经阻滞，可以导致严重低血压、意识丧失和呼吸停止。若处理不及时，可发生心搏骤停[131]。

2. 原因

（1）异常的硬膜外隙广泛阻滞

妊娠晚期，增大的子宫可导致下腔静脉回流不畅，下肢、盆腔及下腹部的静脉血经过椎内、外静脉与上腔静脉相交通，导致硬膜外隙的静脉丛扩张，间隙相对变小，药物容易扩散，从而导致阻滞平面过高、过广。

（2）异常的硬膜下隙广泛阻滞

传统观念认为，硬膜下隙是硬脊膜与蛛网膜之间的潜在腔隙，小剂量的局部麻醉药进入其中即可广泛弥散，形成异常的高平面阻滞。然而，多数学者研究认为，并没有解剖学结构上的硬膜下隙，但是硬脊膜和蛛网膜之间存在由扁平的神经乳头细胞和大量细胞间隙组成的硬脊膜-蛛网膜界面，此界面可以在外力等因素作用下扩展形成真正的硬膜下隙。

局部麻醉药注入后，由于硬膜下隙下部比上部阻力大，药物容易快速向头侧扩散，但是到达脊神经根还需要一段时间，故高平面阻滞的临床症状出现慢。分娩镇痛期间硬膜下隙阻滞的发生多与麻醉穿刺操作有关，而产妇本身的特殊生理情况也可能成为诱因。

穿刺操作过程中损伤硬脊膜而形成硬膜下隙，导致给药时药物进入其中出现广泛阻滞。硬膜外麻醉是一种盲探性操作,麻醉过程中可能因为操作者技术不熟练、对解剖结构不熟悉、穿刺过快过猛导致进针过深、穿刺时患者突然体动等均可导致针尖直接刺破硬脊膜进入硬膜下隙。穿刺进入硬膜外隙后调整置管方向而旋转硬膜外穿刺针达180°甚至更多,针尖的旋转也可划破硬脊膜,进而注药时药物进入硬膜下隙;硬膜外导管尖端过硬,置管过程中也可损伤或穿破硬脊膜而直接将导管置入硬膜下隙;穿刺时反复注射空气以确定硬膜外隙,反复注气可扩张和分离硬脊膜和蛛网膜,形成真正的硬膜下隙[132]。

（3）蛛网膜下腔阻滞

患者本身因素也可导致药物容易进入蛛网膜下腔。既往多次进行过硬膜外穿刺的患者容易出现硬膜外隙粘连变窄,穿刺时容易刺破硬脊膜;脊柱畸形、先天性硬脊膜菲薄也可导致穿刺时容易刺破硬脊膜[133]。

3. 临床表现

（1）异常广泛阻滞表现为血压大幅度下降或无明显改变,出现胸闷、呼吸困难、说话无声及烦躁不安,继而发展至严重通气不足甚至呼吸停止。

（2）全脊髓麻醉表现为呼吸循环迅速抑制:可表现为心率迅速减慢、血压骤降甚至测不出,呼吸无力甚至停止,如不给予及时有效的通气和提升血压,紧接着会发生心搏骤停、意识丧失。

（3）症状通常出现在意外鞘内注射几分钟内,但也可能发生在硬膜外或意外的硬膜下隙注射后10～25 min。

4. 预防

注意麻醉前准备,避免异常广泛阻滞和全脊髓麻醉的发生。麻醉前选择合适器具,废弃不适用的穿刺针及过硬的硬膜外导管,穿刺过程中谨慎操作,明确进入硬膜外隙的指征,穿刺过程中忌穿刺过快过猛及反复行注气试验,避免进入硬膜外隙后旋转穿刺针。重视给予试验剂量后观测平面的重要性,试验剂量不应超过3～5 mL,给药后观察5～10 min,确定没有异常广泛阻滞和全脊髓麻醉的发生。密切观察阻滞范围及生命体征的微小改变,若给予少量麻醉药后平面扩散较广,则应停止继续给药或谨慎给予追加量。对于可能发生异常广泛阻滞的产妇,应提高警惕,麻醉前重视补充循环容量,给药后注意循环呼吸的改变,做到早期发现产妇生命体征的改变,早期进行干预[134]。

5. 处理

（1）维持循环稳定:低血压常作为硬膜外麻醉异常广泛阻滞时的首发症状,多是由于回心血量减少、心输出量降低、有效循环容量不足所致。对于轻度的血压下降,可快速输入晶体或胶体液以补充血容量。如果血压下降明显,可在快速输液同时应用血管收缩药物。

（2）维持呼吸稳定:应立即面罩吸氧,对于平面异常广泛阻滞致呼吸极度困难者,除加压给氧外,可考虑气管插管机械通气。

（3）处理恶心、呕吐:低血压引起的呕吐中枢兴奋、迷走神经兴奋导致胃肠道蠕动增加均是恶心、呕吐的诱因。一旦发生,除纠正低血压外,可考虑应用阿托品阻断迷走反射,同时给予异丙嗪或氟哌利多等药物进行对症处理。对于阻滞平面过广患者,应用镇静药时还需防止出现反流误吸。

（4）避免腹主动脉或下腔静脉压迫,注意监测胎心率。

（5）如发生了呼吸心搏骤停,则应快速实施心肺脑复苏,人工呼吸支持和心外按压等(详见本书第十三章第一节)。

四、霍纳综合征

霍纳综合征(Horner syndrome, HS)是指包括同侧睑裂与瞳孔缩小,眼球内陷,一侧面部无汗等为临床表现的一组综合征。HS是硬膜外镇痛较为罕见的并发症,尚未引起临床的重视,麻醉科医师可能对其认识不足。一旦发生HS,可造成患者甚至临床医师的焦虑。HS也可能是阻滞平面过高的表象,有发生循环意外的潜在可能,应引起重视。

1. 发生率

HS是由支配头面部的交感神经传出通路中任一部分中断所造成的一系列临床表现。由麻醉引起的HS最常见于臂丛或颈丛阻滞,主要是由于星状神经节同时受到阻滞。但由腰段硬膜外阻滞引起的HS则颇为少见。目前的共识是在产科硬膜外麻醉中更为多见,在产妇中的发生率为0.4%～2.5%。一篇较早的文献提出HS在分娩硬膜外镇痛中的发生率约为1.33%,硬膜外麻醉的剖宫产中发生率为4%。而2010年的一项研究发现,在4 598例接受硬膜外阻滞的孕产妇中,仅有6例发生HS。

2. 发生机制

腰段硬膜外阻滞发生HS的机制主要是由于局部麻醉药液向头端扩散,导致颈交感神经受到阻滞。有不少研究提出了很多的推断。

（1）孕期解剖和生理改变,硬膜外隙静脉充盈,间隙相对变小。生产时子宫收缩,孕妇用力屏气,如合用缩宫素可进一步增加硬膜外隙的压力,促进硬膜外隙内的局部麻醉药液向头端扩散。因此采用硬膜外阻滞的无痛分娩孕妇,HS往往会在娩出胎儿后延迟出现。

（2）交感神经的高敏性:在硬膜外隙中,交感神经(B纤维)较感觉神经(A和C纤维)更易受到局部麻醉药的阻滞。一般交感阻滞平面要比感觉阻滞平面高2～6个节段。另外也需注意,在部分人群中,支配瞳孔的交感神经可能从T4的脊髓灰质侧角发出,这也可能是部分患者阻滞平面比较低,但仍然会出现HS的原因。

（3）硬膜下置管或注药:腰段硬膜外阻滞若引起异常高的阻滞平面,应该警惕导管误入硬膜下隙[135]。

3. 诊断

HS的诊断一般主要根据临床表现,包括一侧眼睑的下垂、瞳孔的缩小、面部无汗(潮红),有的还伴有结膜充血、一侧鼻塞等。

4. 处理

发生HS后,要注意患者循环以及呼吸状况,按照椎管内阻滞平面过高的应急预案做好准备。事实上,在报道的病例中,很少有低血压、心动过缓和呼吸抑制等发生。出现HS后,多数的报道均停止继续向硬膜外给药。可将导管退出重新置管或者改用其他麻醉方法。一般HS消退时间与使用的局部麻醉药种类有关系。平均消退时间约为215 min(报道从几分钟到24 h均有)。但对于持续存在HS表现的患者,要考虑是否有其他问题存在。发生在脑内和头颈部位的各种疾患如脑梗塞、臂丛损伤、血管性头痛,甚至一些恶性肿瘤及颈动脉夹层等,均有可能引起HS。

五、脑膜炎

1. 原因

可能由污染的操作工具或不严格的无菌操作造成,通常为外源性感染,常见病原体为链球菌和金黄色葡萄球菌等,也可能通过血管等内源性途径发生。屏障预防措施不当、穿刺部位消毒不当、导管的长期暴露等都可能造成感染[136]。椎管内阻滞相关脑膜炎虽然罕见但有潜在生命危险,并可复发或伴有严重后遗症,甚至死亡。

2. 预防及处理

严格的无菌操作,预防性抗生素的使用,规范的口罩佩戴及合格的医疗用具均可有效预防脑膜炎的发生。当患者出现发热、呕吐、头痛、烦躁、昏迷或其他神经系统症状时,应立即考虑是否出现脑膜炎。

积极对症支持治疗,保持呼吸道通畅。麻醉科、ICU、感染科、神经科、产科、护理部等多学科联合诊治,尽早启动救治流程。

六、硬膜外血肿或脓肿

1. 原因

硬膜外血肿和脓肿是少见但严重的并发症,可引起脊髓缺血及坏死而导致永久性截瘫。

（1）硬膜外血肿的危险因素包括:凝血功能障碍、肾衰竭、抗凝治疗、高龄、女性、骨质疏松、脊柱异常和针头过粗等[137]。硬膜外血肿的主要症状为突发的背痛、下肢无力、大小便失禁等,通常存在长短不一的潜伏期。

（2）硬膜外脓肿的危险因素包括:合并基础疾病(糖尿病、酒精中毒或人类免疫缺陷病毒感染等)、脊柱异常、潜在的局部或全身感染源(皮肤和软组织感染、骨髓炎、尿路感染、败血症、留置血管通路、文身等)、无菌操作不规范和使用污染的操作工具等[138]。硬膜外脓肿的初始体征多为非特异性症状,如发热和(或)不适,特别是在早期,典型的发热、脊髓疼痛和神经功能障碍三联征不明显。

2. 预防及处理

对于高危产妇,为避免硬膜外血肿的发生需充分评估。穿刺时选择合适大小的针头,动作轻柔,避免出血。行椎管内镇痛后须密切监测硬膜外导管留置情况,如怀疑有硬膜外血肿,应尽快检查诊断。症状出现的8小时内进行椎板切开减压术可大大降低永久性神经损伤的发生[139]。

严格的无菌操作,规范的口罩佩戴及合格的医疗用具均可有效预防硬膜外脓肿的发生。大多数回顾性研究支持尽早手术和给予全身性抗生素来治疗硬膜外脓肿。对于发生瘫痪超过24～36 h的患者,虽不建议行紧急椎板减压手术,但为了防止硬膜外感染加剧和控制脓毒血症,仍可能需要手术治疗[138]。在尚无细菌培养结果时,尽早选择经验性抗生素治疗对患者的预后同样有益。

无论是硬膜外血肿或脓肿,早期识别至关重要,一旦发现,应积极对症支持治疗,保持呼吸道通畅。尽早启动麻醉科、ICU、感染科、神经科、产科、护理部等多学科联合诊治流程。

(陈秀斌,陆燕)

参考文献

［1］ Doughty A. Epidural analgesia in labour: the past, the present and the future[J]. J R Soc Med, 1978, 71(12): 879−884.

［2］ Lawrence S, Llewellyn S, Hunt H, et al. Anatomy of the lumbar interspinous ligament: findings relevant to epidural insertion using loss of resistance[J]. Reg Anesth Pain Med, 2021, 46(12): 1085−1090.

［3］ Simonds E, Iwanaga J, Ishak B, et al. Discovery of a new ligament of the lumbar spine: the midline interlaminar ligament[J]. Spine J, 2020, 20(7): 1134−1137.

［4］ Boezaart A P, Prats-Galino A, Nin O C, et al. The posterior lumbar epidural space: three-dimensional reconstruction of high-resolution MRI: real and potential epidural spaces and their content in vivo[J]. Pain Med, 2019, 20(9): 1687−1696.

［5］ Reina M A, Lirk P, Puigdellívol-Sánchez A, et al. Human lumbar ligamentum flavum anatomy for epidural anesthesia: reviewing a 3D MR-based interactive model and postmortem samples[J]. Anesth Analg, 2016, 122(3): 903−907.

［6］ Canturk M, Karbancioglu Canturk F, Kocaoglu N, et al. Abdominal girth has a strong correlation with ultrasound-estimated epidural depth in parturients: a prospective observational study[J]. J Anesth, 2019, 33(2): 273−278.

［7］ Eley V A, Chin A, Sekar R, et al. Increasing body mass index and abdominal subcutaneous fat thickness are associated with increased skin-to-epidural space distance in pregnant women[J]. Int J Obstet Anesth, 2019, 38: 59−65.

［8］ Harrison G R, Clowes N W. The depth of the lumbar epidural space from the skin[J]. Anaesthesia, 1985, 40(7): 685−687.

［9］ Seligman K M, Weiniger C F, Carvalho B. The accuracy of a handheld ultrasound device for neuraxial depth and landmark assessment: a prospective cohort trial[J]. Anesth Analg, 2018, 126(6): 1995−1998.

［10］ Capogna G, Camorcia M, Coccoluto A, et al. Experimental validation of the CompuFlo® epidural controlled system to identify the epidural space and its clinical use in difficult obstetric cases[J]. Int J Obstet Anesth, 2018, 36: 28−33.

［11］ Eltzschig H K, Lieberman E S, Camann W R. Regional anesthesia and analgesia for labor and delivery[J]. N Engl J Med, 2003, 348(4): 319−332.

［12］ Moore A, Villeneuve V, Bravim B, et al. The labor analgesia requirements in nulliparous women randomized to epidural catheter placement in a high or low intervertebral space[J]. Anesthesia and Analgesia, 2017, 125(6): 1969−1974.

［13］ Biviá-Roig G, Lisón J F, Sánchez-Zuriaga D. Effects of pregnancy on lumbar motion patterns and muscle responses[J]. Spine J, 2019, 19(2): 364−371.

［14］ Hosokawa Y, Okutomi T, Hyuga S, et al. The concordance rate of L3/4 intervertebral lumbar level estimated by palpation and ultrasonography in Japanese parturients[J]. J Matern Fetal Neona, 2020, 33(14): 2354−2358.

［15］ Pancaro C, Rajala B, Vahabzadeh C, et al. Sacral anatomical interspace landmark for lumbar puncture in pregnancy: A randomized trial[J]. Neurology, 2020, 94(6): e626−e634.

［16］ Onwochei D, Nair G, Young B, et al. Conventional landmark palpation versus preprocedural ultrasound for neuraxial procedures in nonobstetric patients: A systematic review with meta-analysis and trial sequential analysis of randomised controlled trials[J]. Eur J Anaesthesiol, 2021, 38(Suppl 2): S73−S86.

［17］ Practice Guidelines for Obstetric Anesthesia: An Updated Report by the American Society of Anesthesiologists Task Force on Obstetric Anesthesia and the Society for Obstetric Anesthesia and Perinatology[J]. Anesthesiology, 2016, 124(2): 270−300.

［18］ Lirk P, Picardi S, Hollmann M W. Local anaesthetics: 10 essentials[J]. Eur J Anaesthesiol, 2014, 31(11): 575−585.

［19］ Aberg G. Toxicological and local anaesthetic effects of optically active isomers of two local anaesthetic compounds[J]. Acta Pharmacol Toxicol (Copenh), 1972, 31(4): 273−286.

［20］ Nau H. Clinical pharmacokinetics in pregnancy and perinatology. I. Placental transfer and fetal side effects of local anaesthetic agents[J]. Dev Pharmacol Ther, 1985, 8(3): 149−181.

［21］ Becker D E, Reed K L. Essentials of local anesthetic pharmacology[J]. Anesth Prog, 2006, 53(3): 98−110.

［22］ Hood D D, Dewan D M, James F M, 3rd. Maternal and fetal effects of epinephrine in gravid ewes[J]. Anesthesiology, 1986, 64(5): 610−613.

［23］ Scott D B, Lee A, Fagan D, et al. Acute toxicity of ropivacaine compared with that of bupivacaine[J]. Anesth Analg, 1989, 69(5): 563−569.

［24］ El-Boghdadly K, Chin K J. Local anesthetic systemic toxicity: continuing professional development[J]. Can J Anaesth, 2016, 63(3): 330−349.

［25］ Wilson D J, Douglas M J. Neuraxial opioids in labour[J]. Baillieres Clin Obstet Gynaecol, 1998, 12(3): 363−376.

［26］ Vertommen J D, Vandermeulen E, Van Aken H, et al. The effects of the addition of sufentanil to 0.125% bupivacaine on the quality of analgesia during labor and on the incidence of instrumental deliveries[J]. Anesthesiology, 1991, 74(5): 809−814.

［27］ Lyons G R, Kocarev M G, Wilson R C, et al. A comparison of minimum local anesthetic volumes and doses of epidural bupivacaine (0.125% w/v and 0.25% w/v) for analgesia in labor[J]. Anesth Analg, 2007, 104(2): 412−415.

［28］ Ginosar Y, Davidson E M, Firman N, et al. A randomized controlled trial using patient-controlled epidural analgesia with 0.25% versus 0.062 5% bupivacaine in nulliparous labor: effect on analgesia requirement and maternal satisfaction[J]. Int J Obstet Anesth, 2010, 19(2): 171−178.

［29］ Polley L S, Columb M O, Naughton N N, et al. Relative analgesic potencies of ropivacaine and bupivacaine for epidural analgesia in labor: implications for therapeutic indexes[J]. Anesthesiology, 1999, 90(4): 944−950.

［30］ Beilin Y, Halpern S. Focused review: ropivacaine versus bupivacaine for epidural labor analgesia[J]. Anesth Analg, 2010, 111(2): 482−487.

［31］ Grice S C, Eisenach J C, Dewan D M. Labor analgesia with epidural bupivacaine plus fentanyl: enhancement with epinephrine and inhibition with 2-chloroprocaine[J]. Anesthesiology, 1990, 72(4): 623−628.

［32］ Hess P E, Snowman C E, Hahn C J, et al. Chloroprocaine may not affect epidural morphine for postcesarean delivery analgesia[J]. J Clin Anesth, 2006, 18(1): 29−33.

［33］ Vaananen A, Kuukasjarvi M, Tekay A, et al. Spinal and epidural sufentanil and fentanyl in early labour[J]. Acta Anaesthesiol Scand, 2019, 63(10): 1413−1418.

［34］ Niemi G, Breivik H. Epinephrine markedly improves thoracic epidural analgesia produced by a small-dose infusion of ropivacaine, fentanyl, and epinephrine after major thoracic or abdominal surgery: a randomized, double-blinded crossover study with and without epinephrine[J]. Anesth Analg, 2002, 94(6): 1598-1605.

[35] Chestnut DH W C, Tsen LC, Ngan Kee WD, et al. Chestnut's obstetric anesthesia: principles and practice [M]. 5th ed. Philadelphia (PA): Elsevier Saunders, 2014.

[36] ACOG Practice Bulletin No. 209: Obstetric Analgesia and Anesthesia[J]. Obstetrics & Gynecology, 2019, 133(3): e208-e225.

[37] Thorp J A, Eckert L O, Ang M S, et al. Epidural analgesia and cesarean section for dystocia: risk factors in nulliparas[J]. American Journal of Perinatology, 1991, 8(6): 402-410.

[38] Lieberman E, Lang J M, Cohen A, et al. Association of epidural analgesia with cesarean delivery in nulliparas[J]. Obstetrics and Gynecology, 1996, 88(6): 993-1000.

[39] ACOG Practice Bulletin No. 36: Obstetric Analgesia and Anesthesia[J]. International Journal of Gynecology & Obstetrics, 2002, 78: 321-335.

[40] Sng B L, Leong W L, Zeng Y, et al. Early versus late initiation of epidural analgesia for labour[J]. The Cochrane database of systematic reviews, 2014(10): Cd007238.

[41] Wong C A, Scavone B M, Peaceman A M, et al. The risk of cesarean delivery with neuraxial analgesia given early versus late in labor[J]. The New England Journal of Medicine, 2005, 352(7): 655-665.

[42] Ohel G, Gonen R, Vaida S, et al. Early versus late initiation of epidural analgesia in labor: does it increase the risk of cesarean section? A randomized trial[J]. American Journal of Obstetrics and Gynecology, 2006, 194(3): 600-605.

[43] Wong C A, McCarthy R J, Sullivan J T, et al. Early compared with late neuraxial analgesia in nulliparous labor induction: a randomized controlled trial[J]. Obstetrics and Gynecology, 2009, 113(5): 1066-1074.

[44] Wang F, Shen X, Guo X, et al. Epidural analgesia in the latent phase of labor and the risk of cesarean delivery: a five-year randomized controlled trial[J]. Anesthesiology, 2009, 111(4): 871-880.

[45] Lee H L, Lo L M, Chou C C, et al. Timing of initiating epidural analgesia and mode of delivery in nulliparas: a retrospective experience using ropivacaine[J]. Chang Gung Medical Journal, 2008, 31(4): 395-401.

[46] Chen Y L, Chang Y, Yeh Y L. Timing of epidural analgesia intervention for labor pain in nulliparous women in Taiwan: a retrospective study[J]. Acta Anaesthesiologica Taiwanica : Official Journal of the Taiwan Society of Anesthesiologists, 2013, 51(3): 112-115.

[47] 于泳浩,曲元,刘志强,等. 中国椎管内分娩镇痛专家共识(2020版)[J]. 2020.

[48] Vincent R D, Chestnut D H. Which position is more comfortable for the parturient during identification of the epidural space?[J]. International Journal of Obstetric Anesthesia, 1991, 1(1): 9-11.

[49] Puthenveettil N, Sandhya S, Joseph N, et al. Comparison of cross-legged sitting position with the traditional sitting position for the ease of insertion of an epidural catheter in parturient for providing labour analgesia: A randomised control trial[J]. Indian Journal of Anaesthesia, 2020, 64(3): 199-203.

[50] Sharma M, Qasem F, Sebbag I, et al. The crossed-leg position increases the dimensions within the acoustic target window for neuraxial needle placement in term pregnancy: a prospective observational study[J]. International Journal of Obstetric Anesthesia, 2020, 44: 106-111.

[51] Chestnut D H, Owen C L, Brown C K, et al. Does labor affect the variability of maternal heart rate during induction of epidural anesthesia?[J]. Anesthesiology, 1988, 68(4): 622-625.

[52] Marcus M A, Vertommen J D, Van Aken H, et al. Hemodynamic effects of intravenous isoproterenol versus epinephrine in the chronic maternal-fetal sheep preparation[J]. Anesthesia and Analgesia, 1996, 82(5): 1023-1026.

[53] Cohen S E, Yeh J Y, Riley E T, et al. Walking with labor epidural analgesia: the impact of bupivacaine concentration and a lidocaine-epinephrine test dose[J]. Anesthesiology, 2000, 92(2): 387-392.

[54] Calimaran A L, Strauss-Hoder T P, Wang W Y, et al. The effect of epidural test dose on motor function after a combined spinal-epidural technique for labor analgesia[J]. Anesth Analg, 2003, 96(4): 1167-1172.

[55] Massoth C, Wenk M. Epidural test dose in obstetric patients: should we still use it?[J]. Curr Opin Anaesthesiol, 2019, 32(3): 263-267.

[56] Birnbach D J, Chestnut D H. The epidural test dose in obstetric patients: has it outlived its usefulness?[J]. Anesthesia and Analgesia, 1999, 88(5): 971-972.

[57] Lam K K, Leung M K M, Irwin M G. Labour analgesia: update and literature review[J]. Hong Kong Med J, 2020, 26(5): 413-420.

[58] Effect of low-dose mobile versus traditional epidural techniques on mode of delivery: a randomised controlled trial[J]. Lancet (London, England), 2001, 358(9275): 19-23.

[59] Sultan P, Murphy C, Halpern S, et al. The effect of low concentrations versus high concentrations of local anesthetics for labour analgesia on obstetric and anesthetic outcomes: a meta-analysis[J]. Can J Anaesth, 2013, 60(9): 840-854.

[60] Anim-Somuah M, Smyth R M, Cyna A M, et al. Epidural versus non-epidural or no analgesia for pain management in labour[J]. Cochrane Database Syst Rev, 2018, 5: CD000331.

[61] Simmons S W, Taghizadeh N, Dennis A T, et al. Combined spinal-epidural versus epidural analgesia in labour[J]. Cochrane Database Syst Rev, 2012, 10: CD003401.

[62] Grangier L, Martinez de Tejada B, Savoldelli G L, et al. Adverse side effects and route of administration of opioids in combined spinal-epidural analgesia for labour: a meta-analysis of randomised trials[J]. International Journal of Obstetric Anesthesia, 2020, 41: 83-103.

[63] Sng B L, Kwok S C, Sia A T H. Modern neuraxial labour analgesia[J]. Curr Opin Anaesthesiol, 2015, 28(3): 285-289.

[64] Zhi M, Diao Y, Liu S, et al. Sufentanil versus fentanyl for pain relief in labor involving combined spinal-epidural analgesia: a systematic review and meta-analysis of randomized controlled trials[J]. European Journal of Clinical Pharmacology, 2020, 76(4): 501-506.

[65] Eriksson S L, Blomberg I, Olofsson C. Single-shot intrathecal sufentanil with bupivacaine in late labour—analgesic quality and obstetric outcome[J]. European Journal of Obstetrics, Gynecology, and Reproductive Biology, 2003, 110(2): 131-135.

[66] Kuczkowski K M, Chandra S. Maternal satisfaction with single-dose spinal analgesia for labor pain in Indonesia: a landmark study[J]. Journal of Anesthesia, 2008, 22(1): 55-58.

[67] Sharpe E E, Kim G Y, Vinzant N J, et al. Need for additional anesthesia after single injection spinal analgesia for labor: a retrospective cohort study[J]. International Journal of Obstetric Anesthesia, 2019, 40: 45-51.

[68] D'Angelo R, Smiley R M, Riley E T, et al. Serious complications related to obstetric anesthesia: the serious complication repository project of the Society for Obstetric Anesthesia and Perinatology[J].

Anesthesiology, 2014, 120(6): 1505−1512.

[69] Hinebaugh M C, Lang W R. Continuous spinal anesthesia for labor and delivery. a preliminary report[J]. Annals of Surgery, 1944, 120(2): 143−151.

[70] Velickovic I, Pujic B, Baysinger C W, et al. Continuous spinal anesthesia for obstetric anesthesia and analgesia[J]. Front Med (Lausanne), 2017, 4: 133.

[71] Arkoosh V A, Palmer C M, Yun E M, et al. A randomized, double-masked, multicenter comparison of the safety of continuous intrathecal labor analgesia using a 28-gauge catheter versus continuous epidural labor analgesia[J]. Anesthesiology, 2008, 108(2): 286−298.

[72] Tao W, Grant E N, Craig M G, et al. Continuous spinal analgesia for labor and delivery: an observational study with a 23-gauge spinal catheter[J]. Anesthesia and Analgesia, 2015, 121(5): 1290−1294.

[73] McKenzie C P, Carvalho B, Riley E T. The wiley spinal catheter-over-needle system for continuous spinal anesthesia: a case series of 5 cesarean deliveries complicated by paresthesias and headaches[J]. Regional Anesthesia and Pain Medicine, 2016, 41(3): 405−410.

[74] Eley V A, Callaway L, van Zundert A A. Developments in labour analgesia and their use in Australia[J]. Anaesthesia and intensive care, 2015, 43 (Suppl): 12−21.

[75] Paull J D. The place of caudal anaesthesia in obstetrics[J]. Anaesthesia and Intensive Care, 1990, 18(3): 313−318.

[76] H. Chestnut D. Chestnut 产科麻醉学理论与实践 [M]. 5版. 北京: 人民卫生出版社, 2016, 377−379.

[77] Darouiche R O, Wall M J, Itani K M F, et al. Chlorhexidine-alcohol versus povidone-iodine for surgical-site antisepsis[J]. N Engl J Med, 2010, 362(1): 18−26.

[78] Vallejo M C, Phelps A L, Singh S, et al. Ultrasound decreases the failed labor epidural rate in resident trainees[J]. Int J Obstet Anesth, 2010, 19(4): 373−378.

[79] Segal S, Arendt K W. A retrospective effectiveness study of loss of resistance to air or saline for identification of the epidural space[J]. Anesth Analg, 2010, 110(2): 558−563.

[80] 朱健聪, 王德好. 穿刺针斜面与脊柱平行法减少椎管麻醉后腰背痛的临床观察 [J]. 中国医学创新, 2012, 9(19): 31−32.

[81] Toledano R D, Tsen L C. Epidural catheter design: history, innovations, and clinical implications[J]. Anesthesiology, 2014, 121(1).

[82] Sviggum H P, Farber M K. The incidence and management of inability to advance Arrow FlexTip Plus epidural catheters in obstetric patients[J]. Int J Obstet Anesth, 2014, 23(2): 113−117.

[83] Philip J, Sharma S K, Sparks T J, et al. Randomized controlled trial of the clinical efficacy of multiport versus uniport wire-reinforced flexible catheters for labor epidural analgesia[J]. Anesth Analg, 2018, 126(2): 537−544.

[84] Leone Roberti Maggiore U, Silanos R, Carlevaro S, et al. Programmed intermittent epidural bolus versus continuous epidural infusion for pain relief during termination of pregnancy: a prospective, double-blind, randomized trial[J]. International Journal of Obstetric Anesthesia, 2016, 25: 37−44.

[85] Thornton J G, Capogna G. Reducing likelihood of instrumental delivery with epidural anaesthesia[J]. Lancet, 2001, 358(9275): 2.

[86] Capogna G, Stirparo S. Techniques for the maintenance of epidural labor analgesia[J]. Curr Opin Anaesthesiol, 2013, 26(3): 261−267.

[87] Capogna G, Camorcia M, Stirparo S, et al. Programmed intermittent epidural bolus versus continuous epidural infusion for labor analgesia: the effects on maternal motor function and labor outcome. A randomized double-blind study in nulliparous women[J]. Anesth Analg, 2011, 113(4): 826−831.

[88] Carvalho B, George R B, Cobb B, et al. Implementation of programmed intermittent epidural bolus for the maintenance of labor analgesia[J]. Anesth Analg, 2016, 123(4): 965−971.

[89] McKenzie C P, Cobb B, Riley E T, et al. Programmed intermittent epidural boluses for maintenance of labor analgesia: an impact study[J]. Int J Obstet Anesth, 2016, 26: 32−38.

[90] Epsztein Kanczuk M, Barrett N M, Arzola C, et al. Programmed intermittent epidural bolus for labor analgesia during first stage of labor: a biased-coin up-and-down sequential allocation trial to determine the optimum interval time between boluses of a fixed volume of 10 mL of bupivacaine 0.062 5% with fentanyl 2 μg/mL[J]. Anesth Analg, 2017, 124(2): 537−541.

[91] Zakus P, Arzola C, Bittencourt R, et al. Determination of the optimal programmed intermittent epidural bolus volume of bupivacaine 0.062 5% with fentanyl 2 μg.ml at a fixed interval of forty minutes: a biased coin up-and-down sequential allocation trial[J]. Anaesthesia, 2018, 73(4): 459−465.

[92] 白云波, 徐铭军, 车向明, 等. 闭环反馈自动给药分娩镇痛泵用于分娩镇痛的临床研究 [J]. 国际麻醉学与复苏杂志, 2018, 39(04): 333−337.

[93] Sng B L, Sia A T H, Lim Y, et al. Comparison of computer-integrated patient-controlled epidural analgesia and patient-controlled epidural analgesia with a basal infusion for labour and delivery[J]. Anaesth Intensive Care, 2009, 37(1): 46−53.

[94] Bogod D. Keeping in the Reynolds zone[J]. Int J Obstet Anesth, 2014, 23(3): 201−203.

[95] Hattler J, Klimek M, Rossaint R, et al. The effect of combined spinal-epidural versus epidural analgesia in laboring women on nonreassuring fetal heart rate tracings: systematic review and meta-analysis[J]. Anesth Analg, 2016, 123(4): 955−964.

[96] Guasch E, Brogly N, Gilsanz F. Combined spinal epidural for labour analgesia and caesarean section: indications and recommendations[J]. Curr Opin Anaesthesiol, 2020, 33(3): 284−290.

[97] Vincent R D, Jr., Chestnut D H. Epidural analgesia during labor[J]. Am Fam Physician, 1998, 58(8): 1785−1792.

[98] Ngan Kee W D, Lee S W, Ng F F, et al. Randomized double-blinded comparison of norepinephrine and phenylephrine for maintenance of blood pressure during spinal anesthesia for cesarean delivery[J]. Anesthesiology, 2015, 122(4): 736−745.

[99] Eisenach J C. Combined spinal-epidural analgesia in obstetrics[J]. Anesthesiology, 1999, 91(1): 299−302.

[100] Friedlander J D, Fox H E, Cain C F, et al. Fetal bradycardia and uterine hyperactivity following subarachnoid administration of fentanyl during labor[J]. Reg Anesth, 1997, 22(4): 378−381.

[101] Hembrador S, Delgado C, Dinges E, et al. Lower, variable intrathecal opioid doses, and the incidence of prolonged fetal heart rate decelerations after combined spinal epidural analgesia for labor: a quality improvement analysis[J]. Rom J Anaesth Intensive Care, 2020, 27(2): 27−33.

[102] Lim G, Facco F L, Nathan N, et al. A review of the impact of obstetric anesthesia on maternal and neonatal outcomes[J]. Anesthesiology, 2018, 129(1): 192−215.

[103] Sultan P, David A L, Fernando R, et al. Inflammation and epidural-related maternal fever: proposed mechanisms[J]. Anesth Analg, 2016, 122(5): 1546−1553.

［104］ Yin H, Hu R. A cohort study of the impact of epidural analgesia on maternal and neonatal outcomes[J]. J Obstet Gynaecol Res, 2019, 45(8): 1435−1441.

［105］ Bensal A, Weintraub A Y, Levy A, et al. The significance of peripartum fever in women undergoing vaginal deliveries[J]. Am J Perinatol, 2008, 25(9): 567−572.

［106］ Mann J R, McDermott S, Pan C, et al. Maternal hypertension and intrapartum fever are associated with increased risk of ischemic stroke during infancy[J]. Dev Med Child Neurol, 2013, 55(1): 58−64.

［107］ Impey L, Greenwood C, MacQuillan K, et al. Fever in labour and neonatal encephalopathy: a prospective cohort study[J]. BJOG, 2001, 108(6): 594−597.

［108］ Petrova A, Demissie K, Rhoads G G, et al. Association of maternal fever during labor with neonatal and infant morbidity and mortality[J]. Obstet Gynecol, 2001, 98(1): 20−27.

［109］ Arendt K W, Segal B S. The association between epidural labor analgesia and maternal fever[J]. Clin Perinatol, 2013, 40(3): 385−398.

［110］ Sharpe E E, Arendt K W. Epidural labor analgesia and maternal fever[J]. Clin Obstet Gynecol, 2017, 60(2): 365−374.

［111］ Streja E, Miller J E, Bech B H, et al. Congenital cerebral palsy and prenatal exposure to self-reported maternal infections, fever, or smoking[J]. Am J Obstet Gynecol, 2013, 209(4): 332 e331−332 e310.

［112］ Kjellberg F, Tramer M R. Pharmacological control of opioid-induced pruritus: a quantitative systematic review of randomized trials[J]. Eur J Anaesthesiol, 2001, 18(6): 346−357.

［113］ Pert C B, Snyder S H. Opiate receptor: demonstration in nervous tissue[J]. Science, 1973, 179(4077): 1011−1014.

［114］ Griffiths J D, Gyte G M, Popham P A, et al. Interventions for preventing nausea and vomiting in women undergoing regional anaesthesia for caesarean section[J]. Cochrane Database Syst Rev, 2021, 5: CD007579.

［115］ Prakash K, Meshram T, Jain P. Midazolam versus dexamethasone-ondansetron in preventing post-operative nausea-vomiting in patients undergoing laparoscopic surgeries[J]. Acta Anaesthesiol Scand, 2021, 65(7): 870−876.

［116］ Gan T J, Diemunsch P, Habib A S, et al. Consensus guidelines for the management of postoperative nausea and vomiting[J]. Anesth Analg, 2014, 118(1): 85−113.

［117］ Marx W, Kiss N, Isenring L. Is ginger beneficial for nausea and vomiting? An update of the literature[J]. Curr Opin Support Palliat Care, 2015, 9(2): 189−195.

［118］ Beaumont T. Prevalence and outcome of postpartum urinary retention at an Australian hospital[J]. Midwifery, 2019, 70: 92−99.

［119］ Mulder F E, Schoffelmeer M A, Hakvoort R A, et al. Risk factors for postpartum urinary retention: a systematic review and meta-analysis[J]. BJOG, 2012, 119(12): 1440−1446.

［120］ Mulder F E M, Hakvoort R A, de Bruin J P, et al. Comparison of clean intermittent and transurethral indwelling catheterization for the treatment of overt urinary retention after vaginal delivery: a multicentre randomized controlled clinical trial[J]. Int Urogynecol J, 2018, 29(9): 1281−1287.

［121］ Li T, Hui X, Wang H, et al. Moxibustion therapy for treating patients with postpartum urinary retention: A protocol for systematic review and meta-analysis[J]. Medicine (Baltimore),

2021, 100(17): e25683.

［122］ Kapusta L, Confino E, Ismajovich B, et al. The effect of epidural analgesia on maternal thermoregulation in labor[J]. Int J Gynaecol Obstet, 1985, 23(3): 185−189.

［123］ Panzer O, Ghazanfari N, Sessler D I, et al. Shivering and shivering-like tremor during labor with and without epidural analgesia[J]. Anesthesiology, 1999, 90(6): 1609−1616.

［124］ Lakhe G, Adhikari K M, Khatri K, et al. Prevention of Shivering during Spinal Anesthesia: Comparison between Tramadol, Ketamine and Ondansetron[J]. JNMA J Nepal Med Assoc, 2017, 56(208): 395−400.

［125］ Fardelmann K L, Alian A A. Anesthesia for Obstetric Disasters[J]. Anesthesiol Clin, 2020, 38(1): 85−105.

［126］ Patel R, Urits I, Orhurhu V, et al. A Comprehensive Update on the Treatment and Management of Postdural Puncture Headache[J]. Curr Pain Headache Rep, 2020, 24(6): 24.

［127］ Dickerson D M, Apfelbaum J L. Local anesthetic systemic toxicity[J]. Aesthet Surg J, 2014, 34(7): 1111−1119.

［128］ Gitman M, Fettiplace M R, Weinberg G L, et al. Local anesthetic systemic toxicity: a narrative literature review and clinical update on prevention, Diagnosis, and Management[J]. Plast Reconstr Surg, 2019, 144(3): 783−795.

［129］ 马虹, 王国林, 王俊科, 等. 椎管内阻滞并发症防治专家共识(2017版)［J］. 2017.

［130］ Tschopp C, Tramèr M R, Schneider A, et al. Benefit and harm of adding epinephrine to a local anesthetic for neuraxial and locoregional anesthesia: a meta-analysis of randomized controlled trials with trial sequential analyses[J]. Anesth Analg, 2018, 127(1): 228−239.

［131］ 高连凤. 硬膜外间隙阻滞麻醉在分娩镇痛中的应用［J］. 世界最新医学信息文摘(连续型电子期刊), 2013(35): 54−54,55.

［132］ Sodha S, Reeve A, Fernando R. Central neuraxial analgesia for labor: an update of the literature[J]. Pain Manag, 2017, 7(5): 419−426.

［133］ 韩传宝, 于力, 吴霞, 等. 经硬膜外穿刺针注入利多卡因对剖宫产术连续硬膜外麻醉效应的影响［J］. 临床麻醉学杂志, 2012,28(3): 236−238.

［134］ Jones L, Othman M, Dowswell T, et al. Pain management for women in labour: an overview of systematic reviews[J]. Cochrane Database Syst Rev, 2012(3): CD009234.

［135］ 徐振东, 刘志强. 产妇腰段硬膜外阻滞并发霍纳综合征的临床分析［J］. 上海交通大学学报(医学版), 2013, 33(11): 1549−1552.

［136］ Zorrilla-Vaca A, Healy R J, Rivera-Lara L, et al. Epidemiology of septic meningitis associated with neuraxial anesthesia: a historical review and meta-analysis[J]. Minerva Anestesiol, 2018, 84(3): 363−377.

［137］ Horlocker T T, Wedel D J, Benzon H, et al. Regional anesthesia in the anticoagulated patient: defining the risks (the second ASRA Consensus Conference on Neuraxial Anesthesia and Anticoagulation)[J]. Reg Anesth Pain Med, 2003, 28(3): 172−197.

［138］ Darouiche R O. Spinal epidural abscess[J]. N Engl J Med, 2006, 355(19): 2012−2020.

［139］ de Leeuw C N, Fann P R, Tanenbaum J E, et al. Lumbar epidural abscesses: a systematic review[J]. Global Spine J, 2018, 8(4 Suppl): 85S−95S.

第六章
非椎管内的药物分娩镇痛

椎管内分娩镇痛是目前应用最广泛且最有效的镇痛方式。然而,椎管内镇痛的禁忌证,医疗机构的资源配置,以及产妇的偏好等可能限制其在分娩中的应用。对于这类有镇痛需求的产妇,灵活的镇痛方案有助于实现最佳的分娩体验。因此,非椎管内药物镇痛不失为一种替代选择。本章将从静脉分娩镇痛、吸入性分娩镇痛、外周神经阻滞分娩镇痛等方面对非椎管内的药物镇痛进行阐述。

第一节 静脉分娩镇痛

静脉分娩镇痛可用于无法实现椎管内镇痛的情况,在世界许多资源不足或由助产士主导分娩的地区应用广泛。最常使用的是阿片类药物,因其容易获得、价格便宜、给药方便,即使在美国,虽然硬膜外镇痛应用更为广泛,但是阿片类药物仍然是常用的全身镇痛药物之一。阿片类药物通常不能解除全部疼痛,且产妇容易出现恶心、呕吐、胃排空延迟、困倦等不适以及呼吸抑制风险。几乎所有阿片类药物都易通过胎盘转运至胎儿体内,可能对胎儿或新生儿产生不良反应,因此分娩期间宜首选小剂量、短效,活性代谢产物也最少的阿片类药物(表6-1)[1,2]。多数情况下阿片药物的选择基于惯例或者麻醉科医师的个人喜好,目前还没有充分的证据证明某种药物一定优于另外一种,其效能与副作用的发生更多是剂量相关而非种类相关。本节将重点介绍2种最常用于静脉分娩镇痛的阿片类药物:瑞芬太尼和芬太尼,其他部分阿片类药物将在本章第四节中简要概述。

一、瑞芬太尼

瑞芬太尼用于静脉镇痛在世界不同地区使用情况并不一致。在2014—2015年的一项调查中,美国仅有36%的机构使用瑞芬太尼分娩镇痛,大多数一年使

表6-1　用于分娩镇痛的部分阿片类药物

药　物	剂量和给药途径	起效时间	作用时间	消除半衰期
瑞芬太尼	0.15 ～ 0.5 μg/kg Q 2 min PCA	20 ～ 90 s	3 ～ 4 min	9 ～ 10 min
芬太尼	50 ～ 100 μg/h; 或者使用PCA,首剂50 μg,随后10 ～ 25 μg Q 10 ～ 12 min	2 ～ 4 min IV	30 ～ 60 min	3 h
吗　啡	2 ～ 5 mg IV; 5 ～ 10 mg IM	10 min IV; 30 min IM	1 ～ 3 h	2 h
纳布啡	10 ～ 20 mg IV,SQ,或 IM	2 ～ 3 min IV; 15 min SQ 或 IM	2 ～ 4 h	2 ～ 5 h
布托啡诺	1 ～ 2 mg IV或IM	5 ～ 10 min IV; 30 ～ 60 min IM	4 ～ 6 h	2 ～ 5 h
哌替啶	25 ～ 50 mg IV; 50 ～ 100 mg IM	5 ～ 10 min IV; 40 ～ 45 min IM	2 ～ 3 h	2 ～ 5 h(但产生的活性代谢产物半衰期较长)

注:IM,肌内注射; IV,静脉注射; PCA,患者自控镇痛; Q,每; SQ,皮下注射。

用不超过5次[3]，而在欧洲国家，瑞芬太尼静脉分娩镇痛的应用较为广泛。在国内目前使用的单位还不多，上海市第一妇婴保健院开展过一段时间，但是限于人力的原因，现在使用也在减少。

1. 瑞芬太尼静脉镇痛的模式

瑞芬太尼是超短效的阿片类药物，具有起效快，消除和分布迅速，时量相关半衰期短等特点。它由血浆和组织非特异性酯酶代谢为无活性产物，不依赖于母体和胎儿的肝肾功能，因此具有符合分娩镇痛的药代动力学特性。瑞芬太尼易快速透过胎盘，脐静脉与母体动脉血药浓度比为0.88，但在胎儿体内快速重新分布和代谢后，脐动脉与脐静脉血药浓度比为0.29[1]。

瑞芬太尼通常使用患者自控式静脉镇痛（patient controlled intravenous analgesia, PCIA）给药，设置参数尚无统一规定，可参考：单次剂量0.25 μg/kg，背景剂量0.025～0.1 μg/（kg·min），锁定时间5 min；也可以0.25～0.5 μg/kg或20～50 μg固定剂量，锁定时间2～3 min单次给药[4,5]。另外，考虑到随着产程的进展，疼痛严重程度增加同时瑞芬太尼疗效降低，建议参数需要跟随分娩的进展进行调整[5]。由于子宫收缩的时间通常持续60～90 s，而瑞芬太尼镇痛起效时间大约30 s，在2.5 min左右达到镇痛峰值。因此在使用瑞芬太尼PCIA时，应考虑子宫收缩的时间与瑞芬太尼镇痛峰值的时间协调一致的问题。可能碰到在子宫收缩开始时，瑞芬太尼的镇痛作用仍然很低，而当达到瑞芬太尼的镇痛峰值时，子宫收缩也已经停止的情况。但由于不同个体间子宫收缩的不可预测性和变化性，目前的研究并未得出任何显著的与瑞芬太尼推注时间相关的效益分析结论。

2. 瑞芬太尼静脉分娩镇痛的有效性

已有研究表明，与其他阿片类药物（芬太尼、哌替啶）相比，瑞芬太尼可提供适度的镇痛优势[6]。2018年，一项多中心、随机对照试验结果表明，与肌内注射哌替啶相比，瑞芬太尼PCIA疼痛评分降低幅度更大，且转换为硬膜外镇痛的比例减半[7]。瑞芬太尼PCIA并不优于椎管内镇痛技术。纳入5项比较椎管内镇痛和瑞芬太尼PCIA的随机对照临床试验的荟萃分析发现，接受瑞芬太尼PCIA的产妇疼痛评分较高[8]。另一项随机试验指出，尽管硬膜外镇痛较瑞芬太尼的疼痛评分降低幅度更大，但患者满意度得分没有差异[9]。瑞芬太尼PCIA与硬膜外镇痛相比，产妇和新生儿的发病率（包括产妇$SpO_2 < 95\%$，新生儿5 min Apgar < 7，新生儿转入重症监护病房，产妇及新生儿镇静）没有差异，产妇对分娩和疼痛的满意度也是相似的[10]。

尽管瑞芬太尼PCIA镇痛作用并不优于椎管内镇痛，但对于有椎管内麻醉禁忌（如脊柱解剖异常，凝血功能障碍，使用抗凝药物等）的产妇，瑞芬太尼PCIA是一种有效的替代方案。因此，许多医疗机构已经将瑞芬太尼PCIA纳入了分娩疼痛管理计划中，具体的实施方法详见第八章相关内容。有关其应用的最新进展及存在的争议参见本书第二十一章的相关内容。

3. 瑞芬太尼静脉分娩镇痛的安全性

瑞芬太尼PCIA的确能提供一定程度的镇痛效果，但也存在潜在的副作用。常见的不良反应包括恶心、呕吐、镇静和呼吸抑制[11]，其中发生呼吸抑制最危险。有研究发现，常规监测呼吸变量（呼吸频率、呼气末二氧化碳、脉搏血氧饱和度等）对监测母体呼吸暂停具有较低的阳性预测值[12]。因此，强烈建议使用瑞芬太尼PCIA时需要进行一对一的密切监护，最好由护士、助产士或麻醉科医师进行[3]。虽然一对一的监护增加了对呼吸抑制的识别，但在如今分娩量大大增加，相关专业技术人员数量相对不足的环境下，可能会限制瑞芬太尼PCIA作为常规分娩镇痛选择的推广应用。

美国妇产科医师协会（ACOG）近年来启动了安全孕产倡议，尤为重视对妊娠期静脉血栓栓塞症的诊治，包括对具有确定风险因素的产妇进行常规风险评估和抗凝治疗。未来将有更多的产妇在分娩时仍处在血栓预防或抗凝治疗时期而无法接受椎管内分娩镇痛。因此，对麻醉科医师而言，掌握瑞芬太尼在分娩镇痛中的应用，将有助于扩大受益群体和保证产妇安全。

二、芬太尼

芬太尼是一种具有高亲脂性和高蛋白结合率的合成类阿片受体激动剂，效力约为吗啡的50～100倍。静脉注射芬太尼起效时间快（2～4 min），作用持续时间相对较短（45～60 min），且无活性代谢产物。

芬太尼最常以静脉注射方式用于分娩镇痛，主要通过两种方法进行[1]：① 根据产妇要求由医务人员定时给药；② 以PCIA给药。预设患者单次给药剂量（如10～25 μg），并设置锁定时间（如3～12 min），通常需设置每小时的极限量。PCIA还可同时设置持续输注（如10 μg/h），但由于疗效和安全性相关的信息有限，且可能存在呼吸抑制，目前并不建议这样设置。

现有研究表明，芬太尼静脉镇痛的有效性和满意度似乎并不具有优势。Marwah等[13]回顾比较了约5年时间内仅接受瑞芬太尼或芬太尼PCIA的镇痛效果和对新生儿结局的不良影响。瑞芬太尼方案为：单次剂量0.25 μg/kg，锁定时间2 min，4 h极限量3 mg，背景剂量 0.025 ～ 0.05 µg/（kg·min）；芬太尼方案为：单次剂量 25 ～ 50 µg，锁定时间 3 ～ 6 min，4 h 极限量 1 ～ 1.5 mg。结果发现两组的疼痛评分与基线水平相比略有下降，但组间没有显著差异。与瑞芬太尼相比，芬太尼 PCIA 的产妇镇静和呼吸抑制发生率较低；然而，分娩时需要复苏的新生儿呼吸抑制发生率较高（两组分别为 25% 和 59%）[13]。因此，建议在进入第二产程前停止使用芬太尼，并限制用药总量。

一项比较皮下芬太尼、鼻内芬太尼与肌内注射哌替啶用于分娩镇痛的随机对照试验指出[14]，所有组的疼痛评分均较基线水平显著降低（使用视觉模拟评分法，下降水平分别为 7.8 至 6.7，8.0 至 6.9，8.0 至 6.4），但各组之间没有差异。最终，仍有 50% 的产妇在分娩前更改为椎管内镇痛。同时发现，虽然皮下或鼻内使用芬太尼在缓解分娩疼痛方面与肌内注射哌替啶水平相当，但可明显提高产妇满意度、减少镇静、缩短分娩时间、减少新生儿入院次数以及减少母乳喂养困难的情况。另一项研究同样也发现，与等镇痛剂量的哌替啶相比，芬太尼可减少产妇恶心、呕吐、镇静和新生儿纳洛酮的需要[15]。

Douma 等[6] 通过一项同时比较芬太尼、哌替啶和瑞芬太尼 PCIA 分娩镇痛的研究发现，各组的疼痛评分下降幅度从轻度到中度不等。在治疗后第一个小时，瑞芬太尼下降最为显著，但在使用 3 h 后各组疼痛评分均恢复至基线水平。其中，哌替啶组更改为椎管内镇痛的转换率最高（34%），瑞芬太尼组总体的满意度最高，但产妇镇静和瘙痒的发生率更高。三组之间新生儿结局无显著差异。

2012 年一项单中心回顾性研究中比较了经阴道分娩产妇使用芬太尼 PCIA 镇痛（n=129）与不使用镇痛（n=697）的母婴安全性[16]，发现虽然使用芬太尼镇痛延长了产程并增加了器械助产和催产素的使用，但并未记录到明显的母婴不良反应，支持了芬太尼临床上可安全用于分娩镇痛。

总的来说，尽管现在有不少机构都使用芬太尼 PCIA 用于分娩镇痛，但与其他经 PCIA 给药的阿片类药物相比，其有效性并未得到一个确切一致的结论。其中重要的因素是受到母体和新生儿可能的不良反应限制，PCIA 镇痛效果高度依赖于参数的设定。一项关于阿片类药物用于分娩镇痛的 Cochrane 系统综述也有类似发现[17]，这项系统综述评估了 61 项共超过 8 000 名产妇的研究，发现阿片类药物的确能提供一定程度的镇痛作用和适合的满意度，但可能与产妇的恶心、呕吐、嗜睡，新生儿呼吸抑制等不良反应相关。由于证据质量不高或研究单一，尚无足够的证据能验证哪种阿片类药物的镇痛效果最好且副作用最小。

综上所述，当椎管内镇痛不适用时，芬太尼静脉镇痛是可用的选择之一。但考虑到芬太尼可能带来的新生儿不良反应，建议在产房内配备好纳洛酮，并在分娩时呼叫儿科医师到场，以保证新生儿安全。

第二节　吸入性分娩镇痛

吸入性分娩镇痛应用最为成熟的气体是氧化亚氮（N_2O），它在 1772 年由英国科学家 Joseph Priestley 首次合成，随后人们发现 N_2O 具有镇痛的特性。但在时隔 100 余年以后，才首次由波兰医生 Stanislav Klikovich 报道了使用 N_2O 进行经阴道分娩产妇的镇痛[18]。总的来说，吸入 N_2O 分娩镇痛在欧洲的使用更为流行，有报道称英国、澳大利亚、加拿大和北欧国家 N_2O 的使用率高达 50% 到 75% 之间[15]。

N_2O 是一种无色、无刺激性的气体，在开始给药 60 s 内出现脑浓度峰值[18]。其起效迅速，消除快且代谢不依赖器官功能，使用无创耐受良好，不影响母体的呼吸循环系统，对子宫收缩和产程无影响，因此非常适合用于分娩镇痛。通常以 50 ∶ 50 混合物（50%N_2O ∶ 50%O_2）的形式通过特殊的输送系统（Entonex 以及 Nitronox）以自我给药的方式进行镇痛（图 6-1）。

一、N_2O 的作用机制

N_2O 镇痛作用机制仍知之甚少，可能的机制包括：① N-甲基-D-天冬氨酸（NMDA）受体抑制；② 脊髓后角 α2 受体的痛觉调节；③ 大脑中内源性阿片类物质的释放[18, 19]。这些不同的机制可能降低疼痛敏感性并提供镇痛作用，但目前仍缺乏足够的证据表明其确切的作用机制。

二、N_2O 在分娩镇痛中的应用

N_2O 可用于整个分娩过程以及产后时期，还可用于产程期间的特殊操作，包括器械助产、会阴撕裂或会阴切开修补、人工剥离胎盘和刮宫等。它可以随时

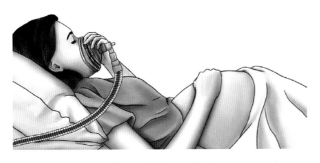

图6-1　吸入N_2O镇痛

启动和停止,或根据需要改变镇痛方式。此外,在不能立即进行椎管内分娩镇痛前可预先使用N_2O,或用于辅助镇痛效果欠佳的椎管内镇痛。但并不是所有产妇都适用N_2O,其主要的禁忌证包括维生素B12缺乏症(因为即使只暴露几个小时也可能完全抑制蛋氨酸合酶活性);合并有气胸、小肠梗阻等体内可能存在密闭空腔时;因为N_2O会增加肺血管阻力,患有先天性心脏病或肺动脉高压的产妇也应避免使用。

在N_2O使用期间建议卧床或坐在椅子上,但在未使用时可自由活动。由于N_2O的起效时间30～50 s,因此应在宫缩开始之前自主吸入,以期在子宫收缩强度最高时能同步达到最佳的镇痛效果。但通常想要达到这种完全的同步有一定的困难,所以医护与产妇一起练习正确吸入N_2O的技术对于成功缓解疼痛至关重要。

三、N_2O分娩镇痛的有效性和满意度

多项研究表明,N_2O用于分娩镇痛的效果差异很大。在一项观察性研究中,Holdcroft等[20]调查了130名单独使用N_2O的产妇在分娩期间疼痛缓解的情况,发现31%的产妇报告疼痛无缓解,18%轻微缓解,47%大部分缓解,4%完全缓解。Sutton等[21]回顾性描述了美国一所三级妇产科机构为期13个月的N_2O分娩镇痛使用情况,发现只有少数妇女在分娩期间使用N_2O(占分娩总数的3%),其中大多数是初产妇(71.9%),以及最初倾向于"非医疗措施分娩"的妇女(51.9%)。N_2O的镇痛作用很弱,大多数由于镇痛不足更改为椎管内镇痛(转换率为63.2%)。

尽管N_2O镇痛历史久远,但支持N_2O镇痛作用的高质量数据仍旧匮乏。Likis等[22]进行的N_2O分娩镇痛系统回顾显示,只有2项研究(58项研究中)方法学质量良好,11项质量一般,且存在较高的偏倚风险和不一致的发现。因此,作者认为N_2O作为一种有效分娩镇痛方式的证据是不够的,需要有更好的数据支持N_2O的长期使用。

根据气压定律,随着海拔的升高,气压会降低,可能影响N_2O的镇痛效果。但最新的研究发现,不论在高海拔还是低海拔地区使用50%N_2O分娩镇痛均有效,且改变镇痛方式的总转换率没有差异,但高海拔地区使用的副作用明显减少[23],支持了N_2O在不同海拔地区的使用。

N_2O分娩镇痛对产妇分娩的心理情感体验有良好的影响。使用N_2O的产妇报告,尽管其镇痛效果弱于椎管内分娩镇痛,但与不使用镇痛相比,她们的满意度和分娩应对能力有所提高[22],也有研究称N_2O或与椎管内镇痛有着相近的舒适度和满意度[24]。一项纳入6 507例经阴道分娩产妇的标准调查研究发现,单独使用N_2O的产妇仅有一半认为镇痛效果优秀,而90%的椎管内镇痛能达到此水平。但是在所有报告镇痛效果差和中等的产妇中,单独使用N_2O产妇的满意度较椎管内镇痛更高,而镇痛效果优秀的产妇中不同镇痛方式的满意度没有差异[25]。说明镇痛效果的优劣并不是影响产妇满意度的唯一因素。

这些发现并不意外,因为产妇的满意度会受到控制感和参与决策能力等因素的影响,并不仅仅依靠分娩镇痛的有效性[26, 27]。产妇的期望、医护人员的支持以及对分娩过程的控制或自主程度是比疼痛缓解更重要的决定因素。这在一定程度上可以解释为什么与椎管内镇痛相比,尽管N_2O镇痛效果较弱,但产妇满意度较高;以及为什么在分娩时使用N_2O的产妇中有很大比例报告说,即使获得的镇痛效果不完全,她们仍会在未来分娩时再次使用N_2O[19]。

四、N_2O分娩镇痛的安全性

虽然吸入相对较低浓度的N_2O镇痛效果有限,但对产妇而言安全可靠。据报道,N_2O主要的副作用包括嗜睡(0～24%)、恶心(5%～36%)、呕吐(15%)、头晕(6%～23%)、脱离感和面罩的幽闭恐惧[28]。此外,它还需要反复自我给药,使用时必须将面罩扣在脸上,因此可能增加产妇的疲惫感。N_2O似乎对母乳喂养有着积极的作用。最近的一项研究发现,N_2O分娩镇痛能显著提高产后7天、1个月和3个月的母乳喂养成功率[29]。

关于吸入N_2O对新生儿影响的数据较少。尽管在实验模型和某些临床环境中发现N_2O具有神经毒性和遗传毒性,对血液系统和免疫系统产生不利影响[30],但目前尚无研究表明N_2O对胎心率、新生儿脐血气、新

生儿自主呼吸或神经行为产生任何不良影响[22]。

N_2O是一种潜在的温室气体，但通常认为医疗上使用的N_2O对环境的影响极小。如果吸入N_2O时没有使用可靠的清除设备，医护人员的职业暴露以及生殖毒性可能是一个更值得注意的问题[1,30]。

自2020年初以来，在新型冠状病毒肺炎疫情期间，产科麻醉的管理一直是极具挑战性的。N_2O在大流行期间的安全性存在争议，国外一些医疗中心建议不允许既往或近期感染SARS-CoV-2的产妇在分娩时接受N_2O[31]。

总的来说，尽管吸入N_2O的疼痛控制不理想，但其胜在使用安全，易于自我控制，且产妇满意度高，有利于改善产妇对分娩疼痛的管理，并为临产产妇的分娩镇痛提供了更多的选择。

第三节　外周神经阻滞分娩镇痛

外周神经阻滞也可用于分娩镇痛，包括宫颈旁神经阻滞和阴部神经阻滞，主要由助产士或产科医师进行操作。宫颈旁神经阻滞主要解除第一产程宫颈扩张和子宫体部收缩所致的疼痛；阴部神经阻滞主要用于第二产程或分娩后，主要松弛阴道，缓解器械助产等操作的疼痛，并有助于会阴裂伤的修补。

子宫体和宫颈神经丛经与交感神经链相关的感觉神经传入脊髓的T10～T12。宫颈旁神经阻滞可阻滞走向子宫下段和阴道上端的神经分支。其操作是在4点和10点位置将局部麻醉药横向注入宫颈（图6-2），特别要注意避开血管结构，注射部位靠近子宫动脉可能导致子宫动脉血管收缩、子宫胎盘功能不全和胎儿血液中局部麻醉药浓度升高。尽量避免向胎儿头部方向注射。因为有报道过胎儿短暂性心动过缓的不良反应，在操作后需要加强胎儿监护。为了提高其安全性，可通过导针引导穿刺以避免穿刺部位过深，并使用更低浓度的局部麻醉药。

阴部神经是一种感觉和运动神经，起源于骶丛，形成于S2～S4脊神经根[32]。在分娩后期宫颈阴道壁、会阴和阴道表面的牵拉会引起缺血性疼痛[33]。阴部神经阻滞主要经阴道向坐骨棘下方阴部神经附近注射局部麻醉药。在一项纳入宫颈扩张7 cm以上产妇的随机试验中，布比卡因联合芬太尼的单次腰麻比阴部神经阻滞的分娩镇痛效果更佳，但这两种技术在会阴切开修补术中的有效性不相上下[34]。

外周神经阻滞镇痛的禁忌证：对所用局部麻醉药过敏、注射部位的皮肤和软组织感染是进行神经阻滞的绝对禁忌证。操作部位局部解剖改变和手术史、凝血障碍是其相对禁忌证。

外周神经阻滞最常见的副作用是注射部位不适。出血和感染的风险相对较低。过敏反应和局部麻醉药毒性反应值得重视。使用氯普鲁卡因和丁卡因可能会发生过敏反应，但布比卡因、利多卡因和罗哌卡因不太可能发生过敏反应。主要因前二者制备溶液时使用的防腐剂或抗氧化剂可引起过敏。局部麻醉药毒性反应可能发生在大量吸收药液或意外注射入血时，需要静脉注射脂肪乳剂迅速纠正。

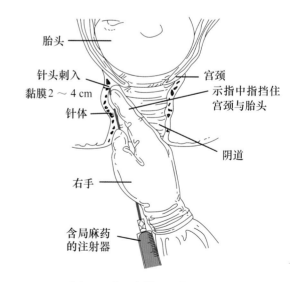

图6-2　宫颈旁神经阻滞操作图示

第四节　其他药物分娩镇痛

除前面几节所介绍的非椎管内药物外，在临床上还有过许多其他药物用于分娩镇痛。其中，非阿片类药物如非甾体类抗炎药、解痉药、镇静药和抗组胺药等没有足够的证据支持它们在分娩镇痛方面的作用[35]。一项Cochrane系统回顾分析了多种非阿片类药物用于缓解分娩期间的疼痛，指出非甾体类抗炎药和抗组胺药在分娩期间的镇痛效果明显不如阿片类药物，尽管它们比安慰剂更令人满意[36]。

最近的一项随机临床试验比较了40名产妇在第一产程中静脉注射对乙酰氨基酚和吗啡的镇痛效果。两组间的视觉模拟评分或不良反应没有差异，但接受对乙酰氨基酚镇痛的产妇中有一半需要再次镇痛[37]。作者得出结论，对乙酰氨基酚静脉注射可能对缓解早期生产疼痛效果较差。即便如此，对乙酰氨基酚也可作为常用椎管内镇痛的辅助手段，在一定程度上减少药物的使用量以及患者自控的输注量[38]。

某些阿片受体激动剂如哌替啶、纳布啡、布托啡诺等在对瑞芬太尼等阿片类药物过敏或其他适应证时可用于分娩镇痛。其中哌替啶在国内的应用最为广泛，以下重点介绍。

一、哌替啶

哌替啶是一种人工合成的阿片受体激动剂。镇痛作用较吗啡弱（约为吗啡的1/10）。比吗啡更具亲脂性，易于透过胎盘，在母体和胎儿中的半衰期分别为7 h和23 h[39]。它由肝脏代谢为去甲哌替啶。去甲哌替啶是一种具有活性的代谢产物，能强烈抑制呼吸，它在母体中的半衰期为21 h，在胎儿中长达63 h，且可在母体和胎儿体内蓄积[39]。

1. 适应证与禁忌证

产妇存在椎管内分娩镇痛禁忌，或医疗条件资源不允许行椎管内镇痛等情况下，使用哌替啶进行镇痛也是备选方法之一。

哌替啶禁用于正在积极接受或在过去14天内曾接触过单胺氧化酶抑制剂的患者，因为可能出现不可预测的严重甚至致命的反应，如昏迷、严重呼吸抑制、低血压等。静脉注射氢化可的松或泼尼松可用于治疗严重不良反应[40]。

还需注意，哌替啶具有呼吸抑制和升高脑脊液压力的作用。因此，头颅外伤或有颅内病变，以及患有急性哮喘发作和慢性阻塞性肺病的患者中使用哌替啶应特别谨慎，并应监测这些患者是否有任何气道阻力增加或呼吸暂停的迹象。去甲哌替啶具有促惊厥作用，有癫痫发作风险的产妇也应避免使用哌替啶。

2. 哌替啶在分娩镇痛中的应用与不良反应

哌替啶作为分娩镇痛的用药之一，具有起效快、使用方便、价格低廉、可缩短活跃期产程[41]等优点；但哌替啶的分娩镇痛效果有限，远不如瑞芬太尼等其他阿片类药物[6,7]。另外，它也可能影响母乳喂养成功率，与鼻内或皮下芬太尼相比，接受肌内注射哌替啶的母亲在产后6周母乳喂养成功率明显降低[14,42]。

使用哌替啶镇痛后最常见的不良反应包括产妇恶心、呕吐、眩晕等，过量给药时可能出现昏迷、呼吸抑制等毒性反应，此时需要使用纳洛酮0.005～0.01 mg/kg解救。当大剂量给药与分娩间隔较短时，新生儿发生不良反应风险更大，包括Apgar评分下降、呼吸困难、血氧饱和度降低、神经行为异常和母乳喂养困难[1]。

3. 哌替啶镇痛的使用方法和注意事项

（1）使用方法：哌替啶最常用于肌内注射，使用方法为25～50 mg/4 h，最高可达100～200 mg[4]。也可用于静脉注射，方法为静脉间歇给予25～50 mg，起效时间5～10 min，持续时间2～3 h。哌替啶PCIA通常设置为50 mg负荷量（可不给予），随后每5 min给予5 mg[4]。口服哌替啶因首过效应明显，生物利用度低（约50%），因此很少使用。

（2）注意事项：考虑到哌替啶的活性代谢产物对胎儿呼吸中枢的影响，使用时需严格控制用药时间。肌内注射时建议在距离预计分娩＜1 h或＞4 h时使用，以减少新生儿的不良反应。

二、阿片受体激动-拮抗剂

阿片受体激动-拮抗剂是一类对阿片受体兼有激动和拮抗作用的药物，主要激动κ受体，而对μ受体有不同程度的拮抗作用。因此这类药物不仅具有一定的镇痛作用，同时与μ受体相关的副作用较小，如呼吸抑制作用较弱，极少产生依赖性等。纳布啡、布托啡诺、喷他佐辛等阿片受体激动-拮抗剂均可用于分娩镇痛，以下简要概述。

1. 纳布啡

纳布啡与吗啡镇痛效果相当,适用于中到重度疼痛的治疗,对内脏痛镇痛效果佳。当药物浓度达到0.3 ~ 0.5 mg/kg时,呼吸抑制具有封顶效应[43]。其使用方法为每4 ~ 6 h静脉或肌内注射10 ~ 20 mg,起效时间分别为2 ~ 3 min或15 min。它由肝脏代谢为无活性的产物,主要通过胆汁排出,部分通过尿液排出。

早期的一项比较纳布啡和哌替啶分娩镇痛作用的随机对照试验发现,肌内注射20 mg纳布啡与100 mg哌替啶相比,镇痛作用相当。但纳布啡组恶心、呕吐的发生率明显更低,而镇静作用较强。纳布啡组新生儿在2 ~ 4 h的神经行为评分显著更低,但在22 ~ 24 h,两组之间未观察到差异[44]。

纳布啡对胎心率变异性的影响引起了关注。一项比较肌内注射纳布啡和哌替啶前后胎心监护图的研究发现,纳布啡组异常的胎心率变化显著增加,而哌替啶对胎心率变异性无明显影响[45]。经检测,静脉使用纳布啡后转运至母乳的药物浓度极微弱,说明纳布啡并不影响母乳喂养的安全性[43]。

2. 布托啡诺

布托啡诺的镇痛效能是吗啡的5倍、哌替啶的40倍。用于分娩镇痛的剂量为静脉或肌内注射1 mg,镇痛不全时可追加0.5 ~ 1 mg。静脉注射后3 ~ 5 min达血液峰浓度;肌内注射15 min起效,30 ~ 60 min达峰作用,单独用药作用持续时间3 ~ 4 h[46]。布托啡诺主要通过肝脏代谢为无活性的代谢产物,并通过肾脏排出体外。

一项纳入200名产妇的描述性横断面研究观察了布托啡诺对分娩疼痛的影响。在进入产程活跃期后,每4 h按需给予1 mg布托啡诺,发现在给药后的1 h和2 h疼痛强度降低,结果具有统计学意义。且对产妇和新生儿结局无显著不良影响[47],与哌替啶相比,分娩镇痛的效果相似或更优。另外也有大量临床研究证实布托啡诺用于产妇较其他强阿片受体激动剂安全性更高,几乎不引起新生儿的呼吸抑制[46]。

3. 喷他佐辛

喷他佐辛常用的注射剂量是30 ~ 60 mg,等同于10 mg吗啡的药效。在静脉注射10 min内达到镇痛峰值,肌内注射15 ~ 60 min达到镇痛峰值。喷他佐辛在肝脏代谢并随尿液排出。

喷他佐辛的呼吸抑制作用与吗啡和哌替啶相当,但重复给予喷他佐辛不会增加新生儿呼吸抑制的比例,当剂量超过60 mg后呼吸抑制会达到封顶效应。早期研究说明,肌内注射喷他佐辛与哌替啶的分娩镇痛与镇静效果相当,但恶心、呕吐的不良反应更少[48]。在标准剂量下喷他佐辛即可能出现幻觉等精神症状,因此限制了其在产科临床中的广泛应用。

需要注意的是,对于已经接受或目前正在接受阿片受体激动剂(包括酒石酸氢可酮)镇痛治疗的患者,应避免使用混合型阿片受体激动-拮抗剂(纳布啡、布托啡诺和喷他佐辛)。在此类患者中,使用混合阿片受体激动-拮抗剂可能会降低镇痛效果,并引发戒断症状[2]。

综上所述,非椎管内的药物分娩镇痛虽然有效性欠佳,但有可能为产妇提供不亚于椎管内镇痛的满意度,且无明显的母婴不良结局。因此,在临床实践中,也应该重视非椎管内药物镇痛作为一种辅助或独立分娩镇痛方式的应用,同时特别注意全身性使用阿片药物可能的副作用,完善监测以及相应的防治措施。

（方　昕）

参考文献

[1] Markley J C, Rollins M D. Non-neuraxial labor analgesia: options[J]. Clin Obstet Gynecol, 2017, 60(2): 350–364.

[2] ACOG Practice Bulletin No. 209: obstetric analgesia and anesthesia[J]. Obstet Gynecol, 2019, 133(3): e208–e225.

[3] Aaronson J, Abramovitz S, Smiley R, et al. A survey of intravenous remifentanil use for labor analgesia at academic medical centers in the United States[J]. Anesth Analg, 2017, 124(4): 1208–1210.

[4] Phillips S N, Fernando R, Girard T. Parenteral opioid analgesia: Does it still have a role?[J]. Best Pract Res Clin Anaesthesiol, 2017, 31(1): 3–14.

[5] Van de Velde M, Carvalho B. Remifentanil for labor analgesia: an evidence-based narrative review[J]. Int J Obstet Anesth, 2016, 25: 66–74.

[6] Douma M R, Verwey R A, Kam-Endtz C E, et al. Obstetric analgesia: a comparison of patient-controlled meperidine, remifentanil, and fentanyl in labour[J]. Br J Anaesth, 2010, 104(2): 209–215.

[7] Wilson M J A, MacArthur C, Hewitt C A, et al. Intravenous remifentanil patient-controlled analgesia versus intramuscular pethidine for pain relief in labour (RESPITE): an open-label, multicentre, randomised controlled trial[J]. Lancet, 2018, 392(10148): 662–672.

[8] Liu Z Q, Chen X B, Li H B, et al. A comparison of remifentanil parturient-controlled intravenous analgesia with epidural analgesia: a meta-analysis of randomized controlled trials[J]. Anesth Analg, 2014, 118(3): 598–603.

[9] Stocki D, Matot I, Einav S, et al. A randomized controlled trial of

the efficacy and respiratory effects of patient-controlled intravenous remifentanil analgesia and patient-controlled epidural analgesia in laboring women[J]. Anesth Analg, 2014, 118(3): 589−597.

[10] Thorbiörnson A, da Silva Charvalho P, Gupta A, et al. Duration of labor, delivery mode and maternal and neonatal morbidity after remifentanil patient-controlled analgesia compared with epidural analgesia[J]. Eur J Obstet Gynecol Reprod Biol X, 2020, 6: 100106.

[11] Weibel S, Jelting Y, Afshari A, et al. Patient-controlled analgesia with remifentanil versus alternative parenteral methods for pain management in labour[J]. Cochrane Database Syst Rev, 2017, 4(4): Cd011989.

[12] Weiniger C F, Carvalho B, Stocki D, et al. Analysis of physiological respiratory variable alarm alerts among laboring women receiving remifentanil[J]. Anesth Analg, 2017, 124(4): 1211−1218.

[13] Marwah R, Hassan S, Carvalho J C, et al. Remifentanil versus fentanyl for intravenous patient-controlled labour analgesia: an observational study[J]. Can J Anaesth, 2012, 59(3): 246−254.

[14] Fleet J, Belan I, Jones M J, et al. A comparison of fentanyl with pethidine for pain relief during childbirth: a randomised controlled trial[J]. Bjog, 2015, 122(7): 983−992.

[15] Nanji J A, Carvalho B. Pain management during labor and vaginal birth[J]. Best Pract Res Clin Obstet Gynaecol, 2020, 67: 100−112.

[16] Hosokawa Y, Morisaki H, Nakatsuka I, et al. Retrospective evaluation of intravenous fentanyl patient-controlled analgesia during labor[J]. J Anesth, 2012, 26(2): 219−224.

[17] Smith L A, Burns E, Cuthbert A. Parenteral opioids for maternal pain management in labour[J]. Cochrane Database Syst Rev, 2018, 6: CD007396.

[18] Broughton K, Clark A G, Ray A P. Nitrous Oxide for Labor Analgesia: What We Know to Date[J]. Ochsner J, 2020, 20(4): 419−421.

[19] Richardson M G, Lopez B M, Baysinger C L. Should Nitrous Oxide Be Used for Laboring Patients?[J]. Anesthesiol Clin, 2017, 35(1): 125−143.

[20] Holdcroft A, Morgan M. An assessment of the analgesic effect in labour of pethidine and 50 per cent nitrous oxide in oxygen (Entonox)[J]. J Obstet Gynaecol Br Commonw, 1974, 81(8): 603−607.

[21] Sutton C D, Butwick A J, Riley E T, et al. Nitrous oxide for labor analgesia: Utilization and predictors of conversion to neuraxial analgesia[J]. J Clin Anesth, 2017, 40: 40−45.

[22] Likis F E, Andrews J C, Collins M R, et al. Nitrous oxide for the management of labor pain: a systematic review[J]. Anesth Analg, 2014, 118(1): 153−167.

[23] Wood C, Arbet J, Amura C R, et al. Multicenter study evaluating nitrous oxide use for labor analgesia at high- and low-altitude institutions[J]. Anesth Analg, 2022, 134(2): 294−302.

[24] Such T L, Denny D L. Comfort and satisfaction among women who used different options for analgesia during labor and birth[J]. J Obstet Gynecol Neonatal Nurs, 2021, 50(6): 691−702.

[25] Richardson M G, Lopez B M, Baysinger C L, et al. Nitrous Oxide During Labor: Maternal Satisfaction Does Not Depend Exclusively on Analgesic Effectiveness[J]. Anesth Analg, 2017, 124(2): 548−553.

[26] Attanasio L, Kozhimannil K B, Jou J, et al. Women's Experiences with Neuraxial Labor Analgesia in the Listening to Mothers II Survey: A Content Analysis of Open-Ended Responses[J]. Anesth Analg, 2015, 121(4): 974−980.

[27] Richardson M G, Raymond B L, Baysinger C L, et al. A qualitative analysis of parturients' experiences using nitrous oxide for labor analgesia: It is not just about pain relief[J]. Birth, 2019, 46(1): 97−104.

[28] Vallejo M C, Zakowski M I. Pro-con debate: nitrous oxide for labor

analgesia[J]. Biomed Res Int, 2019, 2019: 4618798.

[29] Zanardo V, Volpe F, Parotto M, et al. Nitrous oxide labor analgesia and pain relief memory in breastfeeding women[J]. J Matern Fetal Neonatal Med, 2018, 31(24): 3243−3248.

[30] Lim G, Facco F L, Nathan N, et al. A review of the impact of obstetric anesthesia on maternal and neonatal outcomes[J]. Anesthesiology, 2018, 129(1): 192−215.

[31] Karol D, Weiniger C F. Update on non-neuraxial labor analgesia[J]. Curr Anesthesiol Rep, 2021, 11(3): 348−354.

[32] Ghanavatian S, Derian A. Pudendal nerve block[M]. In: StatPearls. edn. Treasure Island (FL): StatPearls Publishing Copyright © 2021, StatPearls Publishing LLC., 2021.

[33] Lam K K, Leung M K M, Irwin M G. Labour analgesia: update and literature review[J]. Hong Kong Med J, 2020, 26(5): 413−420.

[34] Pace M C, Aurilio C, Bulletti C, et al. Subarachnoid analgesia in advanced labor: a comparison of subarachnoid analgesia and pudendal block in advanced labor: analgesic quality and obstetric outcome[J]. Ann N Y Acad Sci, 2004, 1034: 356−363.

[35] Martin E, Vickers B, Landau R, et al. ABM Clinical Protocol #28, peripartum analgesia and anesthesia for the breastfeeding mother[J]. Breastfeed Med, 2018, 13(3): 164−171.

[36] Othman M, Jones L, Neilson J P. Non-opioid drugs for pain management in labour[J]. Cochrane Database Syst Rev, 2012, 10.1002/14651858.CD009223.pub2(7): Cd009223.

[37] Ankumah N E, Tsao M, Hutchinson M, et al. Intravenous acetaminophen versus morphine for analgesia in labor: a randomized trial[J]. Am J Perinatol, 2017, 34(1): 38−43.

[38] Panghal R, Mitra S, Singh J, et al. Oral acetaminophen as an adjunct to continuous epidural infusion and patient-controlled epidural analgesia in laboring parturients: a randomized controlled trial[J]. J Anesth, 2021, 35(6): 794−800.

[39] Wee M Y, Tuckey J P, Thomas P W, et al. A comparison of intramuscular diamorphine and intramuscular pethidine for labour analgesia: a two-centre randomised blinded controlled trial[J]. Bjog, 2014, 121(4): 447−456.

[40] Yasaei R, Rosani A, Saadabadi A. Meperidine[M]. In: StatPearls. edn. Treasure Island (FL): StatPearls Publishing Copyright © 2021, StatPearls Publishing LLC., 2021.

[41] Kadirogullari P, Yalcin Bahat P, Sahin B, et al. The effect of pethidine analgesia on labor duration and maternal-fetal outcomes[J]. Acta Biomed, 2021, 92(2): e2021065.

[42] Fleet J A, Jones M, Belan I. The influence of intrapartum opioid use on breastfeeding experience at 6 weeks post partum: A secondary analysis[J]. Midwifery, 2017, 50: 106−109.

[43] 余盼, 邹岩, 王军. 纳布啡在围手术期的应用[J]. 国际麻醉学与复苏杂志, 2021, 42(09): 983−986.

[44] Wilson C M, McClean E, Moore J, et al. A double-blind comparison of intramuscular pethidine and nalbuphine in labour[J]. Anaesthesia, 1986, 41(12): 1207−1213.

[45] Giannina G, Guzman E R, Lai Y L, et al. Comparison of the effects of meperidine and nalbuphine on intrapartum fetal heart rate tracings[J]. Obstet Gynecol, 1995, 86(3): 441−445.

[46] 黄宇光, 黄文起, 李刚, 等. 酒石酸布托啡诺镇痛专家共识[J]. 临床麻醉学杂志, 2011, 27(10): 1028−1029.

[47] Yadav J, Regmi M C, Basnet P, et al. Butorphanol in labour analgesia[J]. JNMA J Nepal Med Assoc, 2018, 56(214): 940−944.

[48] Mowat J, Garrey M M. Comparison of pentazocine and pethidine in labour[J]. Br Med J, 1970, 2(5712): 757−759.

第七章

非药物分娩镇痛技术

尽管椎管内药物镇痛是分娩镇痛的"金标准",但当产妇或其家人顾虑药物的可能影响或产妇存在椎管内镇痛的禁忌证时,非药物性镇痛也是可供选择的一类方法。非药物性镇痛的方法有很多,包括抚摸与按摩、音乐疗法、芳香疗法等,受限于篇幅,本章仅介绍几种产房常用的非药物性镇痛方法[1]。

第一节　水中分娩法

水中分娩镇痛疗法于1983年由 Michel Odent 首次报道,其借助水的浮力和水断层面的静水压使产妇产生失重感,肌肉不需要支撑身体重量而使机体处于放松状态,这有助于消除产妇分娩期间的紧张和疲劳,放松盆底肌肉,并利于胎头以最小径线通过产道,使自然分娩更加顺利(图7-1)。低危产妇使用水中分娩可以减少椎管内镇痛的使用,对第一和第二产程时间及中转剖宫产率均无明显影响,对新生儿出生后的Apgar评分以及新生儿重症监护室入住率也无影响。

护,从而减少窒息和损伤的发生,更好地适应出生后的新环境[2]。

二、操作要点

(1)向产妇及家属解释水中分娩镇痛的过程及利弊,经其自愿选择并签订水中分娩镇痛知情同意书。

(2)入水前对产妇常规行阴道指检,了解胎先露位置,并行胎心率监护排除胎儿窘迫情况,初产妇宫口开大至6 cm,经产妇宫口开大至5 cm并排除相关禁忌证后即可入水试产。

(3)建议室温控制在22 ~ 28℃,水温约34 ~ 37℃,不超过37.5℃,以产妇舒适为宜。每小时监测1次室温、水温及产妇体温,并根据产妇需要调整室温及水温,预防烫伤、着凉。

(4)协助产妇取舒适坐位或倾趴位,调节合适的水温协助产妇冲洗,提高产妇舒适度,可首先冲洗疼痛感觉强烈的部位,如后背、腰骶部、下腹部及会阴部。

(5)入水后鼓励产妇饮用低温果汁,加强营养并补充水分。

(6)每15 min监测1次胎心率,每30 min监测产妇血压、心率、氧饱和度、呼吸频率等变化,密切观察宫缩及产妇一般情况、有无异常阴道流血,每小时检查宫口扩张和先露下降情况,如有异常及时出水。

(7)入水2 h后产妇未分娩,应回产床作阴道检查,每2 h鼓励产妇自行排尿排便,及时排空膀胱,必要

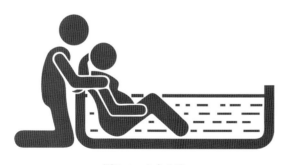

图7-1　水中分娩

一、原理

合适的水温可使产妇体内儿茶酚胺释放减少,改善子宫灌注,促进节律性宫缩,增加会阴组织弹性,有利于减轻宫缩疼痛及缩短产程,同时减少麻醉和产科干预对产妇分娩的影响。另外,水中分娩创造的类羊水状态,为新生儿提供了从一个水环境到另一个水环境的过渡,如同在完整胎膜包裹的羊水中得到缓冲保

时可导尿。

（8）宫口开全后，尽量使产妇保持呼吸平稳，若没有强烈宫缩感，不建议鼓励产妇用力屏气，每次宫缩后监测1次胎心率。

（9）新生儿必须完全在水下娩出，待其身体全部娩出后，将新生儿托出水面，使其趴在产妇胸腹部，清理呼吸道，保证口鼻处气道通畅后，予实施延迟断脐。

（10）胎儿娩出后，禁止在水下钳夹脐带及断脐，以免刺激新生儿在水下产生自主呼吸，同时避免牵拉脐带，以免脐带断裂。

（11）如果产妇阴道出血少，胎盘可在水中娩出；若出血较多，不可在水下娩出胎盘。

（12）胎儿娩出后，协助产妇离开分娩浴缸，记录出水时间，常规消毒，检查软产道，缝合伤口。

第二节　Lamaze（拉玛泽）呼吸法

拉玛泽呼吸法也被称为"心理预防式的分娩镇痛法"，属于一种精神预防性镇痛方法，是由法国产科医师拉玛泽在1952年创立的。

一、原理

从怀孕7个月开始一直到分娩，通过对神经肌肉控制、呼吸技巧训练的学习，有效地让产妇在分娩时将注意力集中在对自己的呼吸控制上，从而转移对疼痛的关注，适度放松肌肉，能够充满信心地在分娩过程发生产痛时保持镇定，以达到加快产程并让婴儿顺利出生的目的。

二、操作要点[3]

（1）指导产妇及其家属消除紧张情绪。

（2）在第一产程潜伏期采取深而慢的腹式呼吸，即每一次宫缩时，从鼻孔吸气，产妇感到肺部的最下端充满了空气，接着用嘴缓慢地将气呼出，以此缓解紧张和疼痛，产生一种镇静的效果。随着产程进展，产妇根据宫缩强度调整呼吸频率，宫缩变强适当加快呼吸频率，同时保持除子宫外的肌肉放松状态。在第一产程末期、宫口开全之前，产妇采用浅而快的呼吸，即嘴唇微微开启，利用喉部把气吸入，再用嘴将气呼出。

（3）第二产程时向下屏气代替呼气，产妇屈膝，双手抱膝。胎儿即将娩出时张嘴呼气不用力，避免胎头娩出过快导致的软产道严重损伤。

（4）按摩法：第一产程活跃期宫缩时，按摩产妇下腹部或嘱产妇侧卧按摩其腰骶部并与产妇自身呼吸相配合，宫缩间歇时停止按摩。

（5）压迫法：第一产程活跃期，嘱产妇用双手拇指按压髂前上棘、髂嵴或耻骨联合，吸气时用双手握拳压迫两侧腰部或骶部，与按摩法交替使用。

第三节　自由体位分娩法

自由体位分娩法是指产程中根据产妇的意愿选择分娩体位，包括卧、走、立、坐、跪、趴、蹲等，从而产生积极的作用，包括改变产妇的呼吸模式、减轻疼痛、促进胎头下降、缩短产程、改善产妇和胎儿的循环、减轻会阴损伤和减少侧切等（图7-2）。

一、原理

自由体位可以让产妇骨盆与胎位处于相对变化的过程中，一方面产妇主动关注自己的感觉，另一方面也避免长时间的固定体位导致局部受压缺血。

二、操作要点[4,5]

（1）卧：仰卧、左右侧卧、半卧等，避免强行要求产妇左侧卧位，主张产妇选择舒服的体位并随时变换。

（2）走：根据产妇意愿，下床在待产室或附近走动。

（3）立：以床尾栏为支撑扶手弯腰站在床尾，或者双手扶在床尾栏，臀部左右摇摆，或者背靠墙站立。

（4）坐：可正坐，也可反坐在分娩球或椅子上。

（5）跪：双脚分开跪在矮床软垫上，臀部翘高或臀

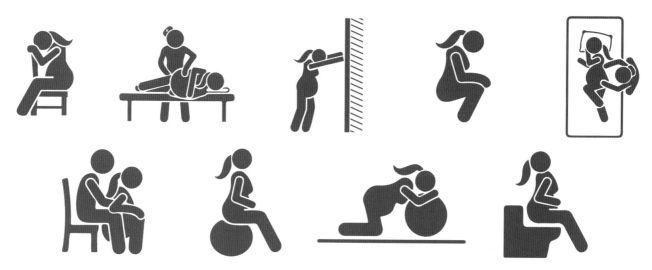

图7-2　自由体位分娩法

部左右摇摆。

（6）趴：双手抱棉被或分娩球趴在软垫上。

（7）蹲：双手扶床沿或扶椅子，两脚分开蹲在地

上，脚尖可踮起。

（8）自由体位分娩的体位选择须遵循母胎安全、产妇舒适及有利分娩原则。

第四节　导乐分娩法

"导乐"出自希腊文"Doula"。Doula陪产是20世纪70年代美国Klaus医生倡导的方法。导乐分娩是指由一名具有生育经验和产科专业基础知识的女性，在产前、产时及产后给予产妇持续的心理、生理和情感上的支持与鼓励，使产妇在舒适、安全、轻松的环境下顺利分娩。目前，国内实施导乐陪伴分娩的人员主要是受过培训的助产士。有研究表明，导乐分娩可以减轻产痛，减少镇痛药物的使用量，增强分娩自信心，促进自然分娩[6]。

一、原理

分娩的全过程中，有一个经过培训的导乐人员陪伴并持续地给予产妇生理和情感上的支持以及提供必要的信息和知识，同时辅以安全、有效的镇痛手段，使产妇感到舒适安全并对分娩留下美好回忆。

二、操作要点

（1）给予产妇持续的心理、生理和情感上的支持与鼓励。

（2）提供舒适、轻松的分娩环境。

（3）促进舒适感受，指导、协助产妇采取非药物性镇痛措施，包括：自由体位、按摩、拉玛泽呼吸法、音乐疗法、水疗等。

（4）同时指导、帮助及安慰产妇的亲友。

第五节　冷敷与热敷

一、冷敷疗法

冷敷疗法通过降低产妇组织温度来降低局部感觉，减轻肢体肿胀和冷却皮肤温度，对缓解肌肉骨骼和关节疼痛尤其显著。

（一）原理

冷敷能引起血管收缩，细胞代谢减少，减慢感觉神经元信号传导，减轻疼痛[7]。

（二）操作要点

（1）使用前需告知产妇及其家属冷敷的目的，征得同意。

（2）使用冰袋、填充冰块的乳胶手套、冷冻湿毛巾等工具间歇冷敷腰骶部或会阴部。

（3）硬膜外镇痛的产妇，不宜在麻醉阻滞范围内冷敷，否则可能损伤皮肤。

（4）产后冷敷会阴部能减轻肿胀和缓解缝合后疼痛。

（5）冷敷期间关注产妇主诉，定时观察局部皮肤，避免冻伤。

（6）孕产妇主诉寒冷或文化背景认为冷敷对身体有害时不宜冷敷。

二、热敷疗法

热敷疗法是一种将人的组织加热以达到治疗效果的治疗方式，其作为一种物理治疗方式，对一些软组织伤害可以有治疗的效果。

（一）原理

肌肉痉挛或紧张会导致局部缺血，热敷可以扩张血管、增加局部血流，血液流动增加可以加速清除伤害性刺激炎症介质，降低痛觉神经的兴奋性，达到缓解疼痛的效果[7]。

（二）操作要点

（1）产妇临产后可用热水袋、热毛巾、热敷包等工具间歇热敷腰背部、肩胛部，以缓解肌肉紧张、提高舒适度。

（2）进入第二产程，当产妇自觉有向下屏气的感觉后，在宫缩间歇期使用热敷工具敷于产妇会阴部，以促进盆底肌放松并减轻疼痛。

（3）热敷期间，如有冷却，及时更换。

（4）注意热敷温度不宜过高，关注产妇主诉，定时观察局部皮肤，避免烫伤。

（5）行会阴热敷者，当胎头着冠时，上台接生前停止热敷。

（6）会阴静脉曲张、有自发性血肿、会阴有皮肤破损、会阴有局部炎症等情况不适宜使用会阴热敷。

第六节　经皮神经电刺激技术

经皮神经电刺激技术（transcutaneous electric nerve stimulation, TENS）是一种通过电流脉冲来激活外周神经的非创伤性镇痛疗法，基于疼痛闸门控制理论，刺激机体产生内源性镇痛物质内啡肽，提高机体痛阈，达到分娩镇痛效果。TENS于20世纪70年代开始用于缓解分娩期间的疼痛，并逐渐受到重视。

一、TENS的分类

TENS装置按照刺激类型主要可以分为三类，常规TENS（conventional TENS）、针刺样TENS（acupuncture TENS）和强刺激TENS（intense TENS）[8]。常规TENS的刺激形式是高频低强度（波宽0.1～0.2 ms；频率大于50 Hz，通常处于80～100 Hz间），选择性激活非伤害性传入神经（Aβ纤维）；而针刺样TENS是低频高强度电刺激，激活小直径的伤害性纤维（Aδ和C纤维）；强刺激TENS是高频高强度的电刺激，选择性激活小直径的Aδ纤维，因其电流大，肌肉易疲劳，不能长时间使用。

二、TENS电极贴敷位置

TENS的电极位置对镇痛效果有重要影响。国外

不少分娩镇痛研究中，电极多放置于T10～S2水平的脊柱两侧，该位置对应的脊髓节段感受子宫收缩和子宫颈扩张传入的疼痛信息（图7-3）[9]。而国内不

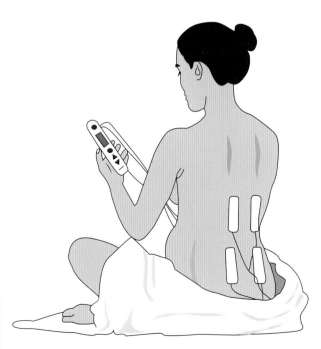

图7-3　经皮神经电刺激技术

少研究结合中医理论,将电极放置在相关穴位,也称为经皮穴位电刺激(Transcutaneous electrical acupoint stimulation, TEAS),TEAS实际是融合了我国传统针灸治疗和TENS技术的一类医疗技术,同样抑制外周疼痛刺激信号上传,又促进内源性阿片肽释放发挥镇痛作用。分娩镇痛的穴位选择中,以合谷与三阴交穴最多。

三、TENS 的镇痛方案

TENS用于分娩镇痛的时机还有争议[10],有研究认为潜伏期开始就可以实施经皮神经电刺激镇痛,初始电流强度可以设置为15 mA并逐渐增加,引起明显的震颤感且产妇可耐受为宜,产妇也可以根据感受自行调节,待进入活跃期可联合实施硬膜外镇痛。TENS联合硬膜外全产程多模式分娩镇痛,在产程潜伏期发挥了TENS的镇痛作用,减少药物镇痛时间,又弥补了活跃期TENS镇痛不足。

TENS作为辅助镇痛的方法,能缓解产妇产时及产后部分宫缩痛、延迟有创性镇痛开始时间、无药物镇痛的副作用,不影响产程,对新生儿安全可靠,值得在临床实践中推广使用。同时我们也要认识到,TENS只是一种辅助镇痛方法,并非用来替代现有技术或作为唯一的宫缩痛治疗手段。在目前,我国面临的现状是麻醉科医师短缺,椎管内分娩镇痛开展比例普遍较低,TENS不失为产房中分娩镇痛的一种辅助或者替代手段。

(单珊珊,吴娜,周瑶)

参考文献

[1] 谢幸,孔北华,段涛.妇产科学[M].9版.北京:人民卫生出版社,2018.

[2] 王晓娇,顾春怡,张铮,等.非药物性分娩镇痛在阴道试产产妇产程管理中的证据总结[J].中华护理杂志,2021,56(07):1086-1092.

[3] 苏浪.呼吸训练配合音乐疗法在分娩镇痛中的应用[J].当代护士(中旬刊),2021,28(05):57-58.

[4] 刘兴会,贺晶,漆洪波.助产[M].北京:人民卫生出版社,2018.

[5] Simkin P, Hanson L.助产手册:早期预防和处理难产[M].4版,2019.

[6] 王峰波,魏学功.分娩镇痛的应用研究进展[J].中国现代医药杂志,2020,22(02):106-108.

[7] 入驹慎吾.无痛分娩实践指南[M].吴斌,李珣,译.北京:中国纺织出版社,2020.

[8] 周瑶,徐振东.经皮神经电刺激用于围产期疼痛治疗的研究进展[J].上海医学,2021,44(3):213-216.

[9] Goldman AR, Porsch L, Hintermeister A, et al. Transcutaneous electrical nerve stimulation to reduce pain with medication abortion: a randomized controlled trial[J]. Obstet Gynecol, 2021, 137(1): 100-107.

[10] Koyyalamudi V, Sidhu G, Cornett EM, et al. New labor pain treatment options[J]. Curr Pain Headache Rep, 2016, 20(2): 11.

第八章
瑞芬太尼静脉分娩镇痛的实施方案

硬膜外镇痛是目前临床应用最广泛的分娩镇痛方式,但并不适用于所有产妇。对于存在椎管内麻醉禁忌证(包括凝血功能障碍、严重脊柱畸形、穿刺部位感染或损伤等),无法配合体位摆放,或拒绝接受硬膜外穿刺操作的产妇,肠外阿片类药物镇痛是主要的替代方案。常用药物包括芬太尼、吗啡、纳布啡、布托啡诺和瑞芬太尼[1]。其中,瑞芬太尼作为超短效阿片类药物,主要特点包括起效迅速、代谢快、代谢产物无活性、可控性强、无新生儿呼吸抑制的风险,且镇痛效果优于其他阿片类药物,产妇满意度更高。因此,瑞芬太尼静脉分娩镇痛逐渐成为椎管内麻醉的首选替代方案。然而,引起部分产妇明显的呼吸抑制及低氧血症是其主要的不良反应,需高度警惕[2]。实施过程中应采用严密的呼吸和氧饱和度监测,辅以吸氧,并配置专职人员一对一监护。尽管在本书的第六章对瑞芬太尼进行了一些介绍,但是鉴于瑞芬太尼静脉分娩镇痛是近年来较受重视的一类特殊的药物分娩镇痛技术,在欧洲应用较为广泛,因此本书特辟一章专门介绍其具体方案及管理。

一、镇痛前评估

(1)病史询问:产妇的基本情况、现病史、既往史、药物过敏史、麻醉史、合并症、特殊药物应用史等。

(2)体格检查:生命体征、全身情况,是否存在困难气道等。

(3)实验室检查:血常规等常规检查。存在合并症或其他可能增加风险的情况,应进行相应的特殊实验室检查。

二、适应证

(1)产妇自愿。

(2)经产科医师评估,可进行经阴道试产或经阴道分娩者。

(3)拒绝行椎管内阻滞或存在椎管内阻滞禁忌证

的产妇。

(4)产程进展迅速或产妇无法配合椎管内穿刺,又坚决要求行分娩镇痛的产妇。

三、禁忌证

(1)产妇拒绝。

(2)已知对盐酸瑞芬太尼中各组分或其他阿片类药物有过敏史的产妇。

(3)重症肌无力及易致呼吸抑制的产妇。

(4)孕期使用单胺氧化酶抑制剂的产妇。

(5)有支气管哮喘或其他严重呼吸道疾患病史的产妇。

四、镇痛前准备

1. 设备及物品配置

(1)麻醉机、除颤仪。

(2)多功能心电监护仪。

(3)供氧设备:中心供氧、氧气瓶、鼻导管、面罩。

(4)气道管理设备:直视/可视喉镜、气管导管、口咽/鼻咽通气道、喉罩、困难气道设备等。

(5)吸引装置:吸痰管、吸引皮条、负压吸引器。

(6)镇痛泵。

(7)胎心监护仪。

(8)新生儿抢救复苏设备。

(9)抢救车:抢救药品、抢救物品。

(10)除颤仪。

2. 药品准备

(1)静脉输液用液体:乳酸林格氏液、0.9%NaCl等。

(2)瑞芬太尼、纳洛酮。

(3)抢救药品。

3. 人员配备

(1)具有主治以上资格的麻醉科医师,能熟练掌握心肺复苏、气道管理技术,能迅速应对突发抢救。

(2)配合的护理人员应具备相关资质,接受过分娩镇痛相关的系统培训。

4. 产妇准备

（1）产妇进入产房后避免摄入固体食物，可适量饮用高能量清亮液体。

（2）知情同意：实施瑞芬太尼静脉分娩镇痛前，需告知产妇和（或）家属分娩镇痛方式及其获益和风险（可能的并发症或副作用），取得产妇本人自愿同意，并由产妇本人或委托人签署分娩镇痛知情同意书。

（3）开放18G以上静脉通路。

五、实施时机

产妇存在椎管内麻醉分娩镇痛禁忌证，且已进入导乐室，方可开展。由接受过系统培训的专职护理人员"一对一"全程监护，由主治以上资格的麻醉科医师实施。

六、实施流程

（1）产科医师、麻醉科医师对产妇进行评估。

（2）签署知情同意。

（3）建立生命体征监测（心电图、无创血压、氧饱和度、呼吸频率）和胎心率监测。

（4）吸氧：鼻导管或面罩吸氧，氧流量2～3 L/min。

（5）开放18G以上静脉通路，连接补液。

（6）取半卧位或平卧位，平卧位时保持子宫左倾。

（7）应有随时手控加压给氧的条件和设备，准备好紧急插管用具及相关抢救药品。

（8）实施瑞芬太尼静脉分娩镇痛。

（9）记录产妇各项生命体征，评估产妇疼痛程度（VAS评分/NRS评分）和镇静程度（Ramsay镇静评分）。

（10）严密观察各项不良反应和并发症，如发现产妇镇痛不足、呼吸抑制、过度镇静、恶心、呕吐等不良反应时，应及时对症处理。

（11）产妇生命体征平稳、镇痛效果完善后，交由专职护理人员继续观察并记录。

（12）分娩结束后，关停镇痛泵，观察2 h返回病房。

七、推荐给药方案

既往关于瑞芬太尼静脉分娩镇痛的研究中，患者自控镇痛（PCA）、背景剂量持续输注和阶梯式剂量递增三种给药模式均有报道。2017年发表的一项荟萃分析共纳入20项涉及瑞芬太尼静脉分娩镇痛的研究，大部分研究未采用背景剂量持续输注模式，所有研究均采用PCA模式，其中约半数采用阶梯式递增的PCA模式[3]。

美国妇产科医师协会（ACOG）在2017年发布的《产科镇痛与麻醉实践指南》中，明确给出了瑞芬

太尼静脉分娩镇痛的推荐方案（表8-1）[4]。但是，该方案缺少药物配置方案，且未明确是否采用阶梯式递增的方式给药。参考既往的文献报道，我们推荐的药物配置方案为：生理盐水将盐酸瑞芬太尼稀释至20 μg/mL[5,6]。可以考虑阶梯式递增的PCA给药模式：根据镇痛效果和不良反应的情况，每次递增或递减剂量为0.1 ～ 0.15 μg/kg[5,7-10]。

表8-1　瑞芬太尼静脉分娩镇痛的推荐方案

瑞芬太尼	参考数据
给药途径	经静脉给药
给药模式	患者自控镇痛
单次给药剂量	0.15 ～ 0.5 μg/kg
间隔时间	2 min
起效时间	20 ～ 90 s
持续时间	3 ～ 4 min
消除半衰期（产妇）	9 ～ 10 min

八、镇痛期间的饮食和液体管理

分娩期间，产妇可适当摄入清亮高能液体，避免摄入固体食物。视具体情况，个体化调整补液方案。

九、不良反应的处理

（1）过度镇静：Ramsay评分≥4，立即停用镇痛泵，大声呼唤或给予强刺激。

（2）呼吸抑制和低氧血症：呼吸频率≤8次/分或氧饱和度＜95%时，及时唤醒产妇，减小瑞芬太尼的PCA剂量，必要时关停镇痛泵。若无法唤醒，应立即关停镇痛泵，评估产妇呼吸状况，是否发生舌后坠、呼吸抑制甚至呼吸暂停，可予面罩加压通气。必要时静脉推注纳洛酮，每次0.1 ～ 0.2 mg。

（3）低血压：首先明确低血压发生的原因，需除外产科因素（仰卧位低血压综合征、出血等）以及过敏等其他可能引起低血压的因素。治疗措施包括改变体位、加快补液、停用催产素等，必要时给予升压药物。

（4）恶心、呕吐：发生恶心、呕吐时，首先明确是否发生低血压。可给予甲氧氯普胺以及5-HT$_3$受体拮抗剂等止吐药物。

（5）瘙痒：多数情况下无须治疗，停药后即可自行缓解。治疗药物主要包括μ受体拮抗剂、部分μ受体拮抗剂和5-HT$_3$受体拮抗剂等。

（沈富毅，陈薇）

参考文献

［1］ Wilson M J A, MacArthur C, Hewitt C A, et al. Intravenous remifentanil patient-controlled analgesia versus intramuscular pethidine for pain relief in labour (RESPITE): an open-label, multicentre, randomised controlled trial[J]. Lancet, 2018, 392(10148): 662−672.

［2］ Logtenberg S, Oude Rengerink K, Verhoeven C J, et al. Labour pain with remifentanil patient-controlled analgesia versus epidural analgesia: a randomised equivalence trial[J]. BJOG, 2017, 124(4): 652−660.

［3］ Weibel S, Jelting Y, Afshari A, et al. Patient-controlled analgesia with remifentanil versus alternative parenteral methods for pain management in labour[J]. Cochrane Database Syst Rev, 2017, 4: CD011989.

［4］ American College of Obstetricians and Gynecologists' Committee on Practice Bulletins—Obstetrics No. 209: Obstetric Analgesia and Anesthesia[J]. Obstet Gynecol, 2019, 133(3): e208−e225.

［5］ Freeman L M, Bloemenkamp K W, Franssen M T, et al. Patient controlled analgesia with remifentanil versus epidural analgesia in labour: randomised multicentre equivalence trial[J]. BMJ, 2015, 350: h846.

［6］ Lin R, Tao Y, Yu Y, et al. Intravenous remifentanil versus epidural ropivacaine with sufentanil for labour analgesia: a retrospective study[J]. PLoS One, 2014, 9(11): e112283.

［7］ Shen M K, Wu Z F, Zhu A B, et al. Remifentanil for labour analgesia: a double-blinded, randomised controlled trial of maternal and neonatal effects of patient-controlled analgesia versus continuous infusion[J]. Anaesthesia, 2013, 68(3): 236−244.

［8］ Ismail M T, Hassanin M Z. Neuraxial analgesia versus intravenous remifentanil for pain relief in early labor in nulliparous women[J]. Arch Gynecol Obstet, 2012, 286(6): 1375−1381.

［9］ Tveit T O, Seiler S, Halvorsen A, et al. Labour analgesia: a randomised, controlled trial comparing intravenous remifentanil and epidural analgesia with ropivacaine and fentanyl[J]. Eur J Anaesthesiol, 2012, 29(3): 129−136.

［10］ Volmanen P, Sarvela J, Akural E I, et al. Intravenous remifentanil vs. epidural levobupivacaine with fentanyl for pain relief in early labour: a randomised, controlled, double-blinded study[J]. Acta Anaesthesiol Scand, 2008, 52(2): 249−255.

第三篇
分娩镇痛期间的管理

第九章
麻醉科医师在分娩镇痛期间的管理

分娩镇痛技术本身并不复杂,但是它的实施过程是个系统的工程,其规模化开展更需要医院具备一套完整的组织管理体系,包括硬件设施、规章制度和人力资源等。本章将主要介绍麻醉科医师在分娩镇痛期间的管理,包括爆发痛等常见并发症的处理及分娩镇痛转紧急剖宫产的麻醉管理等。

第一节　分娩镇痛过程中医务人员的职责分工

分娩镇痛工作的良好开展与分娩镇痛团队的共同协作密不可分,多学科团队包括麻醉科医师、产科医师、助产士,分工明确,各司其职。有条件的单位最好能同时配备麻醉科护士,麻醉科护士不仅可以很好地配合麻醉科医师的分娩镇痛工作,而且能够协助麻醉科医师在紧急情况下进行抢救。多学科团队合作能充分发挥各专业在产妇治疗及照护过程中的优势,促进相关学科的沟通与交流,有效规范各学科专业人员的处理意见,提高产妇满意度和母婴的安全性。

一、人员资质要求

1. 麻醉科医师资质要求

(1)取得医师执业证书,执业范围为麻醉专业。

(2)高年资住院医师及以上职称,经科室评估、医院授权具备独立从事分娩镇痛的能力。

(3)具备相关抢救复苏经验或接受过抢救复苏培训。

(4)具有精麻类药品处方权。

2. 其他卫生专业技术人员

包括配合实施分娩镇痛的相关麻醉护理人员的资质要求:应当取得相关证书及资质,并经分娩镇痛相关系统培训,同时具备抢救复苏经验或接受过相关培训。

二、职责分工

麻醉科医师与麻醉科护士的工作职责建议如下。

1. 麻醉科医师

(1)进行分娩镇痛前的评估工作。

(2)向产妇及家属介绍分娩镇痛的相关知识,告知风险及获益,签署知情同意书。

(3)专人操作及管理,包括遵循分娩镇痛诊疗常规进行操作,给药后至少床旁观察 15 min。

(4)定时巡视产妇,记录生命体征、疼痛评分、下肢运动评分,根据产妇疼痛情况调整镇痛药的剂量及浓度。及时处理镇痛不全及分娩镇痛并发症。

(5)分娩镇痛期间产妇发生危急情况实施剖宫产手术的麻醉。

(6)参与产妇异常及突发紧急情况的抢救。

(7)完成分娩镇痛的记录。

2. 麻醉科护士

(1)协助麻醉科医师完成分娩镇痛的操作。

(2)配制镇痛泵药物。

(3)巡视观察产妇生命体征、母体的异常情况并及时汇报麻醉科医师。协助麻醉科医师进行镇痛评估,产妇疼痛加剧时及时通知麻醉科医师等。

(4)协助麻醉科医师完成紧急的剖宫产手术麻醉。

(5)在麻醉科医师指导下,对镇痛药物及精麻药物的日常管理、登记、发放,物品、药品的补充,设备的日常检测、清洁与保养。

(6)镇痛结束时拔除硬膜外导管及回收镇痛泵。

(7)协助麻醉科医师完成分娩镇痛的记录。

(8)分娩镇痛后随访产妇,了解产妇满意度及并发症等。

3. 产科医师

评估产妇决定分娩方式,产程管理,产科并发症处理,异常及突发情况决定实施剖宫产。在产程中的具体管理在后续章节中具体介绍。

4. 助产士

助产士在产程管理以及分娩镇痛中具有非常重要的作用,这里简述助产士在分娩镇痛中的工作,在后续章节会有具体阐述。

(1)调整产妇体位为侧卧或半坐位、吸氧,监测产妇生命体征、宫缩、胎心率等,进行疼痛评分,产妇疼痛加剧时及时通知麻醉科医师。

(2)协助监测和处理相关并发症,如产时发热、一过性胎心率下降、尿潴留等。

(3)严密监测产程进展,调整宫缩。

(4)执行麻醉科医师或产科医师的相关医嘱,出现异常情况及时上报。

(5)条件允许时可增加导乐陪伴分娩。

5. 新生儿科医生

当出现新生儿窒迫等情况时抢救新生儿。新生儿复苏将在后续章节中具体介绍。

(李海冰)

第二节　镇痛效果的评定方法

在分娩过程中,疼痛的程度会随着镇痛时间的推移和产程的进展发生变化,麻醉科医师在镇痛过程中应随时监测疼痛程度的变化,必要时给予对症处理,要避免成为打一针就走的"麻醉师",把后续的镇痛管理完全交给助产士或者产妇自己。镇痛效果的评估有多种方法,这里简要介绍几种常用的定量评估方法。

一、视觉模拟量表

视觉模拟量表(visual analogue scales, VAS)通常是在一张白纸上画一条长10 cm的粗直线,两端分别写上无痛(0)和剧烈疼痛(10)字样。被测者根据其感受程度,在线上相应部位作记号,从无痛端至记号之间的距离为疼痛评分分数,即表示疼痛的量。目前常使用一种改进的VAS尺,尺的正面有在0到10之间可移动的标尺,背面有0到10数字的视觉模拟评分尺,当被测者移动标尺定于自己疼痛强度的位置时,医师能立即在尺的背面看到VAS的具体数字。VAS是最常用的疼痛强度评估方法。

二、语言评价量表

语言评价量表(verbal rating scales, VRS)将疼痛测量尺与口述描绘评分法相结合而成,其特点是将描绘疼痛程度的词汇等通过测量尺图形来表达,使患者更容易理解和使用。VRS将疼痛用无痛、轻微痛、中度痛、重度痛和极重度痛来表示。

三、数字评价量表

数字评价量表(numerical rating scale, NRS)是将VAS改用数字在表上表示,疼痛程度用0到10这11个数字表示,0表示无痛,10表示最痛。被测者根据个人疼痛感受在其中一个数字作记号。

四、疼痛问卷表

疼痛问卷表是一种多因素评分方法,是根据疼痛的生理感觉、患者的情感和认识成分等因素设计而成,因此能较准确的评价疼痛的强度与性质。包括麦吉尔疼痛问卷表(Mcgill pain questionnaire, MPQ)、简化的麦吉尔疼痛问卷表(SF-MPQ)以及简明疼痛问卷表(brief pain questionnaire, BPQ)等。但疼痛问卷表在分娩镇痛中均不常用,这里不再赘述。

五、疼痛的心理学评估

疼痛是一种不愉快的感觉和情绪方面的体验,疼痛除了与刺激因素及神经冲动相关联之外,同时又具有人的主观性和个体性。因此,在开展分娩镇痛时,进行必要的心理评估以及心理关怀也具有十分重要的意义。

1. 影响疼痛的心理因素

心理社会因素可直接影响疼痛的感觉效应,甚至一些慢性疼痛症状是通过一些心理因素固定下来,心理社会因素可影响个体对疼痛的感受和耐受。

2. 文化与教育背景

疼痛不仅是身体组织受到创伤的简单体验,还与个人对疼痛的原因及后果的认识有关。而个人的文化程度和所受教育背景在其对疼痛认识和产生情感反应当中具有重要作用。同样的刺激,不同个体有不同的感觉与反应,疼痛因人而异,因文化程度而异。

3. 疼痛经历

过去的疼痛经历对以后的疼痛感受有一定的影响,如曾经因手术而引起难以忍受的疼痛并多次使用麻醉性镇痛药止痛者,在第二次手术时就会对手术和疼痛产生恐惧,因而较小的手术创伤也可能引起难以忍受的疼痛感觉。

4. 注意力的影响

如果个体将注意力集中到疼痛部位,会感觉到疼痛更加剧烈难忍。相反,如果将注意力转移到与疼痛无关的活动,则常常"忘记"了疼痛,或疼痛明显减轻,甚至体验不到疼痛。分娩镇痛中的一些非药物镇痛方法,如音乐疗法等具有类似作用。

5. 情绪状态

个体的情绪状态对疼痛的影响很大,一个人在兴奋、愉快的情绪状态下,疼痛感受可被抑制。相反,在抑郁焦虑的情绪时,会引起疼痛阈值降低,即使轻微的伤害刺激也可能感到疼痛,甚至强烈的疼痛。抑郁常常引起慢性疼痛和持续性疼痛,并使疼痛加剧,形成恶性循环。

在分娩镇痛的评估以及处理当中,既要注意客观的疼痛评分,也要关注产妇的个性、社会学习、早期经验和对生活的期待等对疼痛的体验和强度产生的影响。

(李海冰)

第三节　分娩镇痛期间爆发痛的处理

分娩镇痛期间突然出现的疼痛剧烈发作,产妇经自控镇痛后疼痛仍不能缓解的情况称为爆发痛[1]。根据文献中具体定义的不同,分娩镇痛期间爆发痛的发生率在0.9% ~ 25%之间[2]。爆发痛可能增加麻醉科医师的工作负荷,并降低产妇的满意度。因此,治疗和预防爆发痛也是麻醉科医师在分娩镇痛管理中的重要内容。

一、爆发痛的危险因素及预测

除了麻醉相关的多种因素所致镇痛不全可能导致爆发痛外,母体和产科因素也可能与爆发痛的发生相关(表9-1)[2]。

既往已有多项研究建立了爆发痛的不同预测模型,目前尚未确定哪种模型的预测价值最高。一项研究比较了三种不同方法(随机森林图、XGBoost、

Logistic回归)建立的模型的预测价值,发现三种模型均具有中等预测价值。这三种模型包含了12项共有的参数,包括:意外静脉穿刺、椎管内镇痛后最高疼痛评分、地诺前列酮栓使用量、椎管内麻醉的技术、椎管内麻醉操作尝试次数、硬膜外隙深度、体重指数、椎管内镇痛前催产素输注率、产妇年龄、椎管内镇痛前宫颈扩张、产次和麻醉科医师级别[3]。提示我们在临床工作中对具有相关特征的产妇需密切关注。

二、减少爆发痛的方法

与爆发痛相关的母体或产科的部分因素可能不易干预,但从麻醉的角度,可通过不同椎管内镇痛技术、分娩镇痛维持的方法、镇痛用药的选择等方面进行干预,以减少爆发痛的发生。

1. 分娩镇痛技术

硬膜外镇痛仍然是目前最常用的椎管内镇痛技术,它的不良反应最小,但是起效相对缓慢,且可能因为骶尾部药物扩散不足、单侧阻滞等原因造成镇痛质量不高。相对而言,腰硬联合(combined spinal epidural, CSE)镇痛技术则使得药物注入蛛网膜下腔后向头尾侧扩散一致,能提供快速均匀地感觉阻滞,相较于硬膜外麻醉,CSE的爆发痛发生更少[2]。但由此带来的副作用可能更大,包括母体瘙痒、胎儿心动过缓等[4]。

在此基础上提出的硬脊膜穿破硬膜外(dural puncture epidural, DPE)技术使硬膜外隙药物通过硬脊膜破孔渗入蛛网膜下腔,既保留了CSE技术的优点,又减少了直接鞘内给药的不良反应。一项随机对照研究

表9-1　椎管内分娩镇痛中出现爆发痛的母体及产科高危因素

母 体 因 素	产 科 因 素
肥胖	初产
背部解剖异常	胎儿过大
慢性腰背痛	胎儿异常
阿片类药物耐受	引产或助产
高龄	宫口开大 > 7 cm要求镇痛
—	产程过长或过快

比较了这三种技术的起效时间和镇痛范围，发现CSE技术起效最快，硬膜外和DPE技术起效时间无差异。而应用于分娩镇痛时，DPE技术比硬膜外阻滞平面更广、镇痛质量更高，同时母婴不良反应相较于CSE技术明显更少[4]。

2. 分娩镇痛的维持

早期常使用持续硬膜外输注（continuous epidural infusion, CEI）和患者自控硬膜外镇痛（patient controlled epidural analgesia, PCEA）维持分娩镇痛。随着技术的革新，程控间歇硬膜外脉冲（programmed intermittent epidural bolus, PIEB）在临床应用日益广泛。与CEI相比，PCEA可减少爆发痛和运动阻滞的发生，且需要麻醉科医师的干预更少。而PIEB相较于CEI或PCEA，更能提高分娩镇痛效果并减少爆发痛的发生[5,6]。已有中到高级质量证据支持PIEB可安全有效地替代CEI维持方案[5]。

3. 分娩镇痛的药物选择

目前常用的硬膜外镇痛药物为低浓度局部麻醉药复合阿片类药物，如罗哌卡因/布比卡因+芬太尼/舒芬太尼，加强镇痛效果同时减少运动阻滞，但尚无公认的最优方案。根据分娩镇痛技术和维持方案的不同，用药方案的优化也在持续探索中。CSE分娩镇痛中，蛛网膜下腔给药后硬膜外给予可乐定75 μg+新斯的明500 μg混合液，可减少硬膜外局部麻醉药用量，给药后1 h产妇爆发痛减少，满意度更高[7]。另外，在CSE分娩镇痛时蛛网膜下腔给予吗啡100 μg，也可明显减少爆发痛的发生[8]。若已经发生了爆发痛，给予起效快、麻醉效能强的局部麻醉药更有利于爆发痛的控制。有研究证实1.5%氯普鲁卡因较0.15%罗哌卡因可以快速、有效地缓解分娩镇痛时的爆发痛，并提高产妇满意度[9]。

三、爆发痛的处理流程

除了预防之外，对于已经发生的爆发痛，应有相应的处理流程进行管理，以便及时诊断病因并进行相应的治疗。根据《中国椎管内分娩镇痛专家共识（2021版）》[1]的建议，本节将爆发痛的处理总结为图9-1。

通过改进椎管内分娩镇痛技术，并优化用药及维

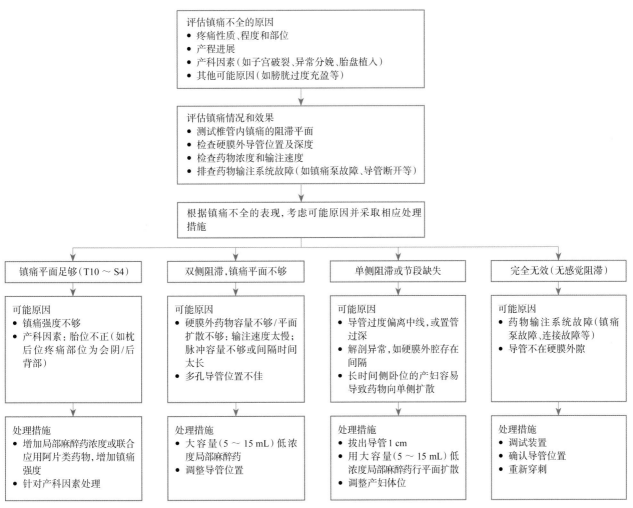

图9-1　爆发痛处理流程

持方案,可有效预防爆发痛的发生。对于已发生的爆发痛,需要有清晰明确的处理流程,以降低爆发痛对母胎及医护带来的不利影响。

（方　昕）

第四节　分娩镇痛期间急诊剖宫产的管理

对于高危妊娠,实施剖宫产快速终止妊娠常常作为抢救危重孕产妇和胎儿生命的有效手段。分娩镇痛期间,产妇发生危急情况者,由产科医师决定立即启动急诊剖宫产流程。目前,英美的产科共识建议,对于急诊剖宫产,自决定手术至胎儿娩出的时间间隔(decision to delivery interval, DDI)应控制在30 min内。缩短DDI可明显改善新生儿的预后并提高生存能力,特别在产妇心搏骤停情况下,紧急抢救时在5 min内把胎儿从宫内取出,可大大减少新生儿脑部并发症。目前,30 min原则为专家共识推荐,还缺乏循证医学证据,也不意味着超过30 min一定会导致新生儿并发症甚至死亡。但分娩机构都应该有能力进行紧急剖宫产,在保证安全的前提下,竭尽所能地做到缩短时间,最快娩出新生儿。

一、急诊剖宫产启动标准

（1）急诊剖宫产指征包括:① 胎盘早剥;② 急性胎儿窘迫,如胎心率频发晚期减速、重度变异减速;③ 前置胎盘伴出血;④ 产程中发现无法经阴道分娩的胎位异常,如横位、胎头高直后位、前不均倾位、臀位(足先露)、面先露等;⑤ 产程异常,如胎头下降停滞、潜伏期延长、活跃期停滞、第二产程停滞等;⑥ 羊水指数 < 2 cm等等。

（2）即刻剖宫产指征包括:① 产妇心搏骤停或临终前剖宫产;② 脐带脱垂或严重胎儿宫内窘迫;③ 羊水栓塞;④ 子宫破裂大出血;⑤ 危及母胎生命安全的情况。

二、分娩镇痛中转剖宫产麻醉

在产房的分娩镇痛过程中,由于母体或胎儿情况需要行紧急剖宫产。麻醉科医师尽快了解产科的紧急情况、产妇的既往史、进食、术前常规检查及产妇合并疾病情况,迅速评估气道。根据产妇及胎儿的状态、当时的医疗条件及麻醉科医师对各种麻醉方式熟练掌握的情况来决定麻醉方式。麻醉技术的选择应该做到个体化。遵循术前访视和告知制度,向产妇及家属介绍麻醉方式及存在的风险,并签署麻醉知情同意书。如果时间紧迫,术前访视和签署知情同意书与术前准备同时进行。饱食患者需注意预防反流误吸:非颗粒型抗酸剂、H_2受体阻滞剂、促胃动力剂、质子泵阻滞剂、环状软骨按压+快速顺序诱导。上海市第一妇婴保健院在产房手术室中常规备有全麻诱导药箱和气管插管用具,麻醉机一直处于备用状态,以备紧急剖宫产时麻醉所需。

三、椎管内麻醉的实施

（1）检查麻醉机,准备好抢救设备和药物。

（2）麻醉开始前常规开放静脉(18G套管针)。

（3）产妇转移至手术台上,保持左倾15°体位。

（4）输注晶体液500 ～ 1 000 mL。妊娠期高血压疾病产妇需根据血压予以适当的液体治疗。

（5）常规监测血压、心律和血氧饱和度。

（6）鼻导管吸氧(5 L/min)。

（7）有留置硬膜外导管的,局部麻醉药一般选择1.5% ～ 2%利多卡因、0.75%罗哌卡因或0.5%布比卡因,在紧急剖宫产时可用3%的2-氯普鲁卡因或1.73%盐酸利多卡因。硬膜外用药剂量可比非孕妇适当减少。

1) 通过硬膜外导管给予试验剂量:1.5%利多卡因+1∶200 000肾上腺素3 mL,3 min后确定无血管内或蛛网膜下腔内置管阳性征象。

2) 2%利多卡因15 ～ 20 mL,或3%的2-氯普鲁卡因20 ～ 30 mL,3 min内全部给完。一般在确定要急诊剖宫产时,可以在产房内先给试验剂量和10 mL左右的2%利多卡因。到达手术室后再给后续的剂量。有的麻醉科医师是待患者到达手术室再给硬膜外局部麻醉药,可能会延迟麻醉起效时间或增加麻醉失败风险。

（8）硬膜外镇痛中转剖宫产,如留置的硬膜外导管脱出或无效的,监测胎心率,胎心率稳定,经产科评估同意实施椎管内麻醉者,立即行硬膜外阻滞或腰硬联合阻滞。

1) 硬膜外阻滞:产妇侧卧位,选择L2 ～ L3或L1 ～ L2椎间隙作为穿刺点,留置导管4 cm。给予试验剂量：1.5%利多卡因+1：200 000肾上腺素3 mL，3 min后如无血管内或蛛网膜下腔内置管阳性征象，立即分次注入2%利多卡因15～20 mL。

2）腰硬联合阻滞：产妇侧卧位，选择L3～L4或L2～L3椎间隙作为穿刺点，经腰麻针穿刺成功后注入0.5%盐酸罗哌卡因注射液10～15 mg，或者0.5%布比卡因7～10 mg。退出腰麻针后，向头侧留置硬膜外导管备用，需要时通过硬膜外导管给药。

3）阻滞成功后产妇平卧，采用左倾15°体位直至胎儿娩出。

4）在胎儿娩出前，无创血压监测调整为每隔1 min监测1次，胎儿娩出后每隔3 min监测1次。

5）如果发生低血压（SBP < 90 mmHg），静脉注射麻黄碱每次5～10 mg或去氧肾上腺素每次50～100 µg，直到血压恢复正常。

四、全身麻醉的实施

全麻的适应证：① 有椎管内阻滞禁忌证；② 胎心率不稳定，经产科评估不能耐受椎管内阻滞时者；③ 术中须抢救和确保气道安全的产妇。

（1）做好术前气道评估，预先发现气道管理困难的产妇。确保吸引器正常工作，备好困难气道装置（如双管喉罩、可视喉镜、纤维支气管镜等），预防反流误吸。

（2）实施常规监测，包括血压、心电图、血氧饱和度和呼气末CO_2分压。

（3）产妇保持子宫左倾15°，以及最佳通气体位状态。

（4）诱导前高流量（5～6 L/min）面罩吸氧3～5 min，或5～8次最大肺活量通气。

（5）产妇预吸氧的同时产科医师应做好手术准备（包括消毒并铺盖无菌单等），待儿科医师到位后开始麻醉诱导。

（6）采用快速顺序诱导：静脉注射丙泊酚1.5～2.0 mg/kg加琥珀胆碱1.0～1.5 mg/kg或罗库溴铵0.6～1.0 mg/kg。对于妊娠期高血压疾病的产妇推荐使用0.5～1.0 µg/kg瑞芬太尼。如果血流动力学不平稳，也可静脉注射依托咪酯0.2～0.3 mg/kg或者氯胺酮1～1.5 mg/kg。接受硫酸镁治疗的产妇肌松药应适当减量。可采用Sellick手法压迫环状软骨直至确定气管导管的正确位置以及气囊充气为止。

（7）50% O_2+50% N_2O+0.5 MAC异/七氟烷或者0.5～1 MAC的七氟烷吸入维持麻醉，直至胎儿娩出。胎儿娩出后可给予非去极化肌松药，适当追加芬太尼150～250 µg或舒芬太尼10～30 µg等阿片类镇痛药。降低吸入麻醉药浓度到1 MAC以下，以免影响宫缩。

（8）避免过度通气，防止胎儿酸中毒。

（9）为防止术中知晓，必要时可静注咪达唑仑2～4 mg。

（10）饱胃产妇手术结束前可置入胃管排空胃内容物，并静注托烷司琼，预防术后恶心、呕吐。

（11）产妇完全清醒后拔除气管导管及胃管。

（12）术后镇痛可采用经静脉患者自控镇痛（patient controlled intravenous analgesia, PCIA）或者PCIA复合超声引导下腹横肌平面阻滞（TAP）。

五、局部麻醉下的加强监护麻醉的实施

（1）开放静脉。

（2）监测血压、SpO_2、心电图。

（3）产科医师以利多卡因逐层浸润麻醉进腹，直至胎儿娩出。

（4）胎儿娩出后，可以辅用镇静、镇痛药，必要时行全身麻醉（按饱胃处理）。

产房内即刻剖宫产的流程如图9-2。

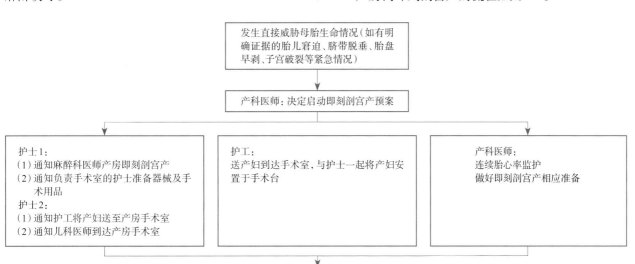

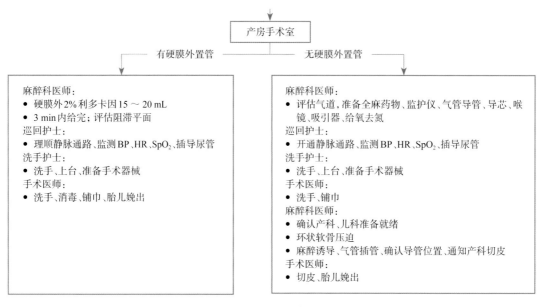

图9-2 产妇即刻剖宫产的流程图

（李海冰）

参考文献

[1] 于泳浩,曲元,刘志强,等.中国椎管内分娩镇痛专家共识(2021版).

[2] Tan H S, Sng B L, Sia A T H. Reducing breakthrough pain during labour epidural analgesia: an update[J]. Curr Opin Anaesthesiol, 2019, 32(3): 307−314.

[3] Tan H S, Liu N, Sultana R, et al. Prediction of breakthrough pain during labour neuraxial analgesia: comparison of machine learning and multivariable regression approaches[J]. Int J Obstet Anesth, 2021, 45: 99−110.

[4] Chau A, Bibbo C, Huang C C, et al. Dural Puncture Epidural Technique Improves Labor Analgesia Quality With Fewer Side Effects Compared With Epidural and Combined Spinal Epidural Techniques: A Randomized Clinical Trial[J]. Anesth Analg, 2017, 124(2): 560−569.

[5] Hussain N, Lagnese C M, Hayes B, et al. Comparative analgesic efficacy and safety of intermittent local anaesthetic epidural bolus for labour: a systematic review and meta-analysis[J]. Br J Anaesth, 2020, 125(4): 560−579.

[6] Roofthooft E, Barbe A, Schildermans J, et al. Programmed intermittent epidural bolus vs. patient-controlled epidural analgesia for maintenance of labour analgesia: a two-centre, double-blind, randomised studydagger[J]. Anaesthesia, 2020, 75(12): 1635−1642.

[7] Boogmans T, Vertommen J, Valkenborgh T, et al. Epidural neostigmine and clonidine improves the quality of combined spinal epidural analgesia in labour: a randomised, double-blind controlled trial[J]. Eur J Anaesthesiol, 2014, 31(4): 190−196.

[8] Vasudevan A, Snowman C E, Sundar S, et al. Intrathecal morphine reduces breakthrough pain during labour epidural analgesia[J]. Br J Anaesth, 2007, 98(2): 241−245.

[9] 计天珍,李锐,朱海娟,等.氯普鲁卡因缓解分娩镇痛中爆发痛的效果［J］.临床麻醉学杂志,2021,37（07）: 698−701.

第十章
产科医师在分娩镇痛期间产程的管理

总产程指分娩的全过程，即从规律宫缩开始，至胎儿、胎盘娩出的全过程。临床上分为三个阶段：

第一产程：为宫颈扩张期，从规律宫缩到宫口开全（宫颈口扩张 10 cm）。第一产程进一步分为潜伏期和活跃期。潜伏期宫口扩张缓慢，活跃期宫口扩张快速。

第二产程：为胎儿娩出期，指宫口开全至胎儿娩出。

第三产程：为胎盘娩出期，指胎儿娩出后至胎盘娩出。

产科医师在分娩镇痛期间的主要职责为产程的管理，产科并发症的处理，以及在异常和突发情况下，决定是否终止经阴道分娩及实施剖宫产手术。

一、产程的变迁[1-3]

1954年 Friedman 医生通过观察 500 例初产妇产程数据，提出"产程图"概念（图 10-1），通过对胎先露下降、宫口扩张进程记录产程，进而判断产程是否正常，是否需要干预。Friedman 产程图有三个关键点：① 潜伏期至活跃期的拐点约位于宫口扩张 3 ~ 4 cm 时；② 活跃期时正常宫口扩张的最低速度：初产妇为 1.2 cm/h，经产妇为 1.5 cm/h；③ 第二产程延长的诊断截断值：初产妇 ≥ 2 h，经产妇 ≥ 1 h。

几十年来，产科医师和助产士通常沿用 Friedman 产程图来协助产程管理。但随着婚育年龄推迟、孕妇生活条件改善导致孕妇和胎儿体重增加，在实践中对自然产程的认识加深，以张军教授为首的学者们进行了一些高质量的循证研究，结合不同种族人群的差异性，提出了不同于 Friedman 产程（旧产程）的新产程标准，包括：

（1）活跃期宫口快速扩张的拐点出现在宫口扩张 4 ~ 6 cm 时，我国"正常分娩指南"将 5 cm 作为活跃期的起点。

（2）第二产程延长的截断值：初产妇 ≥ 3 h（硬膜外镇痛者 ≥ 4 h），经产妇 ≥ 2 h（硬膜外镇痛者 ≥ 3 h）。新旧产程时限的比较见表 10-1。新产程标准对产程时限设定更为宽裕，在保障母胎安全的前提下，主张给予产妇充分试产的机会，减少不必要的产程干预，降低剖宫产率。

新产程监测图（图 10-2）用阶梯状的第 95 百分位数线表示。新产程图自初产妇入院起，记录宫口扩张程度，分别以宫口扩张 2 cm、3 cm、4 cm 和 5 cm 为起点，依据产程进展中产妇宫口扩张等生理机能的变化情况，描绘出 4 条阶梯状处理线，如果越过相应的处理线进入其右侧区域则可考虑为产程停滞。新产程图解答了对活跃期起始点的判断及对活跃期宫口扩张速率

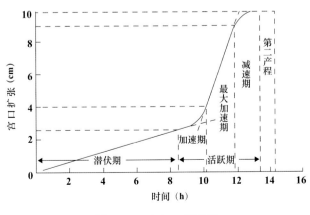

图 10-1　Friedman 产程图

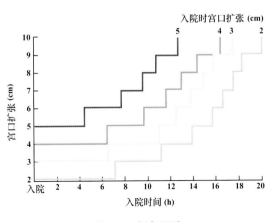

图 10-2　新产程图

表 10-1　新、旧产程时限的比较

	旧　产　程	新　产　程
潜伏期延长	超过 16 h	初产妇 > 20 h，经产妇 > 14 h
活跃期起点（宫口扩张）	3 ～ 4 cm	4 ～ 6 cm
活跃期停滞	宫口扩张 > 4 cm，宫口扩张停止 ≥ 2 h	破膜且宫口扩张 ≥ 5 ～ 6 cm 后： 如果宫缩正常，宫口停止扩张 ≥ 4 h； 如果宫缩欠佳，宫口停止扩张 ≥ 6 h
第二产程延长	如未行硬膜外镇痛，初产妇超过 2 h，经产妇超过 1 h； 如行硬膜外镇痛，初产妇超过 3 h，经产妇超过 2 h	如未行硬膜外镇痛，初产妇超过 3 h，经产妇超过 2 h； 如行硬膜外镇痛，初产妇超过 4 h，经产妇超过 3 h

的困惑，能更加直观反映产程动态，且具有个体化治疗的灵活性。

二、产程管理[4-6]

（一）第一产程管理

第一产程的临床表现为规律宫缩、宫口扩张、胎先露下降及胎膜破裂。鉴于孕晚期多数孕妇有假性宫缩，而产程初期规律宫缩强度弱，故确定准确的临产时间困难。孕妇过早住院，可能带来不必要的干预，增加剖宫产率。建议初产妇确定正式临产后，宫颈管完全消退后可住院待产，经产妇则确定宫缩后尽早待产。入院的孕妇进行评估，测量孕妇的生命体征、评估胎儿大小、宫缩质地和频率、头盆关系、宫口扩张等情况，给予胎心率监护，对于存在高危或急症情况的孕妇，进行紧急处理。第一产程时间长，以观察为主，给予支持治疗，尽量减少不必要的干预。

1. 支持治疗

孕妇采取让自己舒适的体位待产，比起卧位，使用直立位如立位、坐位等，有助于缩短第一产程时间。鼓励孕妇进食，以高热量、易消化、无渣的食物为主，积极补充水分，无须常规静脉补液，既保证充分的体力，又利于在需要行急诊剖宫产时的麻醉和手术安全。给予精神支持，消除孕妇恐惧心理，缓解其焦虑情绪。鼓励孕妇按时排尿，每 2 ～ 4 h 一次，避免膀胱充盈影响胎头下降，必要时可导尿。

2. 母体观察

定期监测生命体征，第一产程宫缩时孕妇血压可升高 5 ～ 10 mmHg，间歇期恢复，若有不适或发现血压升高，则增加监测频率，并予以相应处理；对于体温升高者，应及时评估，完善检测，排除宫内感染；观察有无异常阴道出血，警惕前置胎盘、胎盘早剥、前置血管破裂出血等情况。为降低胎儿医源性感染风险，尽量减少阴道检查次数，但对于阴道血性分泌物增

多、胎膜自破、排便感、胎心率异常等，应即刻行阴道检查。

3. 胎心率监测

低危孕妇潜伏期可采用间断胎心听诊结合电子胎心监护的方式评估胎儿，随产程进展适当增加听诊次数。对合并胎儿宫内窘迫高危因素的孕妇，建议连续电子胎心监护评估胎心率、基线变异及其与宫缩的关系，密切监测胎儿宫内情况。潜伏期至少每 60 min 听诊 1 次胎心率。活跃期至少每 30 min 听诊 1 次胎心率。如间断听诊异常，建议持续电子胎心监护。

4. 产程处理

（1）潜伏期：单纯的潜伏期延长不是剖宫产指征，但产程延长将增加宫缩乏力、难产、产后出血等风险，可选择人工破膜和（或）缩宫素静脉滴注来加速产程。存在潜伏期延长趋势的孕妇，若宫口未开大，可予以哌替啶 100 mg 肌内注射，以纠正子宫不协调性收缩，缓解宫缩引起的疼痛，充分休息后，常能进入活跃期。

（2）活跃期：宫口 2 h 无进展时，在排除头盆不称及严重的胎头位置异常的前提下，可行人工破膜，宫缩欠佳者可行缩宫素加强产力，加速产程。发现胎方位异常时如枕横位或枕后位，可手转胎头矫正胎方位。当破膜且宫颈口扩张 ≥ 6 cm，若宫缩正常，宫颈口停止扩张 ≥ 4 h；若宫缩欠佳，宫颈口停止扩张 ≥ 6 h，可诊断为活跃期停滞。活跃期停滞提示头盆不称，应及时剖宫产。

（二）第二产程管理

第二产程宫口已开全，胎膜多已自然破裂，如未破膜，可影响胎先露下降，应于宫缩间歇人工破膜。当胎头下降压迫盆底组织时，孕妇会产生反射性排便感，并不由自主地做出向下用力屏气的动作，会阴膨隆、变薄，肛门括约肌松弛，继而胎头拨露着冠，胎头、胎肩和胎体随之娩出。第二产程应更关注胎心监护、宫缩、

头盆关系等,警惕第二产程延长可能增加母胎并发症风险,如产后出血、围生期感染、严重会阴裂伤、新生儿窒息和感染。

1. 胎心率监测

第二产程宫缩频而强,应增加胎心率监测的频率,至少每10 min听诊1次,听诊应在宫缩间歇期且至少听诊30 ~ 60 s,有条件者建议采用连续电子胎心监护。若发现可疑胎儿宫内窘迫,应即刻行阴道检查,综合评估产程进展情况,尽快结束分娩。

2. 产程处理

在胎儿监护正常、孕妇状态良好的情况下,如果胎先露位于S+2以上和(或)非枕前位时,孕妇也没有迫切用力的意愿可密切观察。但对于接受了硬膜外镇痛的初产妇,建议在第二产程开始时即可在指导下用力。循证证据显示,接受椎管内镇痛的初产妇,尽管延迟用力和立即用力在经阴道分娩率方面无差异,但延迟用力会显著增加第二产程时间,并显著增加绒毛膜羊膜炎、产后出血及新生儿酸中毒风险。不推荐在第二产程阶段应用人工宫底加压加速分娩。对于阴道自然分娩的孕妇不推荐常规使用会阴切开术,但应采取会阴保护以减少损伤。第二产程异常,要高度警惕头盆不称,需综合评估孕妇屏气用力情况、头盆关系、胎头水肿或颅骨重叠情况,根据具体的评估情况决定剖宫产或阴道助产分娩。

3. 支持治疗

第二产程会阴热敷和按摩可降低严重会阴裂伤的风险,同时可以降低会阴Ⅲ、Ⅳ度裂伤的发生率,鼓励孕妇采用最舒适的姿势进行分娩。鼓励家属陪护,给予精神支持。

(三)第三产程管理

第三产程为胎盘娩出期,约需5 ~ 15 min,不超过30 min。第三产程应注意监测产妇的生命体征,评估子宫收缩情况,检查胎盘和软产道,准确估计出血量,以及早识别产后出血等情况。

1. 积极处理第三产程,预防产后出血

(1)胎儿娩出后即刻使用子宫收缩药:强烈推荐所有的产妇在第三产程使用子宫收缩药预防产后出血,静脉或肌内注射10 IU缩宫素为首选。

(2)控制性牵拉脐带:当胎盘出现剥离征象时,可以控制性牵拉脐带,协助胎盘娩出,仅限于接生熟练者,牵拉方法可选择性使用。

(3)延迟钳夹脐带:除非新生儿窒息需要即刻复苏,建议延迟脐带结扎至少在新生儿娩出后60 s以上或等待脐带血管搏动停止后再结扎脐带。

2. 胎盘的娩出

第三产程超过30 min,或未超过30 min胎盘未完全剥离而出血多时,建议排空膀胱,在做好预防产后出血的准备下,行手取胎盘术。

3. 软产道探查

胎盘娩出后,仔细检查会阴、小阴唇内侧、尿道口周围、阴道、宫颈有无裂伤。若有裂伤,应立即缝合。若经处理仍有活动性出血应警惕子宫下段裂伤。

(四)第四产程管理

产后2 ~ 6 h仍为产后出血高危时段,因此将产后第一个6 h定义为"第四产程"。在这段时间内,需关注产妇的生命体征、阴道流血、子宫收缩情况、宫底高度、排尿情况以及不适主诉,及时发现异常并处理。

1. 产妇监测

产后1 h,每15 min评估1次,2 h每30 min评估1次,密切关注产妇的生命体征,包括体温、心率、血压和氧饱和度,记录产后出血量,关注膀胱充盈和排尿情况,如有宫缩乏力、阴道出血多、伤口血肿等情况,需及时处理。若预估产后出血达400 mL且出血尚未控制,应启动产后出血一级急救处理,包括建立两条可靠的静脉通道、吸氧、监测生命征和尿量、查血常规和凝血功能、积极寻找原因并处理。如果产后出血达500 ~ 1 500 mL,启动二级急救处理,在积极处理病因的基础上,进行抗休克治疗。产后出血量≥1 500 mL,启动三级急救处理,需要多学科团队协作抢救,积极抗休克和病因治疗,如有必要且条件允许时合理转诊,进行早期输血及止血复苏,呼吸和容量管理,DIC的治疗,使用血管活性药物,纠正酸中毒,应用抗生素等,并对重要脏器进行保护,必要时行子宫动脉栓塞或子宫切除术[7]。

2. 新生儿

新生儿娩出后立即用毛巾彻底擦干,保暖,评估和进行新生儿1 min、5 min、10 min Apgar评分,建议新生儿基本生命体征稳定后对其进行全身体格检查,包括检查外观有无畸形,测量身长、体重等,并准确记录。提倡母婴皮肤早接触,并指导母乳喂养。

三、分娩镇痛与产程

1. 硬膜外麻醉对产程进展的影响

关于硬膜外麻醉对产程进展的影响已被广泛研究。2011年一项纳入38项研究,涉及9 658名孕妇的Cochrane系统回顾发现,硬膜外麻醉对于第一产程的时长没有影响,而使第二产程平均增加13.6 min[7,8]。另一项发表于2014年的荟萃分析,研究产程中何时使

用分娩镇痛对产程进展的影响,结论发现产程早期(宫颈扩张 < 4 cm)与晚期应用分娩镇痛,第二产程时长无明显差异,因此作者认为产程中可根据孕妇的意愿决定分娩镇痛的时机[9]。

2. 分娩镇痛是否改变分娩方式

(1)剖宫产:多个随机对照试验显示硬膜外镇痛不增加剖宫产风险。2018年一项纳入40项随机对照试验的荟萃分析显示,与非硬膜外镇痛或无镇痛相比,硬膜外镇痛并不增加剖宫产风险。

(2)阴道手术助产:在同一项2018年的荟萃分析中,作者同时研究了硬膜外镇痛对阴道手术助产的影响,结果显示在硬膜外镇痛组中,更多的孕妇需要接受阴道手术助产,但进一步的亚组分析表明,若剔除2005年前发表的研究数据,增加阴道手术助产的这一结论被否定了,说明现代硬膜外镇痛技术的精进改善了这一结局[10]。

四、产程中特殊情况的处理

1. 胎心率异常

给予硬膜外镇痛的初期可能会出现胎心率的异常如胎儿心动过缓、胎心率基线变异率降低或晚期减速等,出现这些情况多与孕妇低血压、子宫高张力有关。严重的急性低血压(定义为低于基础血压20%以上)可能导致显著的子宫胎盘血流降低,影响胎儿氧供。因此在硬膜外镇痛后常规静脉液体支持能够改善低血压。排除低血压的情况下,持续性胎心率异常可能与麻醉快速起效后,母体循环内肾上腺素水平下降有关,然而子宫肌层缺乏肾上腺素拟交感神经的松弛效应,从而造成的子宫高张力影响胎盘血供。

一旦出现胎心率异常,应该采取以下措施:① 即刻停止缩宫素滴注;② 将孕妇置于左侧卧位减轻下腔静脉的受压;③ 给予氧疗;④ 纠正低血压;⑤ 胎儿头皮刺激;⑥ 对于持续性的子宫高张力或宫缩过频,予以子宫收缩抑制剂。

一般情况下,胎心率异常出现在麻醉快速起效后的15 min内,经过积极处理后,通常不会导致胎儿酸中毒、低Apgar评分或需要剖宫产终止妊娠。具体详见本书第十三章第二节"胎儿宫内复苏"。

2. 产时发热

详见本书第二十七章。

3. 中转剖宫产

椎管内分娩镇痛留置硬膜外导管可用于剖宫产麻醉,若分娩镇痛效果不佳,可能预示其用于剖宫产麻醉失败。应根据产妇及胎儿状态、分娩镇痛效果、医疗条件及麻醉技术水平选择麻醉方案。具体麻醉方式详见分娩镇痛期间产科紧急剖宫产的处理章节(第九章第四节)。

(王伟琳,应豪)

参考文献

[1] 张军, 杨祖菁, 霍晓娜. 产程图的研究进展[J]. 中华围产医学杂志, 2014, 17(3): 145-147.

[2] 谢幸, 孔北华, 段涛. 妇产科学(第9版)[M]. 北京: 人民卫生出版社, 2018.

[3] 漆洪波, 杨慧霞, 段涛. 关注和采纳正常产程和产程异常的新标准[J]. 中华妇产科杂志, 2014, (7): 487-489.

[4] 中华医学会妇产科学分会产科学组, 中华医学会围产医学分会. 正常分娩指南 Guideline of normal birth[J]. 中华围产医学杂志, 2020, 23(6): 361-370.

[5] WHO recommendations: Intrapartum care for a positive childbirth experience [M]. Geneva: World Health Organization. 2018.

[6] Caughey A B, Cahill A G, Guise J-M, et al. Safe prevention of the primary cesarean delivery[J]. Am J Obstet Gynecol, 2014, 210(3): 179-193.

[7] 中华医学会妇产科学分会产科学组. 产后出血预防与处理指南(2014)[J]. 中华妇产科杂志, 2014, 49(9): 641-646.

[8] Anim-Somuah M, Smyth R M, Jones L. Epidural versus non-epidural or no analgesia in labour[J]. Cochrane Database Syst Rev, 2011, (12): CD000331.

[9] Sng B L, Leong W L, Zeng Y, et al. Early versus late initiation of epidural analgesia for labour[J]. Cochrane Database Syst Rev, 2014, (10): CD007238.

[10] Anim-Somuah M, Smyth R M, Cyna A M, et al. Epidural versus non-epidural or no analgesia for pain management in labour[J]. Cochrane Database Syst Rev, 2018, 5: CD000331.

第十一章
助产士在分娩镇痛期间的观察与护理

分娩过程中的疼痛给产妇带来生理和心理上的不良体验,并可能影响产程的进展,增加一些并发症的发生。助产士作为自然分娩过程中的主要照护者,是分娩镇痛管理中不可或缺的角色[1]。本章主要就助产士在产程以及分娩镇痛管理中的工作要点做一介绍。

一、助产士在分娩镇痛前的评估及护理要点[2,3]

(1)产妇入产房待产后,助产士应了解产妇现病史、既往史、药物过敏史、是否使用抗凝药物及相关实验室检查,做好分娩镇痛宣教工作,让产妇及家属进行充分的知情选择。

(2)产妇进入产房后避免摄入固体食物,指导产妇进食软食,可饮用高能量无渣饮料。

(3)根据宫缩情况进行阴道检查,应用疼痛评估工具评估产妇疼痛程度,当产妇提出镇痛要求时,经主管医生评估符合条件者,可通知麻醉科医师进一步评估。

(4)分娩镇痛前协助产妇排空膀胱,并开放静脉输液通道,暂时停用缩宫素。

二、助产士在第一产程中的观察以及护理要点[4]

(1)交接:与麻醉科医师交接,核对产妇信息,查看腰椎穿刺点敷料的固定情况,观察穿刺点有无渗血,妥善安置镇痛泵。

(2)体位与活动:实施分娩镇痛后避免长时间仰卧位,若产妇要使用自由体位促进产程进展,需麻醉科医师评估下肢肌力,在助产士的陪伴下进行活动,避免产妇独自下床活动,预防产妇跌倒。

(3)饮食:实施分娩镇痛30 min后[5],助产士可根据产妇的需要,给予产妇饮水和软食。但是对于高危可能转为剖宫产的产妇,饮食则需注意,必要时与麻醉科医师进行沟通。

(4)休息:疼痛缓解后,如产妇疲倦,助产士鼓励产妇休息,为分娩储备体力和精力。

(5)生命体征:实施镇痛后需立即心电监护,每30 min观察并记录血压、心率、脉氧饱和度、呼吸的变化,若出现低血压、低血氧等异常情况,应立即汇报麻醉科医师。分娩镇痛后每4 h测量体温,若体温异常及时汇报医生并密切关注后续体温变化。

(6)胎心监护:实施镇痛后需立即行胎儿电子监护仪连续监护,及时发现分娩镇痛相关胎心率减速。分娩镇痛期间,助产士需要观察胎心率基线的变化及变异情况,同时观察胎心率与胎动、宫缩的关系,如果出现异常情况,需要立即通知产科医师,给予改变体位、停缩宫素、低流量吸氧、晶体液输注等措施,并观察胎心率有无好转[6]。

(7)疼痛评估:实施镇痛后助产士每1 h进行疼痛评估并记录,若疼痛评分≥3分,需通知麻醉科医师进一步评估并处理。

(8)宫缩:助产士要实时关注产妇的宫缩情况,记录子宫收缩的规律性、持续时间、间歇时间及强度,总结子宫收缩情况对产程进展的影响,并作出准确判断。

(9)宫口扩张及胎先露下降:助产士要定期判断宫口扩张与胎先露下降的情况,保证产程的顺利进行。

(10)膀胱充盈情况:分娩镇痛后,应加强膀胱充盈状态评估,每2～4 h鼓励产妇排尿,若排尿困难,可给予诱导排尿,必要时导尿。

三、助产士在第二产程中的观察以及护理要点[7]

(1)用力时机:第二产程不应中断分娩镇痛[8],第二产程镇痛减少了新生儿入住重症监护病房率、气管插管率、抗生素使用率甚至7天住院死亡率。但分娩镇痛可使产妇在第二产程排便反射减弱,若宫口开全即指导产妇用力,往往效果甚微,且延长用力时间,消耗产妇体力。因此,对于分娩镇痛产妇,目前主张延迟用力,即在胎头拨露,或者产妇出现自发性向下用力感时,再鼓励产妇用力。另外,医护人员可以通过腹部触诊或宫缩探头监测宫缩,从而指导产妇用力。可根据产妇实际产力及屏气意愿综合判断,不用强调一旦进入第二产程,就必须立即屏气用力。

(2)体位:分娩镇痛后第一产程宫颈快速扩张,短期内进入第二产程的产妇,由于无痛感和无便意感,可能会造成用力效果不理想状态,可协助产妇改变体位,选择坐、蹲、立等体位进一步借助重力作用,以促进产程进展,需要特别注意防跌倒、防导管滑脱等。

(3)照顾与支持:助产士应时刻陪伴在产妇左右,在尽可能不干扰产妇的情况下,严密监护产妇及胎儿,尽最大努力鼓励支持产妇,缓解产妇焦虑的情绪。产妇用力的过程中,助产士应及时帮助产妇擦干手、额头、颈部及前胸的汗液。当产妇处于宫缩间歇期时,可协助饮水或含电解质的能量型饮料。注意提醒产妇不要一次性喝过多液体,应少量多次。

(4)限制性会阴切开:分娩镇痛可改善盆底条件,提高产妇依从性,降低会阴切开率。具有会阴切开指征时,可选择阴部神经阻滞麻醉及会阴局部浸润麻醉以减轻疼痛。

(5)接产体位:接产时综合评估产力、产道、胎儿及产妇精神心理因素,选择合适的接产体位。应避免仰卧位,以降低胎心率异常风险。目前我国绝大多数产妇仍然会采用半卧位。这种体位有助于观察分娩过程的进展情况,监测子宫收缩和胎心率的变化,能充分暴露会阴、保护会阴。但在母胎安全良好的情况下,产妇易于移动且行动方便时,可鼓励和协助产妇以自由体位分娩。如第二产程延长或需要加速分娩时可选择蹲位或坐位,急产或需要减慢第二产程时可选择侧卧位,有肩难产风险时选择手膝趴位等[9]。

(6)接产要点:接生者控制胎头娩出速度,适度保护会阴,减少会阴严重撕裂风险。

四、助产士在第三产程中的观察及护理要点

(1)身体状况:助产士实时观察产妇有无面色苍白、冷汗、寒战等异常表现,并及时询问产妇的感受,有无恶心、呕吐等不适症状。

(2)饮食:鼓励产妇适当进食,以补充体力,预防产后出血。

(3)生命体征:助产士应在胎盘娩出后密切监测产妇生命体征(无创血压、血氧饱和度、脉搏、呼吸)。

(4)检查胎盘胎膜:将胎盘平铺,用无菌纱布清除胎盘母体面上的凝血块,检查母体面的形状、色泽、质地,有无胎盘小叶缺损及钙化等,测量胎盘的最大直径、最小直径和厚度,再检查胎儿面,查看胎膜是否完整,测量脐带长度。

(5)宫缩及阴道流血情况:观察宫底高度、子宫收缩程度,可按摩子宫底部,促进子宫收缩,准确评估产后的出血量,并观察阴道流血的颜色变化。对可能发生产后出血的高危产妇,保持静脉通路通畅,必要时建立另一静脉通路。发现阴道出血增多应及时汇报产科医师,并及时寻找出血原因,立即进行对应的急救措施。

(6)软产道损伤修复:仔细检查软产道,注意观察伤口有无渗血、水肿等,缝合前进行疼痛评估,必要时可请示麻醉科医师进行疼痛评估,及时给药,减轻其疼痛,缝合时还要注意无菌操作,防止会阴伤口不必要的感染。

(7)膀胱充盈情况:接产前应排空膀胱,以免产后尿潴留处理不及时引起子宫收缩乏力,导致产后出血。

(8)母婴皮肤接触:新生儿出生后如无异常,应尽早进行母婴皮肤接触,期间注意新生儿保暖,防止新生儿坠床、捕捉觅乳征象,促进母乳喂养。

五、助产士在产后2h的观察及护理要点

(1)生活护理:助产士应协助产妇更换干净、柔软、透气的衣物,垫好产褥垫,协助其取舒适的卧位,并注意保暖,鼓励产妇补充适当的水分和热量,进食少许富含营养且易消化的清淡软食。

(2)产后2h观察:产后2h是产后出血及母体循环障碍发生的高风险期,常规是在产房内观察,在此期间每15～30 min观察并记录生命体征、出血量及宫缩情况。若无特殊情况,出产房前通知麻醉科医师拔除导管,并观察穿刺点出血情况。

(3)健康教育:做好产后宣教,宣教内容应包括饮食、活动、伤口护理、预防深静脉血栓、第一次下床注意事项、母乳喂养等。

(吴娜,单珊珊)

参考文献

[1] 蔡文智,钟梅.助产学[M].西安:西安交通大学出版社,2014,12.

[2] 谢幸,孔北华,段涛.妇产科学[M].9版.北京:人民卫生出版社,2018.

[3] 刘兴会,贺晶,漆洪波.助产[M].北京:人民卫生出版社,2018.

［4］ 入驹慎吾.无痛分娩实践指南［M］.吴斌,李珣,译.北京:中国纺织出版社,2020.

［5］ 王峰波,魏学功.分娩镇痛的应用研究进展［J］.中国现代医药杂志,2020,22(02):106-108.

［6］ 姚尚龙,沈晓凤.分娩镇痛技术与管理规范［M］.北京:科学技术文献出版社,2020.

［7］ 李恩有,赫颖.分娩镇痛［M］.北京:人民卫生出版社,2020.

［8］ Zheng S, Zheng W, Zhu T, et al. Continuing epidural analgesia during the second stage and ACOG definition of arrest of labor on maternal-fetal outcomes. Acta Anaesthesiol Scand. 2020, 64(8): 1187-1193.

［9］ Simkin P, Hanson L. 助产手册:早期预防和处理难产［M］. 4版,2019.

第十二章
特殊人群的分娩镇痛

近些年来，高龄、肥胖孕妇越来越多，辅助生殖技术的发展，多胎以及合并症孕产妇也随之增多。而我国二胎、三胎政策的出台，一次或多次剖宫产后的分娩也在临床愈发常见。本章主要聚焦四类特殊人群的分娩镇痛管理，包括剖宫产后经阴道试产的产妇，肥胖产妇，接受抗凝治疗的产妇和血小板减少的产妇。

一、剖宫产后经阴道分娩产妇

1. 瘢痕子宫后再次妊娠

瘢痕子宫的主要原因是剖宫产手术史，许多因素导致了世界各地的剖宫产率达到了历史最高水平。近年来，随着我国生育政策的开放，越来越多的瘢痕子宫妇女选择再次妊娠。此类人群再次妊娠后面临着分娩方式的选择：选择性重复剖宫产（elective repeat cesarean delivery, ERCD）或剖宫产后经阴道试产（trial of labor after cesarean section, TOLAC）。经过多年的临床实践研究表明，剖宫产后经阴道分娩（vaginal birth after cesarean, VBAC）是一种安全可行的有助于降低重复剖宫产率及减少母婴并发症的有效手段。

法国妇产科医师协会（CNGOF）关于剖宫产后再次分娩的临床实践指南中指出：在有剖宫产术史的妇女中，产妇并发症的风险较低，剖宫产后经阴道试产（TOLAC）和择期重复剖宫产（ERCD）并发症的风险相似，但TOLAC发生子宫破裂的风险更高，TOLAC失败时产妇危重症的发病率高于经阴道分娩成功时。随着ERCD次数的增加，产妇危重症发病率逐渐增加，但TOLAC的产妇危重症发病率随着先前成功的TOLAC的增加而下降。[1]

2. TOLAC适应证与禁忌证（ACOG 2019年TOLAC指南[2]）

（1）绝大部分低位横切口剖宫产产妇是可以进行TOLAC的（A级建议）。

（2）对于有子宫破裂高风险的产妇（例如之前剖宫产是古典子宫切口或T形切口、子宫破裂史、子宫底部较大手术史）及有经阴道分娩禁忌证的产妇（例如前置胎盘）是不适合进行TOLAC的（B级建议）。

（3）对于两次低位横切口的产妇是可以进行TOLAC的，要依据可能影响成功TOLAC的联合因素给予她们建议（B级建议）。

（4）对于有一次剖宫产史，但不确定瘢痕类型者是可以进行TOLAC的，除非临床高度怀疑是古典子宫切口，如剖宫产是在极度早产的孕周进行的（B级建议）。

（5）对于有过一次低位横切口剖宫产史的双胎产妇，如有经阴道分娩的指征是可以进行TOLAC的（B级建议）。

（6）对于有过一次低位横切口剖宫产史的产妇，臀位外倒转不是TOLAC的禁忌证（B级建议）。

3. 分娩镇痛在TOLAC产妇的应用

分娩镇痛可用于剖宫产后经阴道试产（TOLAC），没有证据表明硬膜外阻滞降低TOLAC的成功率，与此同时充足的疼痛缓解可鼓励更多的女性选择TOLAC，此外有效的局部镇痛也不会掩盖子宫破裂的症状和体征。某些研究认为在TOLAC中硬膜外镇痛是分娩难产和子宫破裂的危险因素。瑞典一项回顾性研究指出，硬膜外镇痛与子宫破裂有关，调整后风险比为1.63，95%可信区间为1.27～2.10[3]。对此结论，不同研究持不同意见，一项研究评估了TOLAC期间硬膜外镇痛与分娩方式和母婴结局之间的关系，证明硬膜外镇痛与高VBAC率有关，对母亲和新生儿是安全的[4]。我国一项多中心研究表明，硬膜外镇痛提高VBAC的成功率、明显缩短初乳开始分泌的时间及降低疼痛视觉模拟评分（VAS），同时没有观察到产后出血或子宫破裂的风险增加，以及对新生儿的不良影响，作者认为硬膜外镇痛对VBAC的产妇和新生儿都是安全的[5]。子宫破裂的急性症状是可变的，如胎心率下降、异常阴道流血、子宫剧烈疼痛、子宫张力增高等，其中胎心率下降是最常见的症状，故TOLAC开始时应进行持续胎心监护。一些研究也指出鼓励剖宫产后经阴道分娩(VBAC)产妇采用硬膜外镇痛[6];法国妇产科医师协会(CNGOF)关于剖宫产后再次分娩的临床实践指南中也持相同意见[1]。美国妇产科医师协会(ACOG)在2019年的TOLAC指南中指出硬膜外镇痛不是TOLAC失败的危险因素,但也不是此类产妇必需的,在该指南中硬膜外镇痛被作为A级建议推荐用于TOLAC[2]。

虽然硬膜外镇痛用于TOLAC是安全的,但值得注意的是,对于此类产妇而言,其产程可能会有一定的延长。有研究指出:对于剖宫产后经阴道试产的产妇而言,无论之前是否有过经阴道分娩史,硬膜外镇痛都会延长第一产程和第二产程[7]。无独有偶,北京妇产科医院的回顾性研究也表明,对于TOLAC的产妇而言,与无镇痛的产妇相比,镇痛会延长第一产程,第二产程及总产程的时间[8]。中国大陆另一项多中心研究也指出此类经产妇产程被延长,但在可接受范围内[5]。另外一点值得注意的是有些研究指出硬膜外分娩镇痛可能会增加此类产妇器械助产的风险[8]。

对于TOLAC产妇,应尽早建立可靠的静脉通路,同时要提前做好交叉配血。予产妇持续的胎心率监测,有条件者监测子宫压力。在规律宫缩后即可予以常规硬膜外置管,待宫口开至≥2 cm时给予负荷量,并将硬膜外导管连接镇痛泵,常规设置镇痛参数。瘢痕子宫产妇分娩过程中发生子宫破裂的概率不高,但一旦发生易造成灾难性结局,是母婴安全的巨大隐患。对于该类患者产科医师一定要严格评估经阴道分娩的适应证,在产程中持续胎心监护,一旦意外情况发生,尽早手术终止妊娠;同时产程中建议饮用清亮无渣饮料,避免食用固体食物,以减少紧急抢救时反流误吸的风险。麻醉科医师应做好紧急剖宫产以及大出血等特殊情况的应对准备。

二、分娩镇痛在肥胖人群的应用

1. 肥胖孕产妇的基本情况

近几十年,随着物质水平的提升,肥胖人群的比例越来越高。不同的研究指出肥胖在孕产妇中所占的比例约在8% ～ 30%。肥胖不仅是产妇死亡的危险因素,而且与孕期并发症(如妊娠糖尿病、妊娠高血压、产后出血、血栓相关性疾病、泌尿生殖系统感染等)、分娩并发症(例如分娩创伤、早产、分娩产程失败后剖宫产等)及围产儿并发症(巨大儿、低Apgar评分、新生儿黄疸、死亡等)相关。

2. 肥胖产妇的硬膜外镇痛

肥胖产妇给产科麻醉科医师带来了多重挑战,产

妇共存疾病、分娩并发症以及分娩镇痛启动困难和失败的潜在可能性等均增加。美国妇产科医师协会(ACOG)和加拿大妇产科医师协会(SOGC)都建议肥胖产妇在产前进行麻醉会诊,以利于更好地评估(表12-1)。虽然ACOG没有直接推荐此类人群进行椎管内分娩镇痛,但椎管内分娩镇痛可以更好地改善这类易患高血压产妇的血流动力学,此外椎管内阻滞可为困难的经阴道分娩器械助产或紧急剖宫产提供快速镇痛[9]。近年来,有研究指出,与BMI正常的产妇相比,过度肥胖产妇接受椎管内分娩镇痛的可能性略微增加[10]。

表12-1　肥胖产妇产前会诊要素

肥胖产妇产前会诊的基本要素
ACOG和SOGC都推荐麻醉前会诊
如果BMI > 50 kg/m² 或母体并存疾病,会诊最佳时机是分娩前
如果产妇在其他方面是健康的,可以在到达产房时再进行会诊
聚焦病史,包括
产科史
肥胖相关的疾病
聚焦体检:
气道
后背:脊柱触诊和柔韧性
静脉通路
为产妇的分娩做好计划
确保有适合肥胖产妇的设备
根据需要对患者进行教育
制定麻醉计划
详细地评估风险、利益和目标

注:ACOG,美国妇产科医师协会;SOGC,加拿大妇产科医师协会;BMI,体重指数。

对于肥胖孕产妇的最佳镇痛时机尚无定论,但早置管有一定的好处。肥胖产妇置管所需时间往往较长,此外可以为紧急剖宫产提供可靠的麻醉通路。但值得注意的是,早置管可能会因产妇的体位移动造成导管移位和高的再置管率。在对肥胖产妇进行椎管内镇痛操作时,保持平衡的坐位对于产妇而言比较费时,但在此位置脂肪组织向外侧落下,棘突触诊会更明显,此外坐位时到达硬膜外隙的距离往往更浅,穿刺针更

易到达硬膜外隙。对于此类肥胖产妇的分娩镇痛,相关建议详见表12-2。

表12-2 肥胖产妇分娩镇痛要点

肥胖产妇分娩镇痛要点
提供产前会诊并制定麻醉计划
检查设备确保有适合该类产妇的型号和功能
确保工作人员的可用性,包括额外的护士和有经验的麻醉科医师
尽早开始椎管内镇痛
选择合适的定位方式
固定硬膜外导管以减少导管移动
预期到产程延长和增加剖宫产可能性的困难
一旦建立后要每2 h评估椎管内阻滞
经常与护士、产科医师和产妇沟通

肥胖孕产妇其分娩镇痛失败率[11]、穿刺难度[12]、器械助产率、第二产程延长率及剖宫产率较正常产妇增高。2019年的一篇荟萃分析指出,肥胖产妇硬膜外置管失败率是正常体重产妇的1.82倍(比值比为1.82,95%置信区间为1.23 ~ 2.68),多次尝试置管的比值比为2.21,95%可信区间为1.39 ~ 3.52,该研究指出,肥胖增加了硬膜外置管失败及困难置管的风险,且风险随着体重指数的增加而增加,当然这项荟萃分析排除了超声引导下硬膜外穿刺的研究[13]。Bonnet等[14]在硬膜外分娩镇痛有效性的研究中也指出,肥胖产妇是其中的一个消极因素[$OR = 0.6(0.5 \sim 0.8)$]。近年来,超声辅助下椎管内镇痛也逐渐得以开展,Thomas等[15]对过度肥胖的产妇采用超声辅助硬膜外镇痛,结果显示超声可以减少置管操作时间,而不增加临床准备时间。但是不少人对超声技术可能并不熟悉,此时可以通过调整体位来改善穿刺条件。如相比于侧卧位,坐位屈曲体位更有利于定位脊柱中线,减少皮肤与硬膜外隙的距离。但是有人提出要注意,当肥胖产妇由坐位改为卧位时,由于腰背部软组织重新分布,使背部皮肤与硬膜外隙的距离拉长,尚未固定或者固定较浅的硬膜外导管可能因体位改变而从硬膜外隙脱出。

葡萄牙的一项回顾性队列研究对分娩镇痛的产妇进行了研究,发现肥胖初产妇(BMI ≥ 30 kg/m²)与正常体重(18.5 ≤ BMI ≤ 25 kg/m²)产妇相比:剖宫产率更高(47.1% vs. 27.3%)、经阴道分娩和器械助产更低(28.9% vs. 32.9%,24.0% vs. 39.8%);对于采用前列腺

素引产的产妇而言,其潜伏期更长;肥胖对于活跃期产程无明显影响;引产的肥胖产妇由于其潜伏期的延长而造成整个产程延长[16]。与正常体重产妇相比,肥胖产妇往往硬膜外隙容积更低、硬膜外压力更高、脑脊液容量更低,同时硬膜外隙中脂肪组织更多,容易造成局部麻醉药停留在硬膜外隙的时间延长,以上特征往往使得肥胖产妇硬膜外用药更少[17, 18],阻滞平面容易更高。一项纳入60例产妇的研究指出,对于采用右美托咪定复合罗哌卡因行硬膜外镇痛的产妇而言,肥胖会降低罗哌卡因的EC50[17]。王敏[18]等对肥胖产妇硬膜外镇痛用药量进行了研究,研究纳入310例硬膜外镇痛产妇,研究发现产妇肥胖与硬膜外镇痛中每小时罗哌卡因用药量的减少明显相关。总之,对于此类产妇应早评估、早干预、注意用药个体化、产程多观察,以期得到良好的镇痛效果、保障母婴安全。

三、抗凝药物应用与分娩镇痛

1. 孕期抗凝药物的应用

孕期或产后的产妇往往由于静脉缓流、瘀滞、高凝而使得深静脉血栓或肺血栓的风险增加。美国一项研究指出血栓性肺栓塞占到怀孕相关性死亡的9.2%[19]。对于此类有血栓栓塞并发症危险因素的患者,血栓预防可降低孕产妇死亡,通常包括低分子肝素(LMWH)、普通肝素(UFH)或华法林。近分娩前进行抗凝治疗的目的是防止深静脉血栓形成,同时允许安全的椎管内镇痛(如果需要的话),并最大限度地减少潜在的产后出血并发症。对于此类接受抗凝治疗产妇的围生期管理[20],以及她们是否应该安排引产以优化患者的椎管内镇痛或允许自然发动分娩都存在争议。Amihai等[21]通过回顾性研究发现,对于此类应用预防剂量LMWH的孕妇而言,自然发动分娩的孕妇有88.5%是符合椎管内麻醉的条件的。与计划引产的孕妇相比,自然发动分娩的产妇其时间间隔(最后一次应用LMWH至分娩)中位数更短(25.8 h vs. 48.2 h);类似的,再次启用抗凝药物时间间隔(产前最后一次应用至产后第一次应用LMWH)中位数也更短(41.2 h vs. 63.7 h)。

2. 抗凝与分娩镇痛时机

针对应用抗凝药物患者的椎管内操作,美国产科麻醉和围生医学学会(SOAP)和美国区域麻醉和疼痛医学学会(ASRA)发布了相关操作的循证指南[22, 23]。Lindsay等[20]也在其研究中进行了总结,椎管内镇痛可以安全地用于使用低剂量普通肝素(5 000单位,每天2或3次),最后一次用药后4 ~ 6 h的产妇。如果活化部分凝血活酶时间(APTT)在正常范围内或抗

Xa 因子水平未检测到且存在以下情况：低剂量，最后一次应用肝素时间为 4～6 h 内，中等剂量（7 500 或 10 000 单位，每日 2 次）普通肝素用药时间超过 12 h，或者高剂量（日剂量 > 20 000 单位，或任何单剂量 > 10 000 单位）普通肝素用药时间超过 24 h。此时椎管内操作具有低风险性。如果 APTT 异常，检测到抗 Xa 因子，或者患者在过去 24 h 内接受了高剂量的普通肝素（UFH），患者发生脊髓硬膜外血肿的风险增加，应该考虑其他选择（图 12-1A）。

对于低分子肝素（LMWH）而言，皮下应用低剂量（依诺肝素 < 40 mg，每日 1 次或 30 mg，每日 2 次）和高剂量（依诺肝素 1 mg/kg，每日 2 次或 1.5 mg/kg，每日 1 次）应至少 12 h 和 24 h 内避免进行椎管内操作（图 12-1B）。由于 UFH 的半衰期较 LMWH 短（约为 1 h vs. 3～6 h，皮下），一些机构建议在预期分娩时从 LMWH 切换到 UFH，以减少硬膜外或蛛网膜下操作时发生血肿的风险。虽然可以采用鱼精蛋白逆转，但它只是部分逆转抗 Xa 活性，而且也很少在临床实践中使用。

华法林是一种维生素 K 拮抗剂，通常用于妊娠期心脏机械瓣膜患者，ASRA 建议：理想情况下，在椎管内阻滞前 5 天停用华法林，且标准化国际比值（INR）值正常（证据等级：1b 级）；欧洲和斯堪的纳维亚的指

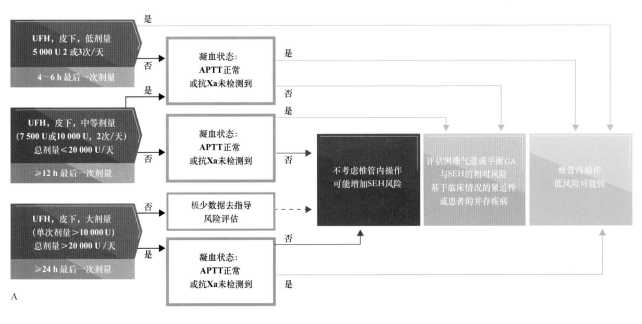

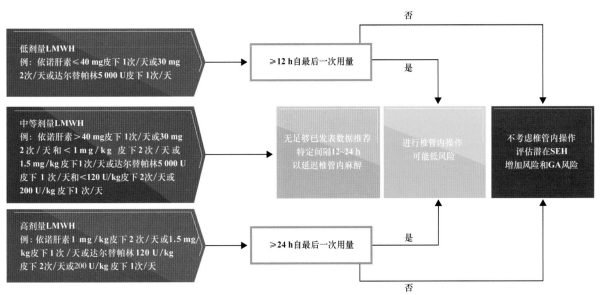

图 12-1　应用肝素（A）及低分子肝素（B）预防血栓的孕妇进行椎管内操作流程

UFH：普通肝素；LMWH：低分子肝素；APTT：活化部分凝血活酶时间；GA：全身麻醉；SEH：脊髓硬膜外血肿。

南发现1.3～1.4的INR是可以接受和安全的。

当椎管内分娩镇痛是禁忌时,可选择缓解分娩疼痛的方法包括非药物策略,如触摸和按摩、芳香疗法、水疗法、经皮神经电刺激、针灸/穴位按压以及催眠和药物干预,如静脉阿片类药物和吸入N₂O。尽管2017年的一项系统回顾对相关文献进行梳理,未发现任何在接受UFH或LMWH血栓预防的产妇有发生脊髓硬膜外血肿的病例[24],但是对于此类产妇,在采用椎管内分娩镇痛前,麻醉科医师还是要详细了解抗凝药物应用史、最后一次用药时间、相关实验室检查,在操作中要动作轻柔,操作后间断巡视镇痛效果及下肢运动状态,以期风险最小化。

四、血小板减少产妇的分娩镇痛

1. 妊娠期血小板减少

妊娠是一个复杂的生理变化过程,在此期间有可能伴随多种并发症,其中血小板减少是常见的并发症,高达12%的产妇符合妊娠期血小板减少症的诊断标准,对于此类产妇其麻醉管理需要更加谨慎细致。当此类患者血小板减少或凝血功能障碍发生时,使用椎管内镇痛或麻醉有一定的风险和益处。其中一个主要风险是硬膜外血肿伴不可逆神经功能缺损的可能。然而,此类患者非计划性剖宫产选择全麻时也可能存在不可预期的困难气道风险。作为麻醉科医师,应仔细考虑哪些血小板减少症患者在进行椎管内操作可能会增加脊髓硬膜外血肿的风险,当这些风险大于相对的益处时,就需要慎重考虑并告知患者,共同决策。

2. 血小板减少与分娩镇痛

由于存在硬膜外血肿的风险,血小板减少被认为是椎管内操作的相对甚至绝对禁忌证。在进行椎管内置管前,最好通过实验室检测来评估患者的凝血状态,特别是血小板最近有下降趋势的孕妇。目前有关血小板减少的产妇硬膜外血肿风险的文献有限,一项对围手术期数据库的回顾性分析指出,血小板低于$100×10^9$/L的产妇中无一例发生硬膜外血肿;当血小板计数为$0～49×10^9$/L时,硬膜外血肿风险的95%可信区间上限为11%,$50×10^9$/L至$69×10^9$/L时为3%,$70×10^9$/L～$100×10^9$/L时为0.2%。当然,该研究也指出由于观察有限,在血小板计数小于$70×10^9$/L的产妇中,椎管内操作相关的硬膜外血肿风险仍然难以确定[25]。无独有偶,2018年的一项回顾性研究也得出类似结论[26]。美国产科麻醉和围生医学学会(SOAP)通过系统回顾和改进的德尔福程序得出的结论是:现有的最佳证据表明,在没有其他危险因素的情况下,继发于妊娠期血小板减少症、免疫性血小板减少症(ITP)和妊娠高血压的血小板减少产妇其血小板计数$≥70×10^9$/L时发生脊髓硬膜外血肿的风险可能非常低。同时指出,对于不知原因的新发血小板减少的孕妇,麻醉科医师应评估潜在凝血异常或DIC的症状和体征,如果无此方面的担心同时血小板计数$≥70×10^9$/L,那么发生脊髓硬膜外血肿的风险较低。值得注意的是,他们强调了如果临床情况与HELLP综合征一致,那么在椎管内操作时核查6h内的血小板计数是合理的[27]。Lindsay等[20]认为继发于子痫前期和HELLP综合征的血小板减少产妇在分娩过程中血小板减少会加重,这类产妇应考虑早期硬膜外操作。如果硬膜外置管延迟,麻醉科医师可以要求获取置管前6h内的血小板计数。

(曹秀红,李江)

参考文献

[1] Sentilhes L, Vayssiere C, Beucher G, et al. Delivery for women with a previous cesarean: guidelines for clinical practice from the French College of Gynecologists and Obstetricians (CNGOF)[J]. Eur J Obstet Gynecol Reprod Biol, 2013, 170(1): 25–32.

[2] ACOG Practice Bulletin No. 205: Vaginal Birth After Cesarean Delivery[J]. Obstet Gynecol, 2019, 133(2): e110–e127.

[3] Hesselman S, Lampa E, Wikman A, et al. Time matters-a Swedish cohort study of labor duration and risk of uterine rupture[J]. Acta Obstet Gynecol Scand, 2021, 100(10): 1902–1909.

[4] Grisaru-Granovsky S, Bas-Lando M, Drukker L, et al. Epidural analgesia at trial of labor after cesarean (TOLAC): a significant adjunct to successful vaginal birth after cesarean (VBAC)[J]. Journal of Perinatal Medicine, 2018, 46(3): 261–269.

[5] Sun J, Yan X, Yuan A, et al. Effect of epidural analgesia in trial of labor after cesarean on maternal and neonatal outcomes in China: a multicenter, prospective cohort study[J]. BMC Pregnancy Childbirth, 2019, 19(1): 498.

[6] Deruelle P, Lepage J, Depret S, et al.［Induction of labor and intrapartum management for women with uterine scar］[J]. J Gynecol Obstet Biol Reprod (Paris), 2012, 41(8): 788–802.

[7] Miller N, Pelleg M, Hag-Yahia N, et al. Labor progression of women attempting vaginal birth after previous cesarean delivery with or without epidural analgesia[J]. Arch Gynecol Obstet, 2019, 299(1): 129–134.

[8] Wu S W, Dian H, Zhang W Y. Intrapartum interventions that affect maternal and neonatal outcomes for vaginal birth after cesarean section[J]. J Int Med Res, 2020, 48(2): 300060519882808.

[9] Ellinas E H. Labor analgesia for the obese parturient[J]. Anesth

Analg, 2012, 115(4): 899−903.

[10] Butwick A J, Wong C A, Guo N. Maternal Body Mass Index and Use of Labor Neuraxial Analgesia: A Population-based Retrospective Cohort Study[J]. Anesthesiology, 2018, 129(3): 448−458.

[11] Kula A O, Riess M L, Ellinas E H. Increasing body mass index predicts increasing difficulty, failure rate, and time to discovery of failure of epidural anesthesia in laboring patients[J]. J Clin Anesth, 2017, 37: 154−158.

[12] Gonzalez-Tascon C C, Diaz E G, Garcia I L. Epidural analgesia in the obese obstetric patient: a retrospective and comparative study with non-obese patients at a tertiary hospital[J]. Braz J Anesthesiol, 2021, 71(3): 214−220.

[13] Uyl N, de Jonge E, Uyl-de Groot C, et al. Difficult epidural placement in obese and non-obese pregnant women: a systematic review and meta-analysis[J]. Int J Obstet Anesth, 2019, 40: 52−61.

[14] Bonnet M P, Prunet C, Baillard C, et al. Anesthetic and obstetrical factors associated with the effectiveness of epidural analgesia for labor pain relief: an observational population-based study[J]. Reg Anesth Pain Med, 2017, 42(1): 109−116.

[15] Vernon T J, Vogel T M, Dalby P L, et al. Ultrasound-assisted epidural labor analgesia for landmark identification in morbidly obese pregnant women: A preliminary investigation[J]. J Clin Anesth, 2020, 59: 53−54.

[16] Polonia Valente R, Santos P, Ferraz T, et al. Effect of obesity on labor duration among nulliparous women with epidural analgesia[J]. J Matern Fetal Neonatal Med, 2020, 33(13): 2195−2201.

[17] Chen X, Cai M, Lei X, et al. Obesity decreases the EC50 of epidural ropivacaine when combined with dexmedetomidine for labor analgesia[J]. Expert Rev Clin Pharmacol, 2021, 14(8): 1051−1056.

[18] 王敏, 李祎婷, 程雪梅, 等. 肥胖与产妇分娩镇痛中局麻药用药量的相关性[J]. 临床麻醉学杂志, 2021, 37（3）: 243−246.

[19] Creanga A A, Syverson C, Seed K, et al. Pregnancy-related mortality in the United States, 2011−2013[J]. Obstet Gynecol, 2017, 130(2): 366−373.

[20] Warner L L, Arendt K W, Theiler R N, et al. Analgesic considerations for induction of labor[J]. Best Pract Res Clin Obstet Gynaecol, 2021, 77: 76−89.

[21] Rottenstreich A, Zacks N, Kleinstern G, et al. Planned induction versus spontaneous delivery among women using prophylactic anticoagulation therapy: a retrospective study[J]. BJOG, 2020, 127(10): 1241−1248.

[22] Horlocker T T, Vandermeulen E, Kopp S L, et al. Regional anesthesia in the patient receiving antithrombotic or thrombolytic therapy: American Society of Regional Anesthesia and Pain Medicine Evidence-Based Guidelines (Fourth Edition)[J]. Reg Anesth Pain Med, 2018, 43(3): 263−309.

[23] Leffert L, Butwick A, Carvalho B, et al. The society for obstetric anesthesia and perinatology consensus statement on the anesthetic management of pregnant and postpartum women receiving thromboprophylaxis or higher dose anticoagulants[J]. Anesth Analg, 2018, 126(3): 928−944.

[24] Leffert L R, Dubois H M, Butwick A J, et al. Neuraxial anesthesia in obstetric patients receiving thromboprophylaxis with unfractionated or low-molecular-weight heparin: a systematic review of spinal epidural hematoma[J]. Anesth Analg, 2017, 125(1): 223−231.

[25] Lee L O, Bateman B T, Kheterpal S, et al. Risk of epidural hematoma after neuraxial techniques in thrombocytopenic parturients: a report from the multicenter perioperative outcomes group[J]. Anesthesiology, 2017, 126(6): 1053−1063.

[26] Levy N, Goren O, Cattan A, et al. Neuraxial block for delivery among women with low platelet counts: a retrospective analysis[J]. Int J Obstet Anesth, 2018, 35: 4−9.

[27] Bauer M E, Arendt K, Beilin Y, et al. The society for obstetric anesthesia and perinatology interdisciplinary consensus statement on neuraxial procedures in obstetric patients with thrombocytopenia[J]. Anesthesia and analgesia, 2021, 132(6): 1531−1544.

第十三章
分娩期间母婴的急救处理

"十月怀胎,一朝分娩",分娩对于多数产妇来说是个既期盼又焦虑的时刻,因为在分娩过程中,不仅要经历疼痛,还可能面临一系列已知和未知的风险。围生期并发症包括感染、出血、子宫破裂、产道裂伤等,甚至有羊水栓塞以及心搏骤停等严重并发症,还包括胎儿宫内窘迫、新生儿窒息等,不仅对产妇的生命安全造成严重威胁,也对胎儿及新生儿安全构成挑战。本章主要介绍分娩过程中一些严重母婴并发症的处理,包括产妇的心搏骤停和心肺复苏,胎儿宫内复苏和新生儿复苏。麻醉科医师、产科医师和助产士等都应熟悉和掌握常规的复苏原则和复苏技能,并经常在实践中做团队模拟演练,以应对严重突发状况,保障母婴安全。

第一节　产妇心搏骤停和心肺复苏

产妇心搏骤停非常罕见,但是发生率呈上升趋势。孕产妇心搏骤停的复苏非常艰巨,必须考虑到一系列妊娠相关的因素,包括:产妇的适应性生理变化、复苏时胎儿的安全以及实施濒死剖宫产(perimortem cesarean delivery, PMCD)的必要性。然而,针对孕产妇心搏骤停处理的相关文献非常有限,大多数的资料都是来源于病例报道、非孕产妇的复苏指南以及一些专家共识。本节将就孕产妇心搏骤停的处理要点及近年来的相关知识更新作一阐述,有助于医护人员对孕产妇心搏骤停和复苏要点有正确的认识,从而改善产妇和胎儿的预后。

一、流行病学

孕产妇心搏骤停非常凶险,是导致孕产妇死亡的首要原因。最新资料显示,美国住院孕产妇心搏骤停的发生率约为1∶12 000,并呈现不断增长的趋势。这可能与高龄产妇增加有关,年龄的增加伴随着各种合并症发病率的增高,特别是心脏疾患,是导致美国孕产妇心搏骤停的首要原因(25.8%)[1]。孕产妇心搏骤停的预后结局很大程度上取决于原发疾病,高达58%的产妇复苏成功出院,但是在过去的几十年,孕产妇的死亡率仍然呈上升趋势。全球每天都有约800名孕产妇死亡[2]。在我国,2014年孕产妇死亡率为21.7∶100 000。导致孕产妇心搏骤停复苏失败最主要的原因可能是复苏经验匮乏及技能落后[3]。然而,在美国孕产妇心搏骤停复苏成功率高达58.9%[1],这归功于反复的模拟演练及完善的应急系统。孕产妇的复苏对医师来说是一个巨大挑战,虽然复苏流程基本依照标准成人复苏流程,但其最大的特殊性在于复苏对象是两个危重患者——产妇和未出生的胎儿。因此,施救者必须全面了解复苏相关的孕产妇生理变化,掌握孕产妇基础生命支持和高级生命支持要点,以及实施PMCD的必要性。

二、复苏相关的妊娠生理特点

掌握孕产妇妊娠期生理变化以及与复苏相关的妊娠生理特点是实施有效复苏的前提。妊娠期激素水平的变化和增大的子宫会给血液系统、心血管系统、呼吸系统和消化系统造成巨大的影响(表13-1)。在孕12周,血容量增加15%;到了孕晚期,增高达50%。血容量的增加引起继发性的生理性血液稀释——"生理性贫血"。严重的贫血会降低组织的氧供,影响孕产妇心搏骤停后的复苏质量[4]。

心血管系统的变化发生在孕6周,以外周循环阻力降低为主要特征,会引起动脉血压的降低。产妇每分钟心率增加20%～30%或15～20次,每搏

表13-1　复苏相关的妊娠期生理变化

器官系统	相关的生理变化
循环系统	↑每搏输出量、↑心输出量、↑心率、↓外周循环阻力、↓平均动脉压、↓静脉回流
血液系统	↑血容量、↑红细胞计数、↑促凝物质
呼吸系统	↓补呼气量、↓残气量、↓功能残气量、↑深吸气量、↑潮气量、↑每分钟通气量、↓全肺阻力
消化系统	↓胃排空、↓食管下括约肌张力
肾功能	↑肾小球滤过率
代　谢	↑基础代谢率、↓CO_2、↓HCO_3^-

输出量增加导致心输出量（cardiac output, CO）增加30% ～ 50%。到了孕晚期，约占CO 17%的血液将供给子宫。随着子宫的增大，主动脉和腔静脉受压导致心脏前负荷降低，引起低血压和心动过缓，仰卧位会加重主动脉和腔静脉受压（图13-1）。核磁共振显像结果显示，孕晚期仰卧位可使孕妇主动脉分叉处血流减少32.3%，下腔静脉起始端血流减少85.35%，肾静脉端减少44.4%。虽然有一定的侧支循环（奇静脉）代偿，但代偿能力有限，回心血量降低直接导致每搏输出量（stroke volume, SV）减少23.9%，CO减少16.4%[5]。CO的减少以及主动脉的直接受压会导致子宫胎盘缺血，胎儿宫内窘迫，甚至新生儿行为学变化[6]。有效的心外按压可以增加25% ～ 33%的回心血量，但是如果下腔静脉（Inferior vena cava, IVC）受压，心输出量将减少60%。因此，美国心脏协会（American Heart Association, AHA）[7]和欧洲复苏委员会（European Resuscitation Council, ERC）[8]建议心肺复苏（cardiopulmonary resuscitation, CPR）时应该减少下腔静脉受压。而子宫左推（left uterine displacement,

LUD）是目前AHA和ERC同时推荐的解除下腔静脉压迫的方法。LUD有利于高质量心肺复苏的实施，便于除颤以及气道管理，LUD应该贯穿于孕产妇心肺复苏始终[9]。

妊娠期呼吸系统的变化包括功能残气量减低10% ～ 25%，通气量（潮气量和每分钟通气量）增加20% ～ 40%，氧耗增加20% ～ 33%。巨大的子宫可使横隔上抬4 cm，胸廓顺应性随之降低。因此，产妇对低氧血症更加敏感，在肥胖产妇中尤为显著。孕产妇往往伴有上呼吸道充血和水肿，导致插管困难，孕产妇气管插管失败率要比非孕产妇增加8倍[10]。孕酮水平的增高会导致每分钟通气量增加，发生轻度的呼吸性碱中毒；还会降低食管下端括约肌的张力，增加胃肠道反流误吸的风险。孕期增大的乳房也会影响喉镜置入。基于以上的危险因素，孕产妇复苏插管必须由有经验的医师来实施。

三、孕产妇心搏骤停的病因

在对孕产妇心搏骤停的病因进行鉴别诊断时，

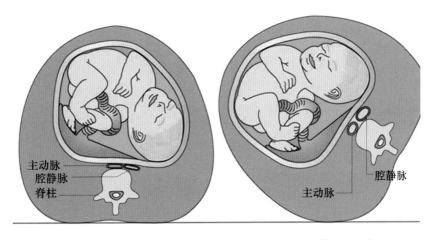

图13-1　平卧位 vs. 倾斜体位：妊娠子宫对主动脉和腔静脉的压迫

应充分考虑到妊娠和非妊娠相关因素。AHA发布的以首字母形式罗列的病因清单（表13-2）有助于临床医师进行快速而有效的鉴别诊断[7]，从而针对病因采取积极的治疗，改善患者自主循环恢复（return of spontaneous circulation, ROSC）和患者生存率。出血是导致孕产妇心搏骤停的主要原因之一。此外，美国疾控中心（centers for disease control, CDC）和英国产科监控系统（UK Obstetric Surveillance System, UKOSS）建议首先排筛心血管疾病和脓毒血症，因为近年来心血管疾病和脓毒血症导致孕产妇心搏骤停的概率不断升高[11, 12]。而在我国，产后出血是导致农村和城市孕产妇死亡的首要和次要原因，引起产后出血的原因包括：宫缩乏力、胎盘因素、子宫和产道损伤和凝血障碍。但在这十几年来，随着我国医疗水平的改善，政府对医疗卫生投入的增加和循证医学的进步，产后出血的死亡率逐年降低[13]。其他合并症，如心脏病，在循环衰竭前应采取积极的措施从而改善患者预后。麻醉相关因素是完全可以预防的，优化麻醉管理，包括：加强气道管理，安全实施椎管内镇痛和麻醉，大出血后的容量复苏和内环境调整等。

四、最新相关指南解读

近年来，几大组织相继发布了最新的孕产妇复苏指南。美国产科麻醉和围生医学学会（Society for Obstetric Anesthesia and Perinatology, SOAP）在2014年首先发表了孕产妇心搏骤停的共识声明[14]。声明中强调如何优化一系列急救事件的应急反应，包括制定急救流程清单（图13-2）和病因排查清单（从A～H的首字母形式排序）。2015年，AHA首次发布了针对孕产妇心肺复苏的共识，由各个学科专家共同参与制定的一套全面的，基于目前循证学支持的，标准化的推荐意见。共识中回顾总结了引起孕产妇心搏骤停的原因（表13-2），并指出必要时考虑PMCD的重要性[7]。国际复苏联络委员会（International Liaison Committee on Resuscitation, ILCOR）在2015年也更新了心搏骤停的文献回顾（5年更新一次），其中有涉及孕产妇心肺复苏的策略，强调了LUD和PMCD的重要性。此外，系统性文献回顾发现一些高级生命支持（advanced cardiac life support, ACLS）的复苏手段证据等级较低，并建议对孕中晚期的孕产妇实施PMCD[15]。随后，综合2015年AHA孕产妇复苏共识和2015年ILCOR系统性文献回顾建议制定了2015版AHA孕产妇心搏骤停指南。关键内容包括：高质量的CPR，手推子宫LUD。解除巨大子宫的压迫有助于ROSC，对于孕中晚期的孕产妇，PMCD可视为是标准心肺复苏的一个环节，无论胎儿是否存活[16]。

五、孕产妇基础生命支持（basic life support, BLS）

一旦发现孕产妇心搏骤停应立刻启动紧急应急系统，呼叫救援团队和急救物资，快速启动BLS（图13-3）。

1. 胸外按压（CPR）

孕产妇CPR实施原则同普通成人CPR：按压频率为100次/分，按压深度至少5 cm，按压/呼吸比为30 ∶ 2。尽量减少按压中断，检查脉搏导致的按压中断应少于5 s。因为当中断时间＞5 s会影响自

表13-2　孕产妇心搏骤停病因（AHA）

缩写	原　　因		病　　　因
A	Anesthetic causes	麻醉相关因素	高位脊髓麻醉、局部麻醉药中毒、气道并发症、误吸、低血压
	Accidents	意　外	外伤、自杀
B	Bleeding	出　血	宫缩乏力、出凝血功能异常、胎盘植入、前置胎盘、子宫破裂、手术原因、输血反应
C	Cardiovascular	心血管	瓣膜疾病、先天性心脏病、心肌缺血、动脉硬化、心律失常、主动脉夹层破裂
D	Drugs	药　物	抑制宫缩药物、药物超剂量、过敏反应、子宫收缩药、镁剂、阿片类药物、胰岛素
E	Embolism	栓　塞	羊水栓塞、肺栓塞、心脑血管意外、静脉空气栓塞
F	Fever	发　热	脓毒血症、坏死性筋膜炎、病毒感染、急性呼吸窘迫综合征
G	General	综合因素	代谢异常、输血相关的低钙和高钾血症
H	Hypertension	高血压	卒中（血栓性或出血性）、子痫前期/子痫/HELLP

孕产妇心搏骤停

第一反应者
• 呼叫孕产妇心搏骤停急救团队 • 记录孕产妇心搏骤停时间 • 置患者于仰卧位 • 每个BLS流程都要从胸外按压开始,手在胸骨上放置的位置比通常要高

后续反应团队

孕产妇干预措施 BLS和ACLS流程应采取的措施	巨大子宫*的产科干预措施
• 不应延迟除颤 • 使用ACLS的经典药物和剂量 • 100%纯氧通气 • 监测呼气末二氧化碳波形和CPR质量 • 恰当的心搏骤停后治疗管理 其他干预措施 • 开放膈上静脉 • 评估低血容量状态,必要时给予液体冲击 • 评估困难气道:建议由经验丰富的医师开放高级气道 • 如果患者心搏骤停前接受IV/IO镁剂治疗,立刻停止镁剂并IV/IO给予10%氯化钙10 mL或10%葡萄糖酸钙30 mL • 剖宫产术中及术后持续实施孕产妇复苏(CPR、体位、除颤、药物和液体)	• 手法子宫左推(LUD)将产妇子宫置于左侧减少对主动脉腔静脉的压迫 • 移除胎心率监测 产科和新生儿团队 时刻准备实施紧急剖宫产 • 4 min复苏后仍然无ROSC,考虑实施紧急剖宫产 • 目标是心肺复苏开始5 min内娩出胎儿 *巨大子宫是指临床上增大的子宫造成主动脉腔静脉受压

排筛可能的危险因素 (BEAU-CHOPS)
B   出血、DIC E   栓塞:冠状动脉、肺血管、羊水栓塞 A   麻醉并发症 U   宫缩乏力 C   心源性疾病(MI、心肌缺血、主动脉夹层、心肌病) H   高血压、子痫前期、子痫 O   其他:标准ACLS指南的鉴别诊断 P   前置胎盘、胎盘植入 S   脓毒血症

图13-2 　2010版AHA孕产妇心搏骤停处理流程
DIC:弥散性血管内凝血;MI:心肌梗死;IV:静脉内;IO:骨内。

主循环的恢复(ROSC)。患者应置于坚硬平面(床垫需放气),推荐使用背板。不推荐采用机械按压方式[7]。施压者正确放置手的位置,2010年指南推荐,孕产妇在胸骨上的胸外按压位置相对普通成人应提高2～3 cm。但是并没有循证学证据支持,因此,在2015年指南上不予推荐,还是参照普通成人CPR的位置。

如果条件允许,可以通过二氧化碳波形图判断胸外按压的有效性[7]。二氧化碳波形图可以连续性观察呼气末二氧化碳(ET-CO$_2$)的压力变化。大量的研究结果表明ET-CO$_2$分压和心脏骤停后ROSC和CO增加有着密切的联系[17, 18]。在院外复苏中,起始ET-CO$_2$分压 > 10 mmHg及ET-CO$_2$分压下降幅度 < 25%基础水平预示ROSC。因此,AHA建议除了应用临床常用的监测手段以外,对气管插管后的患者采用连续性二氧化碳波形图来监测和提高CPR的质量,并发现ROSC。

2. 持续左推子宫(LUD)

当子宫可触及或在脐平面以上者,LUD应该贯穿整个CPR过程从而减少对IVC的压迫。LUD可以通过以下多种方法实现:体位倾斜、手推子宫(单手法和

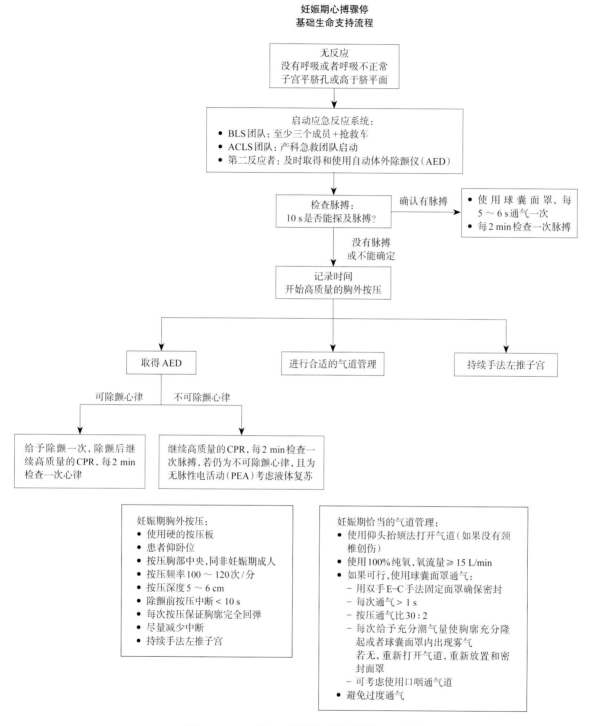

妊娠期心搏骤停
基础生命支持流程

无反应
没有呼吸或者呼吸不正常
子宫平脐孔或高于脐平面

启动应急反应系统：
• BLS团队：至少三个成员＋抢救车
• ACLS团队：产科急救团队启动
• 第二反应者：及时取得和使用自动体外除颤仪（AED）

检查脉搏：
10 s是否能探及脉搏？

确认有脉搏 → • 使用球囊面罩，每5～6 s通气一次
• 每2 min检查一次脉搏

没有脉搏或不能确定

记录时间
开始高质量的胸外按压

取得AED | 进行合适的气道管理 | 持续手法左推子宫

可除颤心律 | 不可除颤心律

给予除颤一次，除颤后继续高质量的CPR，每2 min检查一次心律

继续高质量的CPR，每2 min检查一次脉搏，若仍为不可除颤心律，且为无脉性电活动（PEA）考虑液体复苏

妊娠期胸外按压：
• 使用硬的按压板
• 患者仰卧位
• 按压胸部中央，同非妊娠期成人
• 按压频率100～120次/分
• 按压深度5～6 cm
• 除颤前按压中断＜10 s
• 每次按压保证胸廓完全回弹
• 尽量减少中断
• 持续手法左推子宫

妊娠期恰当的气道管理：
• 使用仰头抬颏法打开气道（如果没有颈椎创伤）
• 使用100%纯氧，氧流量≥15 L/min
• 如果可行，使用球囊面罩通气：
  – 用双手E-C手法固定面罩确保密封
  – 每次通气＞1 s
  – 按压通气比30∶2
  – 每次给予充分潮气量使胸廓充分隆起或者球囊面罩内出现雾气
    若无，重新打开气道，重新放置和密封面罩
  – 可考虑使用口咽通气道
• 避免过度通气

图13-3 2015版AHA孕产妇心搏骤停初级生命支持流程

双手法）。体位倾斜（床左倾，垫子垫高右侧腰臀部）是解除IVC压迫最传统的方法，但是具体倾斜的角度众说纷纭，这可能与孕妇个体差异以及子宫大小有关。而倾斜体位的有效性也备受争议，研究发现，左倾27度和仰卧位时胸外按压效果相同，体位倾斜不仅不利于胸外按压实施以及胸廓回弹，而且倾斜角度过大还会导致产妇滑落[19]。因此，AHA和ERC目前都推荐用手推子宫的方法来实现LUD。单手法——施救者于患者右侧，单手向上向左推子宫；双手法——施救者于患者左侧，双手向左上方向托住子宫。施救者必须谨慎，避免下压的力量，以免对IVC压迫，加重循环系统恶化。

3. 除颤

当孕产妇出现室颤或无脉性室速时应尽快给予电除颤。除颤时应尽量减少CPR的中断，除颤前CPR中断 < 5 s，除颤后快速评估心律后立即继续按压。孕产妇的经胸电阻抗同普通成人相同。因此，除颤能量无须改变，双相能量120 ~ 200 J，无效即递增。而除颤传递到胎儿的能量也是极其微量的，在整个孕期对胎儿都是安全的。除颤对胎心监护仪也不会有影响，无须移走。

4. 通气和气道管理

孕产妇易发生低氧血症，因此，及时、高质量、有效的通气和气道管理非常重要。2015版AHA指南中再次强调了早期面罩加压给予100%纯氧通气的重要性。按压通气比为30 : 2。流量 > 15 L/min。有效通气时，可见胸廓抬起或者面罩内雾气，如果失败，重新开放气道或者尝试口咽通气道[7]。

六、高级心血管生命支持（ACLS）

在BLS基础上，ACLS团队就位后将实施高级气道管理，开放膈上静脉，使用ACLS药物，并考虑实施PMCD。对于宫底高于脐水平，在积极复苏4 min ROSC仍未建立者，应立刻实施PMCD作为ACLS复苏流程的一部分（图13-4）。此外，对心脏骤停的原因进行鉴别诊断并给予对症处理。孕产妇常见的原因可根据BEAUCHOPS（图13-2：出血、栓塞、麻醉并发症、宫缩乏力、心源性疾病、高血压、其他、胎盘原因、脓毒血症）或A ~ H表（表13-2）进行系统排查。

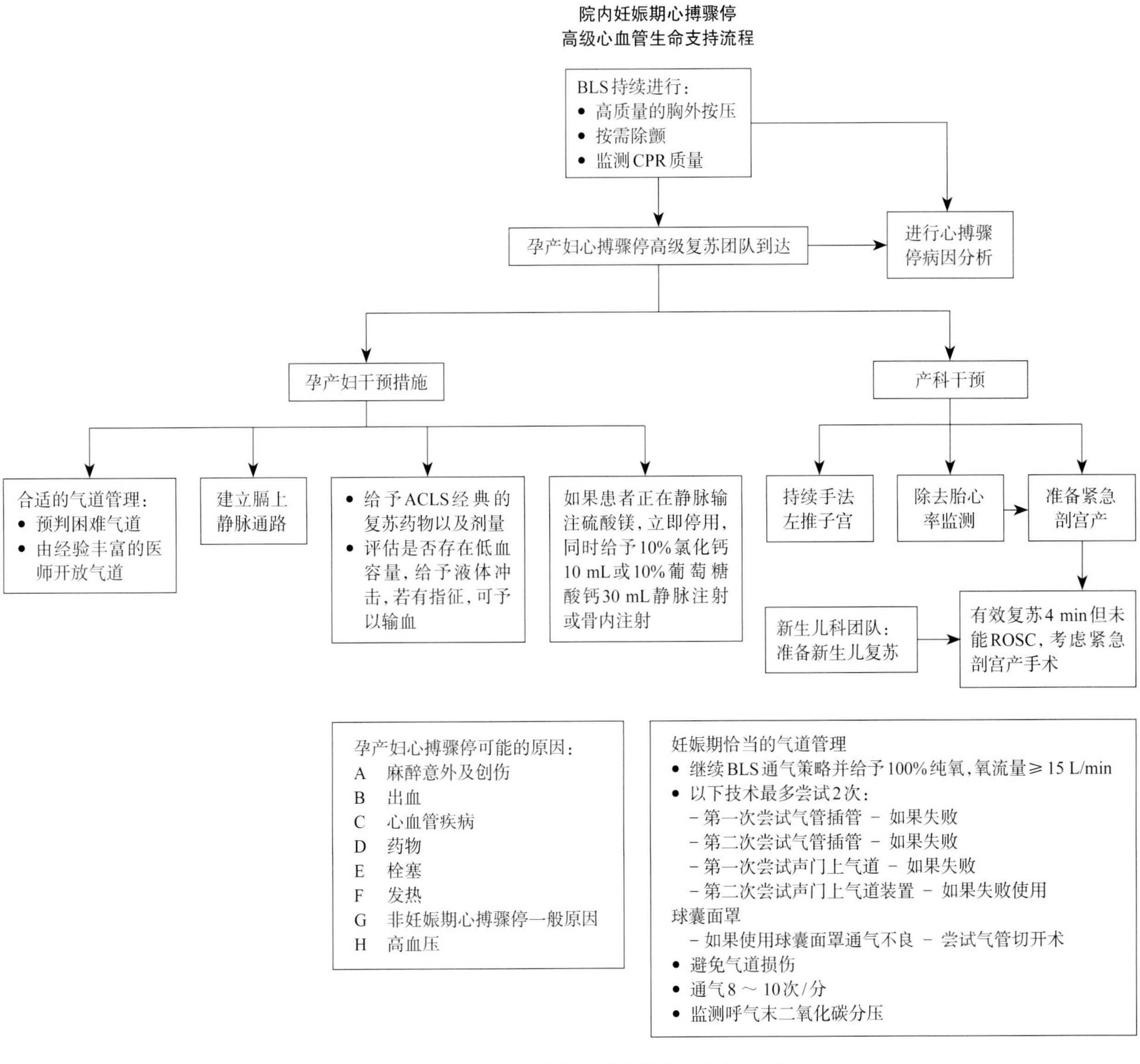

图13-4　2015版AHA孕产妇心搏骤停高级生命支持流程

1. 高级气道建立

孕产妇气道水肿、充血，以及肥胖都会增加困难插管的风险。因此，应由经验丰富的医师行气管插管，避免由于反复插管加重气道水肿和充血。一旦发生困难插管应保证能快速调遣到急救人员和紧急气道设备。最新的一项研究发现，对于院内发生的心搏骤停，15 min 内实施气管插管患者的生存率低于未插管者，可能是由于延迟插管减少了 CPR 中断，但是研究对象是非妊娠期人群[20]。由于孕产妇有特殊的生理特征，复苏早期积极行气管插管是否有益于提高复苏成功率还有待进一步研究证实。然而，对于特定原因引起的心搏骤停，如麻醉导致的呼吸抑制，及时插管可以降低反流误吸的风险并有利于进一步治疗[21]。需要强调的是，建立高级气道应快速，以减少 CPR 中断。置入喉镜会引起气道出血和水肿，阻碍通气。因此，喉镜插管（直视下/可视喉镜）不宜超过两次，盲目延长气道建立时间不利于胸外按压，并可能导致产妇缺氧、创伤以及出血[19]。孕产妇常伴有声门水肿，因此选择小管径的气管导管（6～7 mm 内径）可以增加插管成功率。插管间歇用面罩辅助通气增加患者氧储备，面罩通气困难往往提示插管困难。2 次喉镜插管失败立即置入声门上通气设备，声门上通气设备可以作为气管插管失败的补救措施，虽然有反流误吸的风险，但是孕产妇的氧供和通气应当放在首要位置[22]。推荐使用二氧化碳波形（$P_{et}CO_2$）监测，除了判断气管导管位置外，还可评估 CPR 质量和识别 ROSC。通过二氧化碳波形图来判断气管导管的位置时需注意，心搏骤停时 $P_{et}CO_2$ 几乎为 0，有效 CPR 会使 $P_{et}CO_2$ 增高。$P_{et}CO_2$ 波线下降或平坦时，需要考虑：CPR 和 LUD 是否有效，重新确定气管导管是否在位，以及其他导致心搏骤停的阻塞性因素（如：大面积肺栓塞，心包填塞，气胸）。

2. 药物治疗

孕产妇心搏骤停的药物治疗同普通成人，剂量亦无须调整，不需要顾忌妊娠及胎儿的用药禁忌。血管活性药物首选肾上腺素 1 mg，IV 或 IO，每 3～5 min 重复使用[7]。不再推荐使用血管加压素，即使在 2015 年 ILCOR 的成人复苏指南中也不推荐使用血管加压素，其效果并不优于肾上腺素[16]。如果鉴别诊断高度怀疑是镁中毒或高钾血症时，及时使用钙剂。对于顽固性心室颤动和无脉性室性心动过速（对 CPR、电除颤和肾上腺素效果不佳）推荐使用胺碘酮：300 mg 首剂后 150 mg 分次静注。研究

发现，与利多卡因相比，胺碘酮可以明显改善无脉性室性心动过速患者的电除颤效果[23]。碳酸氢钠在 2015 年 AHA 指南中不推荐常规使用，早期使用会改变 CO_2 梯度差，导致 CO_2 进入胎儿体内，加重胎儿酸中毒。

3. 胎儿评估

复苏的重点是孕产妇高质量的 CPR，恢复其血压，给予充足氧供，无须行胎儿评估，胎心评估会延误和中断 CPR，可待孕产妇 ROSC 后监测胎心率。如行 PMCD，应迅速移除胎心监护仪器。

七、"复苏 4 min 法则" 和 PMCD

AHA、ERC 和 SOAP 复苏指南中都指出，在积极复苏 4 min 产妇仍然无有效 ROSC 时应考虑实施濒死剖宫产（PMCD）[7, 8, 14]。很多病例报道和文献也都指出，孕晚期产妇在实施 PMCD 后，ROSC 得到迅速改善，大大提高了母婴的生存率[24-26]。因此，当非创伤性的复苏方法无法有效解除大血管压迫时，PMCD 可能是复苏的"最后一根稻草"，在孕产妇心搏骤停复苏时必须考虑到实施 PMCD 的可能性。"复苏 4 min 法则" 是在 1987 年被提出的，基于各种实验和文献显示，血流阻断 4～5 min 后发生不可逆的脑损伤。而如果产妇在心搏骤停前有充足的氧供，可能给胎儿多几分钟的时间应激。因此，在积极复苏 4 min 仍不能建立有效 ROSC 时，应考虑实施 PMCD，使胎儿在 1～2 min 内娩出，从而最大程度减轻胎儿缺氧性损伤。但是，事实上很难在这个时间窗内完成手术[27]。然而，即使超过了时间窗，仍然不能放弃剖宫产，历史上仍有孕产妇长时间心搏骤停后取出活婴的报道，只要胎儿未分娩，应随时考虑 PMCD[19]。在一些特殊情况下，如可预见的孕产妇无生存机会，也无须拘泥于 5 min 的时间窗，应尽早娩出胎儿。持续的低灌注状态会增加母婴残疾和死亡的发生率，心搏骤停至胎儿娩出的时间越短母婴预后愈佳。

八、总结和展望

孕产妇心搏骤停虽然非常罕见，但是发生率呈上升趋势。孕产妇的复苏需要受过良好训练的、多团队的共同合作完成。随着人们对复苏技能和孕产妇妊娠生理的深入研究，孕产妇心搏骤停的复苏指南也将被不断更新。而孕产妇健康相关的医疗机构必须熟悉这些指南内容，并且建立"紧急应急系统"和多学科的抢救团队，开展相应的模拟训练来应对紧急情况发生。

（杜唯佳）

第二节　胎儿宫内复苏

在分娩镇痛过程中,胎儿在子宫内可能发生急性或慢性缺氧,危害其健康甚至危及生命,新生儿疾病的发病率与死亡率也相应增加。尽管胎儿发生宫内窘迫并非一定与镇痛有关,但是麻醉科医师应当熟悉宫内复苏的干预措施,以提高胎儿的血氧饱和度,改善新生儿的预后。

一、产时胎心监护

早在20世纪60年代,Hon和Quilligan发现了分娩时产妇通过连续电子胎心率监测(electronic fetal heart rate monitoring, EFM)有助于判断胎儿在宫内缺氧的情况,从此EFM被广泛运用于临床至今。EFM分为体内和体外两种(图13-5)。体外EFM目前使用最普遍,其是通过超声Doppler技术将探头放置在产妇腹壁通过分析胎儿血管搏动所产生声波频率后间接获得的。体内EFM是通过放置在胎儿头部的电极直接获得胎心率,通常在产妇破膜后使用[28]。目前,连续EFM作为临床上胎儿监测的主要手段,在分娩时的产科管理中也发挥了重要的作用。临床医师通过常规评估胎心率(Fetal heart rate, FHR)包括胎心率基线、基线变异、FHR减速和加速等内容的异常波形发现一些危及胎儿安全的紧急情况并给予及时干预。常规进行胎心率监测,根据监测结果决定继续期待治疗、引产或剖宫产。目前中华医学会围产医学分会推荐使用的是2008年由美国国家儿童保健和人类发育研究所(National Institute of Child Health and Human Development,

NICHD)、美国妇产科医师协会(American College of Obstetricians and Gynecologists, ACOG)、美国母胎医学会(Society for Maternal-Fetal Medicine, SMFM)共识推荐意见[29]后所提出的产时EFM的三级评价系统。加拿大妇产科医师协会(Society of Obstetricians and Gynaecologists of Canada, SOGC)于2020年发表的新版产时胎儿监护实践指南[30]将电子胎心监护分为了正常、可疑和异常三类,分别对应前者分类中的Ⅰ、Ⅱ、Ⅲ类,并对胎心监护判断为可疑类提出了更为具体的标准。

临床工作中,EFM图形处理应根据产妇个体情况、母婴高危因素及产程进展进行综合分析。胎心电子监护作为对胎儿中枢神经-心脏调节系统功能的一个监护,氧气自母体转移到胎儿的过程中,母胎循环、胎盘循环及胎儿循环中任何一个环节出现问题,都可能导致胎儿在母体内不能进行充分的气体交换而导致胎儿缺氧。若不能及时处理胎儿宫内缺氧,就可能发生酸中毒,进一步将会对胎儿器官造成损害。影响胎儿宫内环境的因素有很多,主要包括母体氧供、子宫胎盘灌注、脐带和胎儿本身。为了优化胎儿的供氧,干预的措施着重在增加氧供,减轻脐带压迫和(或)改善子宫胎盘血流量,通过改善子宫胎盘的血液灌注,从而改善胎儿氧供。

二、宫内复苏

宫内复苏就是指因为宫内胎儿缺氧、窘迫,危及胎儿生命,为改善产时胎儿氧供所采用的一系列临床措

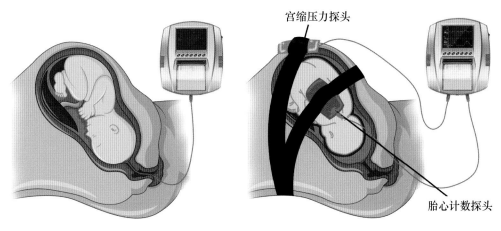

图13-5　**体内和体外胎心率监测设备**

施[31]。临床工作中积极正确的宫内复苏可为继续经阴道试产提供保障,为行阴道助产或剖宫产争取时间,一定程度上减少新生儿并发症及后遗症的发生,减少一些非必要剖宫产。

宫内复苏的方法很多,包括但不限于高浓度吸氧、改变体位、开放静脉输液、宫缩抑制剂舒缓宫缩、羊膜腔灌注、第二产程间歇性屏气等(表13-3)。这些措施旨在通过缓解宫缩过频、解除氧合受损因素或通过增加血液流量和血氧含量,从而改善氧合[32]。胡灵群等[33]将宫内复苏的方法步骤概括为"STOP LP",即 ① Stop Oxytocin / Stop Pushing:停用缩宫素/停止屏气;② Tocolysis:舒张子宫肌肉,使用宫缩抑制剂;③ Oxygen:给氧;④ Position / Prolapsed Cord:改变体位/排除脐带脱垂;⑤ Lactated Ringer's Fluid:静脉输注林格氏液;⑥ Phenylephrine:去氧肾上腺素。该方法简单而又形象生动,便于操作。

1. 改变体位

妊娠子宫压迫下腔静脉及腹主动脉,导致子宫胎盘灌注压及血流量下降而易发生仰卧位低血压综合征,胎心监护图形可出现异常。采取非平仰卧位,首选左侧卧位,可减轻下腔静脉受压,增加孕妇回心血量,改善子宫和胎盘灌注,进而改善胎儿血氧饱和度。也可尝试右侧卧位或胸膝卧位,改变脐带、胎儿、子宫以及骨盆的相互位置关系,进而缓解脐带受压。同时应积极明确胎先露位置及宫口扩张等情况,排除脐带脱垂和受压。

2. 吸氧

增加母体氧供是改善胎儿血氧饱和度最直接的做法。当孕妇以100%浓度吸氧时,胎儿血氧浓度会在数分钟后开始增加,并在10 min后达最佳稳定状态;停止吸氧后,这一效应可继续维持15~30 min,之后才逐渐下降[34, 35]。通常采用非重复吸入型面罩(non-rebreathing mask)吸氧治疗,吸入氧浓度为80%~100%,流量为8~10 L/min,持续15~30 min,效果较好[36]。

3. 快速静脉补液

当孕妇有低血容量或者低血压时,子宫胎盘血流灌注减少,容易影响到胎儿的血氧饱和度,异常胎心监护图形发生概率增加。因此当孕妇接受硬膜外麻醉或者分娩镇痛前,静脉输液可预防因麻醉引起的低血压或低血容量表现,防止麻醉后血压下降。具体到输液的种类,理论上来讲含糖液体增加胎儿体内葡萄糖含量,从而增加胎儿无氧糖酵解产生的乳酸水平,进而使胎儿血pH进一步降低并造成一定缺氧损害。而乳酸林格氏液的代谢产物为碳酸氢钠,可纠正代谢性酸中毒,从而实现宫内复苏,因此临床更多静脉输注晶体以增加母体血容量,提高动脉压,并改善胎盘血流灌注[37]。石燕燕等[38]研究发现,使用乳酸林格氏液进行宫内复苏的产妇,胎心率恢复情况、新生儿窒息程度、羊水粪染程度均显著优于使用维生素C和葡萄糖进行复苏的产妇,重度窒息新生儿例数显著减少。临床上首选500~1 000 mL乳酸林格氏液或者0.9%氯化钠注射液,以250 mL/h的速度静脉输注,停止补液后,复苏效应可持续30 min[39]。需要注意的是,对于重度子痫前期以及心功能不全的患者,补液须慎重以避免发生肺水肿。

4. 抑制子宫收缩

(1)停止或减少使用子宫收缩药:包括缩宫素、前列腺素制剂等,无论是自发性还是由于缩宫素诱导所致,频繁的子宫收缩(10 min内出现超过5次的子宫收缩)会影响胎盘灌注,导致流向绒毛间隙的血流间断性停止,胎儿血氧饱和度明显下降。

表13-3 宫内复苏措施

目 的	胎心率表现形式	可干预措施
提高胎儿氧合及子宫血流灌注	反复晚期减速	改为侧卧位(左侧卧或右侧卧)
	加速延长或心动过缓	母体给氧
		静脉补液
子宫收缩减弱	胎心率变异减弱或消失	减少宫缩频率
	胎心率过快伴第Ⅱ或第Ⅲ级胎心	停止使用缩宫素或促宫颈成熟药物;使用抑制宫缩药物(如特布他林)
一过性脐带受压	反复变异减速	改变母体体位、羊膜腔灌注,如果发生脐带脱垂,托起胎儿先露部位并准备行剖宫产
	加速延长或心动过缓	

（2）使用宫缩抑制剂：当出现子宫收缩过频或不协调的情况下，除首先停止或减少使用缩宫素、前列腺素制剂等药物外，有时可使用宫缩抑制剂，包括选择性 β₂ 受体激动剂、缩宫素受体拮抗剂、硝苯地平、硫酸镁及硝酸甘油。选择性 β₂ 受体激动剂，国外较常用的是特布他林，国内使用较多的是盐酸利托君。英国国家卫生与临床优化研究所（National Institute for Health and Care Excellence, NICE）及美国妇产科医师协会（ACOG）均提出，在子宫收缩过频并伴有 Ⅱ 类胎心监护图形时，首先推荐使用特布他林减弱宫缩[40,41]。值得警惕的是选择性 β₂ 受体激动剂在母胎心血管方面可能导致心动过速、肺水肿、母体低血压等不良反应。缩宫素受体拮抗剂阿托西班，是人工合成的宫缩抑制剂，可通过胎盘，与子宫缩宫素受体结合而阻断其作用，对子宫收缩的抑制作用呈剂量依赖性。硝苯地平作为钙离子拮抗剂，能迅速松弛血管平滑肌、扩张血管，增加胎盘血流，改善胎儿宫内缺氧及新生儿结局。硫酸镁主要临床作用在于预防子痫抽搐及妊娠 33⁺⁶ 周之前对胎儿的神经保护，国内外各指南都不推荐将硫酸镁用于抑制宫缩、延长孕周[42]，但有研究证实在产妇宫内复苏时，其有积极的作用[43]。SOGC 指南建议对于宫缩过频引起胎心监护图形改变，且靠改变体位、吸氧、补液等方法改善无效时，可以使用特布他林或硝酸甘油[44]。

5. 减少交感神经阻滞效应

对于有容量超负荷风险的患者或继发于硬膜外、分娩镇痛等给药后母体出现低血压者，给予肾上腺素受体激动剂（如去氧肾上腺素，麻黄碱）能够改善胎盘血流，提高胎儿的氧合。

6. 调整母体用力方式

在第二产程中，胎心率常会出现变异减速的改变，改变母体用力方式让母体停止用力或者每两次宫缩用一次力可缓解脐带受压，增加宫缩间歇期时间，进而改善胎心率。

7. 羊膜腔灌注术

羊膜腔灌注的作用是人工增加羊水量，缓解宫缩时因羊水过少导致的脐带胎盘受压而引起的循环障碍。增加羊水量，减轻脐带受压，可迅速改善变异减速。但需警惕经宫颈的羊膜腔灌注可能会增加绒毛膜羊膜炎、羊水栓塞、胎盘早剥等风险。

目前的系统回顾分析显示，上述各项措施中，改变体位、宫缩抑制剂舒缓宫缩、纠正低血压是比较有效的。而给氧、开放静脉输液、羊膜腔灌注、第二产程间歇性屏气这几种方法尚有待进一步考虑。以往研究除了缺乏随机对照试验以外，是否应采用脐带血氧分压和 pH、Apgar 评分等替代性指标，还是采用中转剖宫产率作为临床结局指标也令人困惑[32]。

三、总结

除了针对分娩时胎儿宫内复苏的上述措施外，更不能忽视针对母体因素引起的急性胎儿宫内窘迫所进行的宫内复苏，积极识别并治疗引起胎儿急性窘迫的原因（如产前出血、脐带脱垂、母体酸中毒、抽搐、肺功能损害等），对最终的妊娠结局有重要意义。但无论哪种类型的胎儿宫内复苏都与胎儿宫内储备能力、引起缺氧的原因能否纠正、复苏是否及时、终止妊娠时机和方式、相关管理是否恰当有关，只有针对引起胎心率改变的病因积极进行纠正治疗，消除对胎儿的不良影响，才能取得良好的宫内复苏效果。

（周显琏，杜唯佳）

第三节　新生儿复苏

大多数新生儿在没有干预的情况下就能完成宫内到宫外环境的过渡。出生后 30 s 内，大约 85% 的足月新生儿将开始呼吸，另有 10% 在擦干身体和给予一定刺激后也能开始呼吸。当然仍有少数比例的新生儿需要一定的帮助才能完成宫内到宫外的有效过渡，这其中约 5% 的足月新生儿需接受正压通气（positive pressure ventilation, PPV），约 2% 的足月新生儿需接受气管插管[45,46]。相关数据表明每 1 000 例分娩中有 1 ~ 3 名新生儿需接受胸外按压或用药。本章将着重介绍新生儿复苏的生理特点及其流程。

一、新生儿复苏的生理性特点[47]

大多数的成人心搏骤停是继发于冠状动脉疾病。突发的心搏骤停阻断了有效的血液循环，随着大脑血供减少，患者失去意识并停止呼吸。故在成人心肺复苏期间，维持循环是重点。

相比之下，大多数需要复苏的新生儿都有一颗健康的心脏。在出生前，胎儿的呼吸功能是由胎盘而不是胎肺来完成的。当胎盘功能正常时，它将氧气从母体转运到胎儿体内，并将CO_2从胎儿体内带到母体体内。健康的胎儿会做呼吸运动，这对肺的正常发育很重要。当胎盘气血交换功能障碍时，胎儿便会出现缺氧，同时胎儿监护会显示出活动减少、胎心率变异性消失和胎心率减慢的表现。如果胎盘气血交换障碍持续存在，胎儿会出现反射性喘息，随后导致呼吸暂停和心动过缓。出生后，气血交换的场所由胎盘转换至新生儿的肺脏。如果此时新生儿不能开始或不能保持有效的呼吸运动，就会导致一系列的窒息缺氧变化。因此，新生儿复苏的重点是对新生儿肺部进行有效通气，它是整个复苏流程中最需要强调的重要概念。

与此同时，了解胎儿宫内到宫外心肺过渡的基本生理学知识将有助于理解新生儿复苏的步骤。出生前，胎儿肺充满的不是空气而是液体，它们并不参与气体交换。所有供给胎儿的氧气都是通过胎盘从母体的血液传送到新生儿的血液中。氧合的胎血通过脐静脉离开胎盘（图13-6）[47]。

此时胎儿肺中的血管（肺血管）处于明显收缩状态，流入血管的血液非常少。相反，大部分从胎盘经脐静脉返回胎儿的氧合血流经卵圆孔或动脉导管直接从心脏右侧流向左侧，不会进入肺部，因此称为右向左分流。在子宫内，这种从右向左的分流使含氧最多的血液直接流向胎儿的大脑和心脏。

在出生后，一系列事件最终导致胎儿循环成功过渡到体循环。主要包括以下几个方面：

（1）当婴儿开始呼吸和大哭时，肺内的液体逐步排出或者吸收，直至肺泡内充满空气（图13-7）[47]。

（2）肺泡的扩张所带来的肺血管的阻力下降，从而使血液能够流向肺循环并进行气血交换（图13-8）[47]。

（3）断脐后会增加新生儿体循环的阻力，改善灌注。此时经肺氧合血液能通过左心室泵出，经体循环更好地灌注脏器（图13-9）[47]。

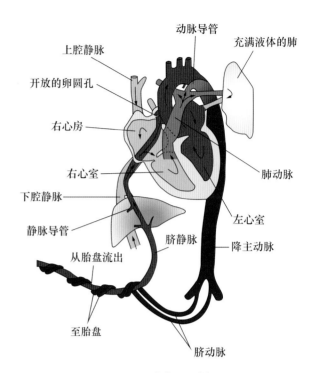

图13-6　**胎儿循环路径**

氧合血（红色）从脐静脉进入右心房，经卵圆孔和动脉导管交叉至左侧。只有少量的血液流入肺部。在充满液体的肺中没有气体交换。

虽然正常过渡的最初步骤发生在出生后几分钟之内，但整个转变过程可能需要几个小时或几天才能完成。例如，足月儿的正常过度需要10 min才能达到氧饱和度90%或以上。肺中的液体可能需要几个小时才能完全吸收，而肺血管的完全扩张要数月之后。

同时在出生时，在有活力的新生儿中不立刻断脐对胎儿-新生儿循环的转变起着重要作用。对早产儿来说，延迟脐带结扎可能的好处是可以降低死亡率，提高血压和血容量，减少出生后对输血的需要，以及可能提高存活率[48]。而在足月和晚期早产儿中，延迟脐带结扎可能改善早期血流动力学指标，尽管不确定，但可能对神经发育结局有益处。然而，由此发生的高胆红素血症也可能增加光疗的需要。

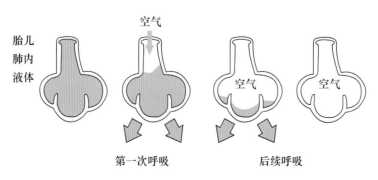

图13-7　**肺泡内的液体逐步被空气取代**

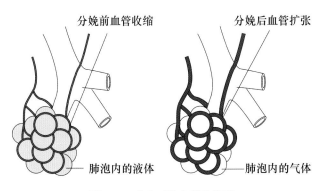

图13-8 出生时肺血管的扩张

肺泡内的液体 / 肺泡内的气体
分娩前血管收缩 / 分娩后血管扩张

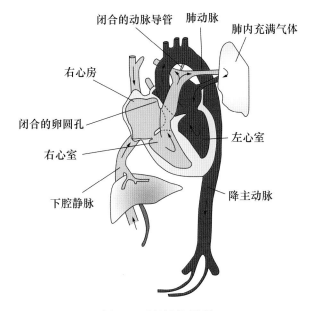

图13-9 过渡循环路径

闭合的动脉导管 肺动脉 肺内充满气体
右心房
闭合的卵圆孔
左心室
右心室
下腔静脉 降主动脉

新生儿呼吸,肺血管舒张,气血交换在肺内发生。从肺返回心脏左侧的血液的血氧饱和度最高。然后灌注至全身。

如果未发生正常过渡,那么可导致新生儿出现一系列的缺氧损伤,并可出现如下临床表现:① 呼吸不规则、呼吸暂停或快速呼吸(呼吸急促),可伴有心率减慢(心动过缓)或心率加快(心动过速);② 肌张力降低,皮肤苍白、发绀;③ 低血氧饱和度甚至低血压。早期原发性的呼吸暂停,触觉刺激可以启动和恢复自主呼吸。如果进入继发性呼吸暂停阶段,新生儿则需要借助辅助通气才能恢复。受影响最严重的新生儿可能需要胸外按压和应用肾上腺素。当出现上述情况时,就需要一个有效、快速的复苏流程来帮助患儿改善缺氧情况。

二、新生儿复苏流程解读

本文中对新生儿复苏流程的解读结合了中国国情和新生儿复苏培训进展及现状,参考了于2016年

制定的中国新生儿复苏流程图(图13-10)[49],同时也参考了2020年国际复苏联络委员会推出的复苏指南[50]。此流程描述了评估和复苏新生儿时应遵循的步骤。从出生到初步评估,共分为5个阶段。分别如下:

(1)快速评估:确定新生儿是否可以与母亲待在一起,或者是否应将其移至辐射暖台进行进一步评估。

(2)气道(A):执行初始步骤建立开放气道并支持自主呼吸。

(3)呼吸(B):为呼吸暂停或心动过缓的新生儿提供PPV辅助呼吸。如果新生儿呼吸困难或血氧饱和度低,其他干预(持续气道正压或补充氧气)可能是适当的。

(4)循环(C):如果尽管进行了辅助通气,但严重心动过缓仍持续存在,则通过配合PPV进行胸外按压来支持循环。

(5)药物(D):如果尽管进行了辅助通气配合胸外按压,但仍持续出现严重的心动过缓,则需在PPV配合胸外按压继续进行时给予肾上腺素。

在整个流程中,评估和决策操作交替进行。尽管快速高效地工作很重要,但在进入下一个模块之前,您必须确保已充分执行了上个阶段的步骤。评估是在每个阶段的末尾重复,将决定是否需要继续进入下个阶段(图13-11)。

(一)复苏准备

(1)人员:每次分娩时至少有1名熟练掌握新生儿复苏技术的医护人员在场,其职责是照料新生儿。高危孕妇分娩时需要组建包含儿科医师参与的复苏团队。多胎妊娠孕妇分娩时,每名新生儿都应有专人负责。

(2)物品:新生儿复苏设备和药品齐全,单独存放,功能良好。

(3)通过在出生前询问产科医生这4个问题来确定危险因素:① 预期胎龄是多少? ② 羊水清吗? ③ 是否还有其他风险因素? ④ 我们对脐带的处理计划是什么(是否需要延迟脐带结扎)? 2020年美国儿科协会的第八版复苏指南中强调对大多数有活力的足月儿和早产儿建议生后予以至少30～60 s的脐带延迟结扎。

(4)有些无任何明确危险因素的新生儿也可能需要进行复苏。

(二)快速评估

生后立即快速评估以下4项指标:① 足月吗? ② 羊水清吗? ③ 有哭声或呼吸吗? ④ 肌张力好吗?

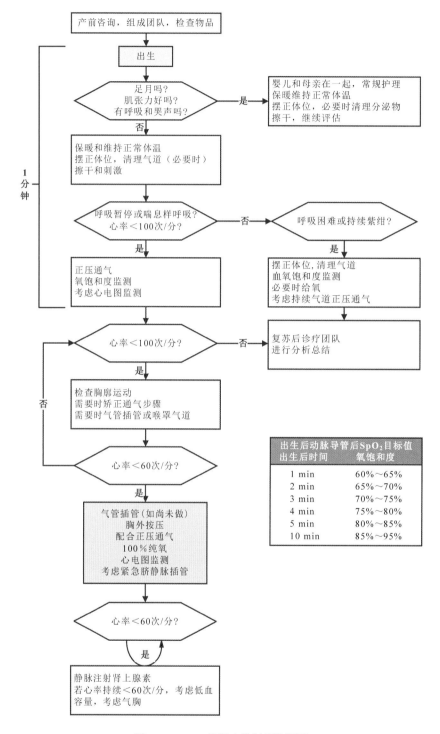

图13-10 2016年新生儿复苏流程图

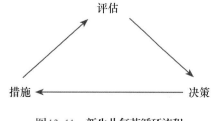

图13-11 新生儿复苏循环流程

如4项均为"是",应快速彻底擦干,和母亲皮肤接触并进行常规护理。如4项中有任何一项为"否",则需进行初步复苏。如羊水有胎粪污染,则进行有无活力的评估及决定是否气管插管吸出胎粪。

（三）初步复苏

1. 保暖

产房温度设置为25～28℃。提前预热辐射保暖台，足月儿辐射保暖台温度设置为32～34℃，或腹部体表温度36.5℃，早产儿根据其中心温度设置。用预热毛巾包裹新生儿放在辐射保暖台上，注意头部擦干和保暖。有条件的医疗单位复苏胎龄＜32周的早产儿时，可将其头部以下躯体和四肢放在清洁的塑料袋内，或盖以塑料薄膜置于辐射保暖台上，摆好体位后继续初步复苏的其他步骤。避免高温，防止引发呼吸抑制。

2. 体位

置新生儿于头轻度仰伸位（鼻吸气位）。

3. 吸引

必要时（分泌物量多或有气道梗阻）用吸球或吸管（12F或14F）先口咽后鼻咽清理分泌物。过度用力吸引可导致喉痉挛，并刺激迷走神经，引起心动过缓和自主呼吸延迟出现。应限制吸管的深度和吸引时间（＜10 s），吸引器负压不超过100 mmHg（1 mmHg=0.133 kPa）。

4. 羊水胎粪污染时的处理

2015年起美国新生儿复苏指南不再推荐羊水胎粪污染时常规气管内吸引胎粪（无论有无活力）。2020年美国的新生儿复苏指南对此处理推荐是如果羊水有污染，并且新生儿没有活力，将新生儿带到辐射温暖床进行最初的复苏步骤。不建议常规使用喉镜检查或气管插管。我国目前根据国情和实践经验做如下推荐：当羊水胎粪污染时，仍首先评估新生儿有无活力。新生儿有活力时，继续初步复苏；新生儿无活力时，应在20 s内完成气管插管及用胎粪吸引管吸引胎粪。如果不具备气管插管条件，而新生儿无活力时，应快速清理口鼻后立即开始正压通气。

5. 擦干和刺激

快速彻底擦干头部、躯干和四肢，拿掉湿毛巾。彻底擦干即是对新生儿的刺激以诱发自主呼吸。如仍无呼吸，用手轻拍或手指弹患儿足底或摩擦背部2次以诱发自主呼吸。如这些努力无效表明新生儿处于继发性呼吸暂停，需要正压通气。

2020年起美国新生儿复苏流程对于最初的5个步骤包括以下内容：保暖、擦干、刺激、摆正头位和颈部以开放气道，如果需要，清除气道中的分泌物。另外，对于大多数足月和早产新生儿，应延迟脐带结扎至少30～60 s。并且在使用脉搏血氧测定法和目标血氧饱和度表来指导氧疗，具体指征包括：① 开始复苏时；② 确认存在持续性中央型发绀时；③ 给予额外用氧；④ 需要正压通气时。对发绀的视觉评估不是一个可靠的评估血氧饱和度的方法。

（四）正压通气

新生儿复苏成功的关键是建立充分的通气。

1. 指征

① 呼吸暂停或喘息样呼吸；② 心率＜100次/分。对有以上指征者，要求在"黄金1分钟"内实施有效的正压通气。如果新生儿有呼吸，心率＞100次/分，但存在呼吸困难或持续发绀，应清理气道并监测外周血氧饱和度（peripheral arterial oxygen saturation, SpO$_2$），可常压给氧或给予持续气道正压通气，特别是早产儿。

2. 气囊面罩正压通气

（1）压力：通气压力需要20～25 cmH$_2$O（1 cmH$_2$O＝0.098 kPa），少数病情严重的新生儿可用2～3次30～40 cmH$_2$O压力通气。国内使用的新生儿复苏球囊为自动充气式气囊（250 mL），使用前要检查减压阀。有条件最好配备压力表。

（2）频率：40～60次/分。

（3）用氧：推荐县及县以上医疗单位为产房添置空氧混合仪、空气压缩器及SpO$_2$监测仪创造条件。无论足月儿或早产儿，正压通气均要在SpO$_2$监测仪的监测指导下进行。足月儿开始用空气进行复苏，早产儿开始给21%～40%浓度的氧，用空氧混合仪根据血氧饱和度调整给氧浓度，使氧饱和度达到目标值（图13-10）。胸外按压时给氧浓度要提高到100%。

无法配备SpO$_2$监测仪、空氧混合仪甚至二者皆无的医疗单位，可利用自动充气式气囊复苏，有4种氧浓度可用：① 自动充气式气囊不连接氧源，氧浓度21%（空气）；② 连接氧源，不加储氧器，可得到约40%浓度的氧；③ 连接氧源，加储氧器得100%（袋状）、90%（管状）浓度的氧。从2015年起美国新生儿复苏流程中正压通气阶段推荐的用氧浓度是：胎龄≥35周的新生儿初始氧浓度为21%，＜35周的新生儿初始氧浓度为21%～30%。

SpO$_2$监测仪的传感器应放在新生儿动脉导管前位置（即右上肢，通常是手腕或手掌的中间表面）。在传感器与仪器连接前，先将传感器与婴儿连接有助于最迅速地获得信号。

（4）评估心率：可触摸新生儿的脐带搏动或用听诊器听诊新生儿心跳，计数6 s，乘10即得出每分钟心率的快速估计值。近年来SpO$_2$监测仪用于新生儿复苏，可以测量心率和血氧饱和度。为了更准确地评估心率，2015年美国新生儿复苏指南推荐应用3导联心电图测量心率，考虑到我国国情，建议有条件的单位可以试用。

（5）判断有效通气：开始正压通气时即连接SpO$_2$监测仪，并观察胸廓是否起伏。有效的正压通气表现为胸廓起伏良好,心率迅速增加。

(6)矫正通气步骤:如达不到有效通气,需矫正通气步骤(MRSOPA),包括:① 检查面罩和面部之间是否密闭;② 再次通畅气道(可调整头位为鼻吸气位,清除分泌物,使新生儿的口张开)及增加气道压力。矫正通气后如心率 < 100次/分,可进行气管插管或使用喉罩气道。

(7)评估及处理:在达到有效通气后,经30 s有效正压通气后,如有自主呼吸且心率≥100次/分,可逐步减少并停止正压通气,根据SpO$_2$值决定是否常压给氧;如心率 < 60次/分,应气管插管正压通气并开始胸外按压。

(8)其他:持续气囊面罩正压通气(> 2 min)可产生胃充盈,应常规经口插入8F胃管,用注射器抽气并保持胃管远端处于开放状态。

3. T-组合复苏器(T-Piece复苏器)

T-组合复苏器是一种由气流控制、有压力限制的机械装置,能提供恒定的吸气峰压及呼气末正压。推荐县及县以上医疗单位尤其是三级医院使用,更能提高早产儿复苏的效率和安全性。

(1)指征:用于足月儿和早产儿正压通气。

(2)用法:需接上压缩气源,气体由T-组合复苏器的新生儿气体出口经一个管道输送到新生儿端,与面罩或气管导管相连。预先设定吸气峰压20 ～ 25 cmH$_2$O、呼气末正压5 cmH$_2$O、最大气道压(安全压)40 cmH$_2$O。操作者用拇指或食指关闭或打开T形管的开口,控制呼吸频率及吸气时间,使气体直接进入新生儿气道。由于提供恒定一致的呼气末正压及吸气峰压,维持功能残气量,更适合早产儿复苏时正压通气的需要。本装置操作容易,使用灵活,压力输出稳定,操作者不易疲劳。

(五)喉镜下经口气管插管

1. 指征

(1)需要气管内吸引清除胎粪时。

(2)气囊面罩正压通气无效或要延长时。

(3)胸外按压时。

(4)经气管注入药物时。

(5)需经气管内给予肺表面活性物质时。

(6)特殊复苏情况,如先天性膈疝或超低出生体重儿。

2. 准备

气管插管必需的器械和用品应放置在一起,在每个产房、手术室、新生儿室和急救室随时备用。常用的气管导管为上下直径一致的直管,不透射线和有刻度标示。如使用金属导芯,导芯前端不可超过导管末端。

表13-4和表13-5所示为气管导管型号和插入深度的选择方法。

表13-4　**不同气管导管内径适用的新生儿出生体重和胎龄**

导管内径(mm)	新生儿出生体重(g)	胎龄(周)
2.5	< 1 000	< 28
3.0	≥ 1 000 ～ ≤ 2 000	≥ 28 ～ ≤ 34
3.5	> 2 000 ～ ≤ 3 000	> 34 ～ ≤ 38
3.5 ～ 4.0	> 3 000	> 38

表13-5　**不同出生体重新生儿气管导管插入深度**

出生体重(g)	插入深度(cm)[b]
1 000[a]	6 ～ 7
2 000	7 ～ 8
3 000	8 ～ 9
4 000	9 ～ 10

注:[a] < 750 g,仅需插入6 cm;[b] 为上唇至气管导管管端的距离。

3. 方法

关键在于暴露声门,并要强调小指的3个用处。

(1)插入喉镜:左手持喉镜,使用带直镜片(早产儿用0号,足月儿用1号)的喉镜进行经口气管插管。将喉镜柄夹在拇指与前3个手指间,镜片朝前。小指靠在新生儿颏部(小指的第1个用处)提供稳定性。喉镜镜片应沿着舌面右侧滑入,将舌推至口腔左侧,推进镜片直至其顶端达会厌软骨。

(2)暴露声门:采用一抬一压手法。轻轻抬起镜片,上抬时需将整个镜片平行于镜柄方向移动,使会厌软骨抬起即可暴露声门和声带。如未完全暴露,操作者用自己的小指(小指的第2个用处)或由助手用食指向下稍用力压环状软骨使气管下移有助于暴露声门。在暴露声门时不可上撬镜片顶端来抬起镜片。

(3)插管:插入有金属管芯的气管导管,将管端置于声门与气管隆凸之间,接近气管中点。

(4)操作时限及技巧:整个操作要求在20 ～ 30 s内完成。如插入导管时声带关闭,可采用Hemlich手法,即助手用右手食指和中指在胸外按压的部位向脊柱方向快速按压1次促使呼气产生,声门就会张开。

4. 胎粪吸引管的使用

施行气管内吸引胎粪时,将胎粪吸引管直接连接气管导管,以清除气管内残留的胎粪。吸引时复苏者用右手食指将气管导管固定在新生儿的上腭,左手食指按压胎粪吸引管的手控口使其产生负压,边退气管导管边吸引,3～5 s将气管导管撤出气管外并随手快速吸引一次口腔内分泌物。

5. 判断气管导管位置的方法

正压通气时导管前端应在气管中点,判断方法如下:

（1）声带线法:导管声带线与声带水平吻合。

（2）胸骨上切迹摸管法:操作者或助手的小指尖垂直置于胸骨上切迹上(小指的第3个用处),当导管在气管内前进时小指尖触摸到管端,则表示前端已达气管中点。

（3）体重法(表13-5)。

6. 确定插管成功的方法

① 胸廓起伏对称;② 听诊双肺呼吸音一致,尤其是腋下,且胃部无呼吸音;③ 无胃部扩张;④ 呼气时导管内有雾气;⑤ 心率、血氧饱和度和新生儿反应好转;⑥ 有条件可使用呼气CO_2监测仪,帮助快速确定气管导管位置是否正确。

（六）喉罩装置

喉罩是一个用于正压通气的气道装置。

1. 适应证

（1）新生儿复苏时如气囊-面罩通气无效,气管插管失败或不可行。

（2）小下颌或相对大的舌,如Pierre-Robin综合征和唐氏综合征。

（3）多用于出生体重≥2 000 g的新生儿。

2. 方法

喉罩由一个可扩张的软椭圆形边圈(喉罩)与弯曲的气道导管连接而成。弯曲的喉罩越过舌产生比面罩更有效的双肺通气。采用"盲插"法,用食指将喉罩罩体开口向前插入新生儿口腔,并沿硬腭滑入至不能推进为止,使喉罩气囊环安放在声门上方。向喉罩边圈注入2～3 mL空气,使扩张的喉罩覆盖喉口(声门)。喉罩气道导管有一个15 mm接管口可连接复苏囊或呼吸器进行正压通气。

（七）胸外按压

1. 指征

有效正压通气30 s后心率＜60次/分。在正压通气同时须进行胸外按压。保证有效的肺通气是前提。

2. 要求

此时应气管插管正压通气配合胸外按压,以使通气更有效。胸外按压时给氧浓度建议可增加至100%。推荐用三导联心电图进行心率评估。

3. 方法

胸外按压的位置为胸骨下1/3(两乳头连线中点下方),避开剑突。按压深度约为胸廓前后径的1/3,产生可触及脉搏的效果。按压和放松的比例为按压时间稍短于放松时间,放松时拇指或其他手指应不离开胸壁。按压的方法推荐拇指法和双指法。

（1）拇指法:双手拇指的指端按压胸骨,根据新生儿体型不同,双拇指重叠或并列,双手环抱胸廓支撑背部(图13-12)。

（2）双指法:右手食指和中指2个指尖放在胸骨上进行按压,左手支撑背部。

目前的循证学证据表明拇指法能产生更好的按压深度,操作者不易疲劳,加之采用气管插管正压通气后,拇指法可以在新生儿头侧进行,不影响脐静脉插管,是胸外按压的首选方法。

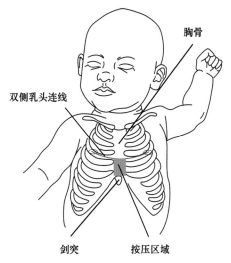
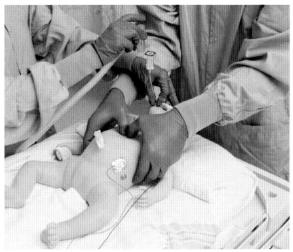

图13-12　拇指法胸外按压

4. 胸外按压和正压通气的配合

胸外按压时应气管插管进行正压通气。由于通气障碍是新生儿窒息的首要原因,因此胸外按压和正压通气的比例应为3:1,即90次/分按压和30次/分呼吸,达到每分钟约120个动作。每个动作约0.5 s,2 s内3次胸外按压加1次正压通气。45～60 s重新评估心率,如心率仍<60次/分,除继续胸外按压外,考虑使用肾上腺素。

(八)药物

新生儿复苏时,很少需要用药。新生儿心动过缓通常是由于肺部通气不足或严重缺氧,纠正心动过缓的最重要步骤是充分的正压通气。

1. 肾上腺素

(1)指征:45～60 s的正压通气和胸外按压后,心率持续<60次/分。

(2)剂量:新生儿复苏应使用1:10 000的肾上腺素。静脉/骨髓腔用量范围0.1～0.3 mL/kg。2020年美国新生儿复苏流程推荐用药后用3～5 mL生理盐水冲管。气管内用量0.5～1 mL/kg。必要时3～5 min重复1次。

(3)给药途径:首选脐静脉给药。如脐静脉插管操作尚未完成或没有条件做脐静脉插管时,可气管内快速注入,若需重复给药,则应选择静脉途径。

2. 扩容剂

(1)指征:有低血容量、怀疑失血或休克的新生儿在对其他复苏措施无反应时。

(2)类型:推荐生理盐水。

(3)方法:首次剂量为10 mL/kg,经脐静脉或外周静脉5～10 min缓慢推入。必要时可重复扩容1次。

3. 其他药物

分娩现场新生儿复苏时一般不推荐使用碳酸氢钠。

4. 脐静脉插管

脐静脉是静脉注射的最佳途径,用于注射肾上腺素以及扩容剂。可插入3.5F或5F的不透射线的脐静脉导管。当新生儿复苏进行胸外按压时即可考虑开始脐静脉插管,为给药做准备。

插管方法如下:沿脐根部用线打一个松的结,如在切断脐带后出血过多,可将此结拉紧。在夹钳下离皮肤线约2 cm处用手术刀切断脐带,可在11、12点位置看到大而壁薄的脐静脉。脐静脉导管连接三通和5 mL注射器,充以生理盐水,导管插入脐静脉2～4 cm,抽吸有回血即可。早产儿插入导管稍浅。插入过深,则高渗透性药物和影响血管的药物可能直接损伤肝脏。务必避免将空气注入脐静脉。

三、特殊复苏及早产儿复苏

如按复苏流程规范复苏,新生儿心率、血氧饱和度和肌张力状况应有改善。如无良好的胸廓运动,未听及呼吸音,持续发绀,可能有表13-6所列的特殊情况。

表13-6　新生儿复苏的特殊情况

特殊情况	病史/临床表现	干预措施
气道机械性阻塞		
胎粪或黏液阻塞	胎粪污染羊水/胸廓运动不良	气管导管吸引胎粪/正压通气
后鼻孔闭锁	哭时红润,安静时发绀	口咽气道或气管导管插入口咽部
咽部气道畸形(如Pierre-Robin综合征)	舌后坠进入咽喉上方将其堵塞,空气进入困难	仰卧体位后鼻咽插管或喉罩气道
肺功能损害		
气胸	呼吸困难,双肺呼吸音不对称;或持续发绀	胸腔穿刺术
胸腔积液	呼吸音减轻	立即气管插管,正压通气
	持续发绀	胸腔穿刺术,引流放液
先天性膈疝	双肺呼吸音不对称	气管插管,正压通气
	持续发绀,舟状腹	插入胃管
心脏功能损害		
先天性心脏病	持续发绀/心动过缓	诊断评价
胎儿失血	苍白,对复苏反应不良	扩容,可能包括输血

新生儿持续发绀或心动过缓，可能为先天性心脏病，此类患儿很少在出生后立即发病。所有无法成功复苏的原因几乎都是通气问题。在临床上还需结合病史加以鉴别。

复苏后的新生儿可能有多器官损害的危险，应持续监护包括：① 体温管理；② 生命体征监测；③ 早期发现并发症。继续监测并维持内环境稳定，包括血氧饱和度、心率、血压、红细胞压积、血糖、血气分析及血电解质等。

需要复苏的新生儿断脐后立即进行脐动脉血气分析，生后脐动脉血 pH < 7 结合 Apgar 评分有助于窒息的诊断和预后的判断。及时对脑、心、肺、肾及胃肠等器官功能进行监测，早期发现异常并适当干预，以减少死亡和伤残。一旦完成复苏，为避免血糖异常，应定期监测血糖，低血糖者静脉给予葡萄糖。如合并中、重度缺氧缺血性脑病，有条件的医疗单位可给予亚低温治疗。

早产儿作为一类特殊群体，其在复苏时还需关注下列问题。

（1）体温管理：置于合适中性温度的暖箱。对胎龄 < 32 周早产儿复苏时可采用塑料袋保温（见初步复苏部分）。

（2）正压通气时控制压力：早产儿由于肺发育不成熟，通气阻力大，不稳定的间歇正压给氧易使其受伤害。正压通气需要恒定的吸气峰压及呼气末正压，推荐使用T-组合复苏器进行正压通气。

（3）避免肺泡萎陷：胎龄 < 30 周、有自主呼吸，或呼吸困难的早产儿，产房内尽早使用持续气道正压通气。根据病情选择性使用肺表面活性物质。

（4）维持血流动力学稳定：由于早产儿生发层基质的存在，易造成室管膜下-脑室内出血。心肺复苏时要特别注意保温、避免使用高渗药物、注意操作轻柔、维持颅内压稳定。

（5）缺氧后器官功能监测：围生期窒息的早产儿因缺氧缺血易发生坏死性小肠结肠炎，应密切观察，延迟或微量喂养。注意尿量、心率和心律。

（6）减少氧损伤：早产儿对高动脉氧分压非常敏感，易发生氧损害。需要规范用氧，复苏开始时给氧浓度应低于65%，并进行 SpO_2 或血气的动态监测，使血氧饱和度维持在目标值，复苏后应使血氧饱和度维持在90% ～ 95%。定期眼底检查随访。

（周　鸣）

参考文献

[1] Mhyre J M, Tsen L C, Einav S, et al. Cardiac arrest during hospitalization for delivery in the United States, 1998-2011 [J]. Anesthesiology, 2014, 120(4): 810-818.

[2] Say L, Chou D, Gemmill A, et al. Global causes of maternal death: a WHO systematic analysis [J]. Lancet Glob Health, 2014, 2(6): e323-e333.

[3] 陈锰,刘兴会,梁娟.中国孕产妇死亡率及死亡原因地区差异及对策［J］.中国实用妇科与产科杂志,2015,（12）: 1095-1099.

[4] Cobb B, Lipman S. Cardiac arrest: obstetric CPR/ACLS [J]. Clin Obstet Gynecol, 2017, 60(2): 425-430.

[5] Humphries A, Mirjalili S A, Tarr G P, et al. The effect of supine positioning on maternal hemodynamics during late pregnancy [J]. J Matern Fetal Neonatal Med, 2019, 32(23): 3923-3930.

[6] Stone P R, Burgess W, Mcintyre J P, et al. Effect of maternal position on fetal behavioural state and heart rate variability in healthy late gestation pregnancy [J]. J Physiol, 2017, 595(4): 1213-1221.

[7] Jeejeebhoy F M, Zelop C M, Lipman S, et al. Cardiac arrest in pregnancy: a scientific statement from the American Heart Association [J]. Circulation, 2015, 132(18): 1747-1773.

[8] Perkins G D, Olasveengen T M, Maconochie I, et al. European Resuscitation Council Guidelines for Resuscitation: 2017 update [J]. Resuscitation, 2018, 123: 43-50.

[9] Helviz Y, Einav S. Maternal cardiac arrest [J]. Curr Opin Anaesthesiol, 2019, 32(3): 298-306.

[10] Mushambi M C, Kinsella S M, Popat M, et al. Obstetric Anaesthetists' Association and Difficult Airway Society guidelines for the management of difficult and failed tracheal intubation in obstetrics [J]. Anaesthesia, 2015, 70(11): 1286-1306.

[11] Creanga A A, Berg C J, Syverson C, et al. Pregnancy-related mortality in the United States, 2006-2010 [J]. Obstet Gynecol, 2015, 125(1): 5-12.

[12] Nair M, Knight M, Kurinczuk J J. Risk factors and newborn outcomes associated with maternal deaths in the UK from 2009 to 2013: a national case-control study [J]. BJOG, 2016, 123(10): 1654-1662.

[13] Zanardo V, Giliberti L, Volpe F, et al. Cohort study of the depression, anxiety, and anhedonia components of the Edinburgh Postnatal Depression Scale after delivery [J]. International Journal of Gynaecology and Obstetrics: the Official Organ of the International Federation of Gynaecology and Obstetrics, 2017, 137(3): 277-281.

[14] Lipman S, Cohen S, Einav S, et al. The Society for Obstetric Anesthesia and Perinatology consensus statement on the management of cardiac arrest in pregnancy [J]. Anesth Analg, 2014, 118(5): 1003-1016.

[15] Callaway C W, Soar J, Aibiki M, et al. Part 4: Advanced Life Support: 2015 International Consensus on Cardiopulmonary Resuscitation and Emergency Cardiovascular Care Science With Treatment Recommendations [J]. Circulation, 2015, 132(16 Suppl

1): S84−S145.

[16] Lavonas E J, Drennan I R, Gabrielli A, et al. Part 10: Special Circumstances of Resuscitation: 2015 American Heart Association Guidelines Update for Cardiopulmonary Resuscitation and Emergency Cardiovascular Care [J]. Circulation, 2015, 132(18 Suppl 2): S501−S518.

[17] Engel T W, 2nd, Thomas C, Medado P, et al. End tidal CO_2 and cerebral oximetry for the prediction of return of spontaneous circulation during cardiopulmonary resuscitation [J]. Resuscitation, 2019, 139: 174−181.

[18] Movahedi A, Mirhafez S R, Behnam-Voshani H, et al. A comparison of the effect of interposed abdominal compression cardiopulmonary resuscitation and standard cardiopulmonary resuscitation methods on end-tidal CO_2 and the return of spontaneous circulation following cardiac arrest: a clinical trial [J]. Acad Emerg Med, 2016, 23(4): 448−454.

[19] Zelop C M, Einav S, Mhyre J M, et al. Cardiac arrest during pregnancy: ongoing clinical conundrum [J]. Am J Obstet Gynecol, 2018, 219(1): 52−61.

[20] Andersen L W, Granfeldt A, Callaway C W, et al. Association between tracheal intubation during adult in-hospital cardiac arrest and survival [J]. JAMA, 2017, 317(5): 494−506.

[21] Beckett V A, Knight M, Sharpe P. The CAPS Study: incidence, management and outcomes of cardiac arrest in pregnancy in the UK: a prospective, descriptive study [J]. BJOG, 2017, 124(9): 1374−1381.

[22] Brooks S C, Anderson M L, Bruder E, et al. Part 6: Alternative techniques and ancillary devices for cardiopulmonary resuscitation: 2015 American Heart Association Guidelines Update for Cardiopulmonary Resuscitation and Emergency Cardiovascular Care [J]. Circulation, 2015, 132(18 Suppl 2): S436−S443.

[23] Wang C H, Chang W T, Huang C H, et al. Outcomes associated with amiodarone and lidocaine for the treatment of adult in-hospital cardiac arrest with shock-refractory pulseless ventricular tachyarrhythmia [J]. J Formos Med Assoc, 2020, 119: 327−334.

[24] Hillman S L, Cooper N C, Siassakos D. Born to survive: a critical review of out-of-hospital maternal cardiac arrests and pre-hospital perimortem caesarean section [J]. Resuscitation, 2019, 135: 224−225.

[25] Maurin O, Lemoine S, Jost D, et al. Maternal out-of-hospital cardiac arrest: a retrospective observational study [J]. Resuscitation, 2019, 135: 205−211.

[26] Lipowicz A A, Cheskes S, Gray S H, et al. Incidence, outcomes and guideline compliance of out-of-hospital maternal cardiac arrest resuscitations: A population-based cohort study [J]. Resuscitation, 2018, 132: 127−132.

[27] Eldridge A J, Ford R. Perimortem caesarean deliveries [J]. Int J Obstet Anesth, 2016, 27: 46−54.

[28] Nageotte M P. Fetal heart rate monitoring [J]. Semin Fetal Neonatal Med, 2015, 20(3): 144−148.

[29] Macones G A, Hankins G D V, Spong C Y, et al. The 2008 National Institute of Child Health and Human Development workshop report on electronic fetal monitoring: update on definitions, interpretation, and research guidelines [J]. Obstet Gynecol, 2008, 112(3): 661−666.

[30] Dore S, Ehman W. No. 396-Fetal Health Surveillance: Intrapartum Consensus Guideline [J]. J Obstet Gynaecol Can, 2020, 42(3): 316−348.

[31] Caughey A B, Cahill A G, Guise J-M, et al. Safe prevention of the primary cesarean delivery [J]. Am J Obstet Gynecol, 2014, 210(3): 179−193.

[32] Bullens L M, Van Runnard Heimel P J, Van Der Hout-Van Der Jagt M B, et al. Interventions for intrauterine resuscitation in suspected fetal distress during term labor: a systematic review [J]. Obstet Gynecol Surv, 2015, 70(8): 524−539.

[33] Lq H, K C, G L, et al. team-based practice for intrauterine resuscitation [J]. J NPLD-GHI, 2020, 7(5): 28.

[34] Simpson K R, James D C. Efficacy of intrauterine resuscitation techniques in improving fetal oxygen status during labor [J]. Obstet Gynecol, 2005, 105(6): 1362−1368.

[35] Kinsella S M, Thurlow J A. Placental oxygen transfer and intrauterine resuscitation: a survey of knowledge in maternity care professionals [J]. Int J Obstet Anesth, 2000, 9(1): 15−19.

[36] Haydon M L, Gorenberg D M, Nageotte M P, et al. The effect of maternal oxygen administration on fetal pulse oximetry during labor in fetuses with nonreassuring fetal heart rate patterns [J]. Am J Obstet Gynecol, 2006, 195(3): 735−738.

[37] Shin M, Hino H, Tamura M, et al. Thrombomodulin improves maternal and fetal conditions in an experimental pre-eclampsia rat model [J]. J Obstet Gynaecol Res, 2014, 40(5): 1226−1234.

[38] 石燕燕, 吴牡玲, 刘珈宸. 林格氏液改善胎儿宫内窘迫减少新生儿室息临床效果观察 [J]. 中国医学创新, 2017, 14(18): 90−93.

[39] Eslamian L, Marsoosi V, Pakneeyat Y. Increased intravenous fluid intake and the course of labor in nulliparous women [J]. Int J Gynaecol Obstet, 2006, 93(2): 102−105.

[40] ACOG Practice Bulletin No. 107: Induction of labor [J]. Obstet Gynecol, 2009, 114(2 Pt 1): 386−397.

[41] National Institute of Health and Clinical Excellence. Intrapartum care: care of Healthy women and their babies during childbirth. NICE Clinical Guideline, No.190 [M]. London: NICE, 2014.

[42] Magee L A, De Silva D A, Sawchuck D, et al. No. 376-magnesium sulphate for fetal neuroprotection [J]. J Obstet Gynaecol Can, 2019, 41(4): 505−522.

[43] Vigil-De Gracia P, Simit E, Lora Y. Intrapartum fetal distress and magnesium sulfate [J]. Int J Gynaecol Obstet, 2000, 68(1): 3−6.

[44] Leduc D, Biringer A, Lee L, et al. Induction of labour [J]. J Obstet Gynaecol Can, 2013, 35(9): 840−857.

[45] Niles D E, Cines C, Insley E, et al. Incidence and characteristics of positive pressure ventilation delivered to newborns in a US tertiary academic hospital [J]. Resuscitation, 2017, 115: 102−109.

[46] Little M P, J Rvelin M R, Neasham D E, et al. Factors associated with fall in neonatal intubation rates in the United Kingdom — prospective study [J]. BJOG, 2007, 114(2): 156−164.

[47] Weiner G M, Zaichkin J. Textbook of Neonatal Resuscitation ((NRP) (8th Edition)) [M]. Itasca, IL: American Academy of Pediatrics, 2021.

[48] Fogarty M, Osborn D A, Askie L, et al. Delayed vs early umbilical cord clamping for preterm infants: a systematic review and meta-analysis [J]. Am J Obstet Gynecol, 2018, 218(1): 1−18.

[49] 中国新生儿复苏项目专家组. 中国新生儿复苏指南(2016年北京修订) [J]. 中华围产医学杂志, 2016, 19(7): 481−486.

[50] Wyckoff M H, Wyllie J, Aziz K, et al. Neonatal Life Support: 2020 International Consensus on Cardiopulmonary Resuscitation and Emergency Cardiovascular Care Science With Treatment Recommendations [J]. Circulation, 2020, 142(16_suppl_1): S185−S221.

第四篇
分娩镇痛的技术进展

第十四章
硬脊膜穿破硬膜外阻滞技术

椎管内镇痛是应用广泛、效果可靠的分娩镇痛方法[1]。目前常用的椎管内镇痛技术主要包括硬膜外镇痛技术（epidural technique, EP）和腰硬联合镇痛技术（combined spinal epidural technique, CSE）。EP在产科分娩镇痛中应用最为广泛，不良反应较少，但是存在起效慢、阻滞不全及硬膜外导管调整、重置率高等问题[2,3]。CSE虽然可以提供快速、完善的镇痛效果，但相关的胎儿心动过缓、孕妇瘙痒发生率高，且存在蛛网膜下腔给药后无法及时评估硬膜外导管的效果等风险隐患[4,5]。近年来，一种试图结合这两种方法优点的技术——硬脊膜穿破硬膜外阻滞技术（dural puncture epidural technique, DPE）逐渐受到关注。DPE是类似于CSE的一种椎管内阻滞新技术，其特有的优势尤其适用于产科分娩镇痛。

一、DPE技术的历史及发展

由于硬膜外技术在产科中的广泛应用，意外硬脊膜穿破屡有发生。1958年有报道一例意外硬脊膜穿破后，放置硬膜外导管，尽管回抽硬膜外导管没有发现脑脊液，但硬膜外给予药物后患者在15 min内出现明显血压下降、瞳孔缩小及呼吸骤停[6]。当时推测这可能是因为硬膜外药物通过硬脊膜的穿刺孔渗透进入了蛛网膜下腔发生了全脊髓麻醉。直至1988年，有学者首次通过影像学证实了这个观点：意外硬脊膜穿破会在硬脊膜上留下穿刺孔，从硬膜外隙注射造影剂后，在蛛网膜下腔也显影[7]。这些研究促进了硬脊膜穿刺孔与药物渗透关系的认识，进而逐渐发展形成了DPE技术。1996年Suzuki等[8]首次描述并研究了这种椎管内阻滞技术。

二、DPE技术的原理

DPE是一种改良的腰硬联合阻滞技术。具体的实施为：在完成硬膜外穿刺后，暂不置管，先用腰麻针刺破硬脊膜，但并不直接在蛛网膜下腔注射药物，随后留置硬膜外导管，按硬膜外阻滞给药管理[8]（图14-1）。对于DPE的作用原理，推测可能是由于药物从穿刺孔少量进入蛛网膜下腔，因而增强了分娩镇痛效果。近期一项在猪模型进行的研究证实了这种推测。研究者分别对动物进行EP、DPE（使用25G Whitacre needle）和CSE操作，探索药物在硬膜外隙和蛛网膜下隙间转移、分布以及时间对药物转移的影响。在完成椎管内穿刺后即刻、第45 min、90 min、135 min、180 min向硬膜外隙注射造影剂并进行C-臂机检查。完成影像学记录后，在第180 min或360 min向硬膜外隙注射1 mL染料。随后进行动物尸检发现接受DPE穿刺的动物，无论是在穿刺后第180 min或360 min向硬膜外隙注射染料，硬脊膜和脊髓间隙均可见染料。该研究为DPE的作用机理提供了理论依据：使用25G Whitacre needle穿刺硬脊膜后，药物确实能够从硬膜外隙转移至蛛网膜下腔，且至少在硬脊膜穿刺6 h后，该穿刺孔仍能发挥作用[9]。

三、影响DPE技术效果的因素

1. 硬脊膜穿刺孔大小与药物渗透的关系

尽管之前的研究证实硬膜外隙的药物能够通过硬脊膜穿刺孔渗透进入蛛网膜下腔，但穿刺针的大小与药物渗透的关系尚不明确。一项动物实验[10]在猴模型上对硬脊膜穿刺针规格与硬膜外药物（吗啡、利多卡因）渗透至蛛网膜下腔的量进行研究，使用三种型号的穿刺针（27-G Whitacre、24-G Sprotte以及18-G Tuohy穿刺针）穿刺硬脊膜，分别测定穿刺前及穿刺后硬膜、蛛网膜、软脑膜组织上的吗啡及利多卡因含量。结果发现，吗啡或利多卡因转移至蛛网膜下腔的药物剂量均与穿刺针的管径大小相关。总体上穿刺针越粗药物渗透越多，但是这两种药物的渗透情况略有不同：对吗啡而言，穿刺针管径越大，经过硬脊膜穿刺孔转移至蛛网膜下腔的剂量越多；对利多卡因而言，18G穿刺针的药物转移剂量最多，24G和27G二者间无差异，且均

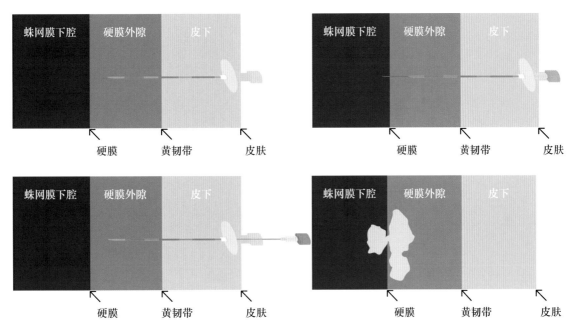

图14-1　DPE操作及原理示意图

小于18G。表明药物通过硬脊膜穿刺孔渗透至蛛网膜下腔的量不仅与穿刺的管径有关，也与药物的种类有关，吗啡相较利多卡因更容易通过硬脊膜穿刺孔渗透至蛛网膜下腔。该研究为临床操作中穿刺针尺寸、药物种类的选择提供理论基础。在临床应用中，使用的穿刺针越粗，形成的穿刺孔越大，镇痛效果越好，但是术后头痛的发生率也越高。因此需要在镇痛效果和术后头痛间寻找平衡，目前的研究选择的穿刺针主要为25G、26G腰麻针[8, 11-14]。也有两项研究使用了27G穿刺针，Thomas等[15]得出了不同的结果：与EP技术相比，使用27G腰麻针进行DPE操作，硬膜外隙内给予2%利多卡因10 mL，两组产妇在分娩镇痛效果、导管操作和重置率、最高感觉平面阻滞水平等方面均无显著差异。而近期的一项研究比较不同管径腰麻针进行DPE时分娩镇痛的效果，结果显示使用25G穿刺针相较于27G穿刺针，满意镇痛的起效时间缩短1.6 min，虽然有统计学差异，但是其他指标如S2阻滞率、头侧最高感觉阻滞平面、运动阻滞情况、PDPH都没有差异[16]。

2. 硬膜外药物浓度和容积与阻滞范围的关系

在临床工作中，使用EP技术进行麻醉阻滞，容易存在骶管阻滞不全的情况[17]，而DPE技术的应用有望改善这种情况。Suzuki等[8]的一项随机对照研究纳入下腹部手术患者40例，比较EP与DPE（使用26G腰麻针）对阻滞平面的影响，结果显示硬膜外隙给予2%甲哌卡因18 mL后，在15 min和20 min时都发现DPE组

患者向骶尾部的扩散更好，而两组向头端扩散的阻滞平面没有差异。国内的研究[18]也发现类似结果，对行下腹部手术的患者随机分为EP组和DPE组，硬膜外隙分次给予局部麻醉药混合液（由1%丁卡因5 mL、2%利多卡因10 mL、生理盐水5 mL混合而成）共9 mL，结果显示DPE组起效时间明显快于EP组，阻滞平面更广泛，骶神经阻滞效果更好。DPE组注药15 min后不能屈膝患者比例显著高于EP组。上述研究均提示，DPE技术可以提供更好的骶管镇痛效果，在分娩镇痛中理论上可以更好地减少产妇宫缩痛、肛门坠胀感。大量研究发现CSE技术较EP技术可以减少阻滞不全的发生率、降低硬膜外导管的调整和重置率[8, 19, 20]。DPE作为一种改良的CSE技术，将脑脊液回流作为刺破硬脊膜的标志，理论上也可以减少此类情况的发生，但尚需更多的研究加以验证。

3. 其他影响DPE效果的因素

麻醉药物的渗透受到诸多因素的影响，除硬脊膜穿刺孔大小及硬膜外药物种类、浓度和容量这些因素以外，硬脊膜穿刺孔与硬膜外隙导管注药点之间的距离、硬膜外隙与蛛网膜下腔之间的压力梯度、硬膜外隙药物与硬脊膜的接触面积等都对会对药物的渗透和转移产生影响[21]。

四、DPE技术在分娩镇痛中的临床应用

（一）DPE技术对分娩镇痛效果的影响

EP技术在分娩镇痛中应用最为广泛，但仍然有其

局限性,如单侧阻滞的发生率较高,镇痛起效慢、对骶管阻滞不全等。尤其对于器械助产的产妇,需要充分的骶管阻滞,但因传统的EP技术骶管阻滞不充分,产妇在第二产程或进行器械助产时往往感到镇痛不足。Cappiello等[14]的一项前瞻性随机双盲试验发现与EP相比,使用25G腰麻针进行DPE操作,硬膜外隙给予0.25%布比卡因12 mL,可明显增加麻醉药向骶尾部的扩散、缩短镇痛的起效时间,减少阻滞不全的发生率。另一项使用26G腰麻针进行DPE操作、硬膜外隙同样使用布比卡因的研究中也得出相同结论,即DPE技术的镇痛起效时间比EP技术加快[12]。最近一项国内的临床研究也观察到相似的结果,使用25G腰麻针进行DPE操作,镇痛药物为0.1%罗哌卡因,DPE相较于EP,达到满意镇痛的时间缩短[11]。然而在另一项研究中,Thomas等[15]得出了不同的结果:与EP技术相比,使用27G腰麻针进行DPE操作,硬膜外隙给予2%利多卡因10 mL,两组产妇在分娩镇痛效果、导管操作和重置率、最高感觉平面阻滞水平等方面均无显著差异。这项试验得出的不同结果,可能与DPE操作时使用的腰麻针穿刺尺寸大小、硬膜外负荷剂量的药物种类不同有关。之前提到的在猴动物模型上进行的研究[10]发现当使用27G穿刺针尺寸时,利多卡因不易透过硬脊膜上的穿刺孔进入蛛网膜下腔,这可能是Thomas等的试验得出阴性结果的原因。

2017年Chau等[13]开展的一项前瞻性随机双盲试验比较了DPE、CSE(都使用25G腰麻针)、EP这三种椎管内技术对分娩镇痛效果的影响,所用药物为布比卡因复合芬太尼,结果发现三组达到NRS(Numerical Rating Scale)≤1所需时间的中位数分别为:CSE组2 min,DPE组11 min,EP组18 min。与EP组相比,DPE组的镇痛效果更好,不全阻滞的发生率更低,需要额外追加硬膜外药物的发生率也降低,这和Cappiello等[14]的研究结果相一致。在Chau等[13]的试验中,虽然CSE组达到满意镇痛所需的时间最短,但与DPE组相比,不良反应如瘙痒、低血压、合并子宫收缩过频和高张力的发生率明显增加。

在国内,劳建新等[21]也对EP、DPE、CSE三种分娩镇痛方式进行了比较。与DPE组及CSE组相比,EP组首次PCA时间明显缩短、VSA评分明显增高、PCA次数和舒芬太尼用量明显增加,而DPE组与CSE组相比没有差异。这些研究结果都提示使用DPE技术进行分娩镇痛可以取得较EP技术更完善、更快速的镇痛效果。

(二)DPE技术对母胎不良反应的影响

产程延长、产时发热、胎心减慢、产妇瘙痒、低血压等是椎管内分娩镇痛最为常见的并发症。尤其是CSE技术虽然可以提供快速的镇痛效果,但是由于直接蛛网膜下腔注射镇痛药物,产妇不良反应的发生更多。有研究[21]发现DPE组较CSE组剖宫产、产时发热、胎心率减慢、瘙痒的发生率明显减少。另一项试验[13]也得出了类似结果,与CSE组相比,DPE组产妇瘙痒、低血压、合并子宫收缩过频和子宫高张力的发生都明显减少。这两项研究都发现DPE组的产妇瘙痒的发生率低于CSE组。在劳建新等[21]的研究中DPE组较CSE组胎心率减慢发生率减少,Chau等[13]的研究中DPE组产妇合并子宫收缩过频和子宫高张力的发生都明显减少,这都和DPE技术并非直接蛛网膜下腔注药,而是通过硬脊膜上的穿刺孔渗透至蛛网膜下腔有关。直接蛛网膜下腔内阿片类药物注射不但会增加瘙痒的发生率还会引起子宫张力过高,使胎盘灌注减少,从而导致胎儿心动过缓[22,23]。此外,Chau等[13]还发现DPE组产妇低血压的发生少于CSE组,低血压也会导致胎盘灌注减少,从而可能导致胎儿心动过缓。基于此,DPE技术用于分娩镇痛,有可能可以减少CSE技术相关的一些不良反应。但目前相关临床研究有限,需要更多的临床研究加以明确。

虽然有研究发现DPE组第一产程活跃期较EP组缩短[21],这可能与DPE技术相较于EP技术所需的镇痛药量、PCA的次数都减少,降低了镇痛药物对子宫收缩的抑制,从而减少产程延长。但在其他研究[14,15]中并未发现产程时间的缩短。目前产时发热的机制尚不清楚,其原因可能与体温调节中枢产热和散热平衡以及血管调节功能、感染及炎症反应以及硬膜外药物浓度有关[24,25]。劳建新等[21]发现DPE组产时发热的发生率低于CSE组和EP组,但在其他研究中[12-14]并未提及产时发热的发生情况。有关DPE技术对产程和产时发热的影响仍需大量的临床研究加以验证。

对于与硬脊膜穿破相关的潜在并发症的顾虑,目前的研究未发现DPE技术和EP技术在胎儿心动过缓、瘙痒、呕吐、低血压、硬脊膜穿破后头痛等不良反应方面的差异[12-14,21]。Cappiello等[14]的研究中DPE组有一例产妇发生了低血压,单次使用10 mg麻黄碱后缓解,但该研究中DPE组和EP组之间低血压的发生、最高阻滞平面都没有差异。其他研究[12,13,15]中DPE组和EP组间低血压、最高阻滞平面也没有差异。尽管如此,目前DPE技术用于分娩镇痛的临床研究较少,麻醉科医师仍应高度关注这些潜在的风险。

综上所述,DPE技术是一种安全、有效的分娩镇痛技术,其镇痛效果较EP技术更完善、更快速,尽管起效速度可能不如CSE技术,但由于避免直接蛛网膜下腔注药,其母胎不良事件的发生率明显降低。因此,DPE技术在分娩镇痛中有着更高的效益/风险比值,但作为一种新兴技术,仍需要特别警惕其安全性,在临床实践中应加强对母胎的监护和管理。

（三）DPE技术与PIEB技术的联合应用

DPE在分娩镇痛的临床应用中有独特的优势,而程控间歇硬膜外脉冲(programmed intermittent epidural bolus, PIEB)给药技术在镇痛维持方面的优势已被广泛接受。二者联合使用理论上可以达到更优的镇痛效果,但是否会增加阻滞平面过高、母体低血压、产妇瘙痒的发生呢? 近期同济大学附属第一妇婴保健院麻醉科研究团队创新性地将DPE和PIEB联合应用于分娩镇痛中,结果发现在分娩镇痛中联合使用DPE和PIEB具有良好的安全性,二者合用可以加速镇痛起效,减少药物使用量[11]。

五、DPE技术在产科分娩镇痛中的发展前景

EP及CSE技术是目前主流的分娩镇痛技术,但这两种技术有各自的优势以及不足。作为一种改良的腰硬联合技术,与EP相比,DPE可以提供更快速、更完善的镇痛效果,提高硬膜外置管成功率;与CSE相比,DPE可减少产妇瘙痒、低血压、子宫高张力、胎儿心动过缓等不良反应的发生。因此,DPE技术有望在EP技术与CSE技术之间找到一种微妙的平衡,取长补短,这种优势将为分娩镇痛带来新的突破。目前,DPE在分娩镇痛中的应用较少,临床医师对其认识仍有不足,尤其在安全性方面,如穿刺孔径的选择,药物的种类、浓度、容量,以及母胎安全等,亟待更深入、更细致的研究。

（宋玉洁）

参考文献

[1] Heesen M, Bohmer J, Klohr S, et al. The effect of adding a background infusion to patient-controlled epidural labor analgesia on labor, maternal, and neonatal outcomes: a systematic review and meta-analysis[J]. Anesth Analg, 2015, 121(1): 149–158.

[2] Norris M C, Fogel S T, Conway-Long C. Combined spinal-epidural versus epidural labor analgesia[J]. Anesthesiology, 2001, 95(4): 913–920.

[3] Heesen M, Van de Velde M, Klohr S, et al. Meta-analysis of the success of block following combined spinal-epidural vs epidural analgesia during labour[J]. Anaesthesia, 2014, 69(1): 64–71.

[4] Collis R E, Davies D W, Aveling W. Randomised comparison of combined spinal-epidural and standard epidural analgesia in labour[J]. Lancet, 1995, 345(8962): 1413–1416.

[5] Hattler J, Klimek M, Rossaint R, et al. The Effect of Combined Spinal-Epidural Versus Epidural Analgesia in Laboring Women on Nonreassuring Fetal Heart Rate Tracings: Systematic Review and Meta-analysis[J]. Anesth Analg, 2016, 123(4): 955–964.

[6] Sykes M K. Delayed spinal analgesia; a complication of epidural analgesia[J]. Anaesthesia, 1958, 13(1): 78–83.

[7] Leach A, Smith G B. Subarachnoid spread of epidural local anaesthetic following dural puncture[J]. Anaesthesia, 1988, 43(8): 671–674.

[8] Suzuki N, Koganemaru M, Onizuka S, et al. Dural puncture with a 26-gauge spinal needle affects spread of epidural anesthesia[J]. Anesth Analg, 1996, 82(5): 1040–1042.

[9] Taha B, Richey C J, Tsen L C. The dural puncture epidural technique: an investigation with porcine epidural and spinal spaces. Abstract BOS08 American Society of Anesthesiaologists, 2020.

[10] Bernards C M, Kopacz D J, Michel M Z. Effect of needle puncture on morphine and lidocaine flux through the spinal meninges of the monkey in vitro. Implications for combined spinal-epidural anesthesia[J]. Anesthesiology, 1994, 80(4): 853–858.

[11] Song Y, Du W, Zhou S, et al. Effect of dural puncture epidural technique combined with programmed intermittent epidural bolus on labor analgesia onset and maintenance: a randomized controlled trial[J]. Anesth Analg, 2021, 132(4): 971–978.

[12] Wilson S H, Wolf B J, Bingham K N, et al. Labor analgesia onset with dural puncture epidural versus traditional epidural using a 26-gauge whitacre needle and 0.125% bupivacaine bolus: a randomized clinical trial[J]. Anesth Analg, 2018, 126: 545–551.

[13] Chau A, Bibbo C, Huang C C, et al. Dural puncture epidural technique improves labor analgesia quality with fewer side effects compared with epidural and combined spinal epidural techniques: a randomized clinical trial[J]. Anesth Analg, 2017, 124(2): 560–569.

[14] Cappiello E, O'Rourke N, Segal S, et al. A randomized trial of dural puncture epidural technique compared with the standard epidural technique for labor analgesia[J]. Anesth Analg, 2008, 107(5): 1646–1651.

[15] Thomas J A, Pan P H, Harris L C, et al. Dural puncture with a 27-gauge whitacre needle as part of a combined spinal-epidural technique does not improve labor epidural catheter function[J]. Anesthesiology, 2005, 103(5): 1046–1051.

[16] Contreras F, Morales J, Bravo D, et al. Dural puncture epidural analgesia for labor: a randomized comparison between 25-gauge and 27-gauge pencil point spinal needles[J]. Reg Anesth Pain Med, 2019, 10.1136/rapm-2019–100608.

[17] Yokoyama M, Hanazaki M, Fujii H, et al. Correlation between the distribution of contrast medium and the extent of blockade during epidural anesthesia[J]. Anesthesiology, 2004, 100(6): 1504–1510.

[18] 王维林, 吴进风. 联合腰麻硬膜外麻醉时硬膜外给药作用机制的探讨[J]. 中国现代医学杂志, 2002, 12(14): 71–72.

[19] Goodman S R, Smiley R M, Negron M A, et al. A randomized trial of breakthrough pain during combined spinal-epidural versus epidural labor analgesia in parous women[J]. Anesth Analg, 2009, 108(1): 246–251.

［20］ Mankowitz S K, Gonzalez Fiol A, Smiley R. Failure to extend epidural labor analgesia for cesarean delivery anesthesia: a focused review[J]. Anesth Analg, 2016, 123(5): 1174-1180.

［21］ 劳建新,宋兴荣,张永福.硬膜穿孔后硬膜外镇痛在分娩镇痛中的应用［J］.临床麻醉学杂志,2012,28(5): 448-450.

［22］ Friedlander J D, Fox H E, Cain C F, et al. Fetal bradycardia and uterine hyperactivity following subarachnoid administration of fentanyl during labor[J]. Reg Anesth, 1997, 22(4): 378-381.

［23］ Abrao K C, Francisco R P, Miyadahira S, et al. Elevation of uterine basal tone and fetal heart rate abnormalities after labor analgesia: a randomized controlled trial[J]. Obstet Gynecol, 2009, 113(1): 41-47.

［24］ Sharpe E E, Arendt K W. Epidural labor analgesia and maternal fever[J]. Clin Obstet Gynecol, 2017, 60(2): 365-374.

［25］ 岳红丽,王雷,王亚男,等.罗哌卡因对潜伏期硬膜外分娩镇痛产妇发热率和白细胞介素-6的影响［J］.国际麻醉学与复苏杂志,2015,36(11): 977-980.

第十五章
程控硬膜外间歇脉冲给药技术

一、椎管内给药技术的发展

椎管内分娩镇痛在维持阶段的给药方式在过去的几十年里不断改进和优化。早年，是通过麻醉科医师、助产士或产科医师手动间断推注局部麻醉药实现的，但是密集式的给药会增加局部麻醉药全身毒性反应的风险。自动化的输液镇痛泵被用于分娩镇痛以后，连续硬膜外镇痛（continuous epidural infusions, CEI）和患者自控硬膜外镇痛（patient-controlled epidural analgesia, PCEA）成为了椎管内镇痛维持阶段的主流方法[1]。然而，二者各有利弊：CEI虽然可以减轻医务人员的负担，但近年来备受争议，研究发现CEI与局部麻醉药用量增加有关[2]。CEI输注速率缓慢会导致阻滞不全，增加爆发痛的发生率；而速率过快会增加运动阻滞的程度，增加器械助产率和肩难产的风险；PCEA虽然可以减少局部麻醉药的用量，减少运动阻滞的发生率，但是患者依赖性的给药模式，产妇的依从性、文化背景和期望值都会影响镇痛效果[3]。因此，美国麻醉医师协会（ASA）和美国产科麻醉和围生医学学会（SOAP）在2016年发布指南，建议使用背景CEI+PCEA输注模式[4]。但背景CEI的输注速率存在争议，多数研究推荐的是4～6 mL/h的背景输注速率，目的是减少爆发痛和降低疼痛评分，同时也不增加局部麻醉药用量和运动阻滞的发生率[5]。但最近的一项系统性综述发现，虽然背景CEI可以减少爆发痛发生率，但是会增加机械助产率并延长第二产程[6]。因此，PCEA是否要联合背景CEI以及最佳的CEI输注速率仍有待研究证实。

二、程控间歇硬膜外脉冲给药技术的优势

程控间歇硬膜外脉冲（programmed intermittent epidural bolus, PIEB）是一种新兴的给药技术，自2006年被Wong等人[7]提出以来，被越来越多地用于分娩镇痛及术后镇痛。与CEI相比，PIEB大容量、脉冲式的给药压力使药物在硬膜外隙的扩散更加广泛。目前

观点认为，背景PIEB+PCEA给药模式可能提供最优的镇痛效果。几项高质量的系统性综述和meta分析相继证实，与CEI+PCEA相比，PIEB+/-PCEA可以减少局部麻醉药用量，降低爆发痛和器械助产的发生率，缩短产程，提高患者满意度[8,9]。其可能的机制为：其一，PIEB脉冲式给药注射压力高以及大容量的脉冲量可使药物在硬膜外隙扩散更广泛（图15-1）；其二，研究发现，当使用多孔硬膜外导管时，PIEB可使药液从

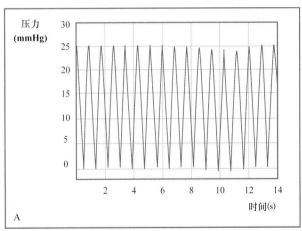

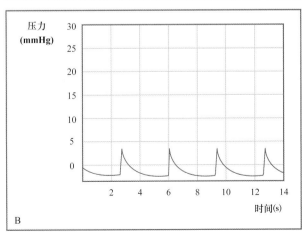

图15-1　PIEB vs. CEI压力比较
A. 10 mL/h PIEB；B. 10 mL/h CEI

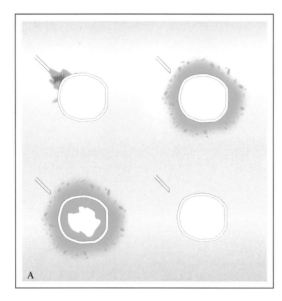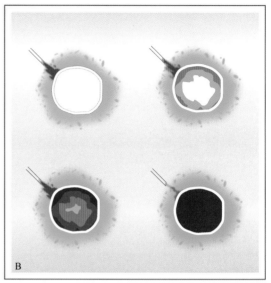

图 15-2　PIEB vs. CEI 跨膜浓度差影响运动神经阻滞
A. PIEB；B. CEI。

最远端以及几乎所有孔隙流出，而 CEI 给药时，药液大多数从近段孔隙流出；其三，PIEB 间歇性的给药模式下，硬膜外隙局部麻醉药的浓度是随脉冲间歇变化，神经根运动阻滞的风险较低，而 CEI 时，由于硬膜外隙的药物是持续输注的，硬膜外隙内始终处于高浓度状态，药物不断向神经根扩散，一旦超过阈值就会发生运动阻滞，因此使用 CEI 技术更易发生运动阻滞[7]（图 15-2）。

三、PIEB 泵的参数设置

PIEB 的运行模式是在硬膜外或鞘内给予首次剂量后，通过预先设定好的程序，以一定的间隔时间脉冲给药。最早用于临床的 PIEB 泵是北美 Smiths 公司生产的 CADD Solis 输注泵，可以实现 PIEB+PCEA 的给药模式。PIEB 标准的输注速率是 0 ～ 175 mL/h，但也能达到 500 mL/h 以上。PIEB 的参数设置较为复杂，在使用前需熟识泵的运行模式[10]。在椎管内穿刺诱导至 PIEB 首次给药之间的间隔时间被称为 "Next bolus"，该时间间隔必须小于或等于 PIEB 的间隔时间，否则会造成镇痛效果消散（图 15-3A）。PCEA 的设置同常规泵，同样设有锁定时间，在锁定时间内按压无效（图 15-3B）。此外，泵的锁定方式可以有两种：PCEA 锁定和 PIEB 锁定。PCEA 锁定模式下，下一个 PIEB 会在 PCEA 锁定时间（15 min）后才能触发（图 15-3C）。如果是按照 PIEB 锁定时间，那么下一个 PIEB 在 PIEB 间隔时间（30 min）后触发（图 15-3D）。多数机构会选择 PCEA 锁定模式，由于 PIEB 锁定间隔时间过长会导致患者频繁 PCA 按压（图 15-3E）。在 2012 年和 2014 年，

PIEB+PCEA 分别在加拿大和美国 FDA 被批准使用。在 2013 年斯坦福大学开始将 PIEB 用于产科分娩镇痛中。而不同机构采用的方案也各不相同（表 15-1）。

PIEB 泵的参数设置是近年来研究的热点，包括脉冲间隔时间，脉冲药物容量和脉冲速率。PIEB 的容量和间隔时间是影响镇痛效果的两个重要因素。Wong[11] 比较了不同脉冲容量及脉冲间隔时间对镇痛效果和麻醉药物消耗量的影响。结果发现，增加脉冲给药的容量以及两次脉冲的间隔时间，更有利于药物的扩散。与 2.5 mL/15 min、5 mL/30 min 相比，10 mL/60 min 布比卡因的消耗量显著减少，但对疼痛评量、手动追加次数、首次 PCEA 的时间以及患者满意度等没有影响。提示大容量、长间隔的镇痛效果优于小容量、短间隔。近期多项研究采用偏币序贯法对 PIEB 的参数优化设置进行了探索，包括脉冲容量、脉冲间隔时间等。Epsztein 等使用 10 mL 0.062 5% 布比卡因 +2 μg/mL 芬太尼作为脉冲量时，PIEB 的 EI90 间隔时间为 40 min，产妇的在第二产程前不需要 PCEA，且运动阻滞及感觉阻滞平面过高的发生率最低[12]。根据这项研究结果，Zakus 等人用同样的药物配方和 40 min 间隔时间，探究第一产程时 EV90 的脉冲容量，结果显示约为 10 ～ 11 mL，容量增加会使感觉平面升高和运动阻滞，而容量减少会导致阻滞不全[13]。此外，PIEB 泵的输注速率也是一个影响因素，理论上，高速率脉冲可以产生更大的脉冲压力从而使药物扩散更加广泛。但近期的一项 RCT 研究[14] 和一项回顾性研究[15] 都相继发现，高速率 vs. 低速率（两项研究分为

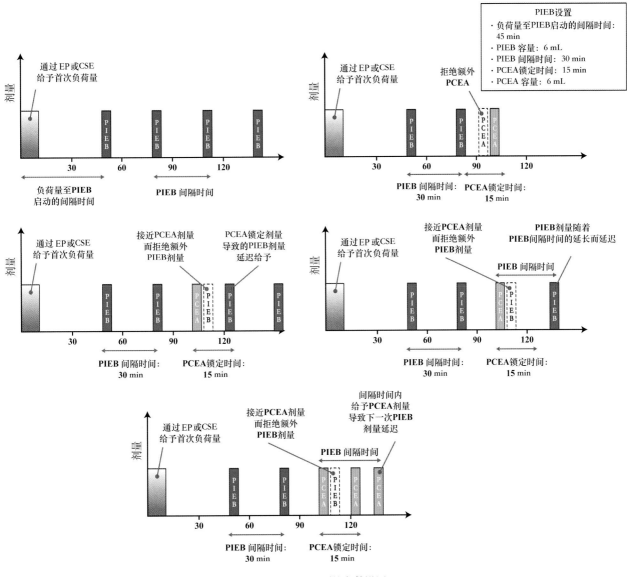

图15-3 PIEB泵的参数设置

300 mL/h vs. 100 mL/h, 500 mL/h vs. 250 mL/h) 对各自的观察结局均无影响,然而,这两项研究使用的都是单孔硬膜外导管,如使用多孔导管是否会产生差异还有待研究。另需注意的是,高速泵(500 mL/h)需适配相应的高流量硬膜外导管,否则容易导致导管阻塞[16]。此外,当使用CSE穿刺技术时,PIEB的安全性要引起关注,由于没有试验剂量需警惕鞘内置管,以及低血压和运动阻滞的发生。

四、PIEB相关安全问题和思考

尽管关于PIEB的临床研究很多,但是目前最优的参数设置,如PIEB的启动时间、脉冲剂量和间隔时间、PCA容量和锁定时间、脉冲泵的泵速及镇痛药物的种类和浓度等仍需进一步探索。在实施PIEB分娩镇痛

时,仍有一些安全问题值得考虑。理论上,越高的脉冲速度能达到较高的脉冲压力,更有助于药物扩散。但需警惕较高脉冲压力可能会增加硬膜外隙压力,继而导致神经根受压,供血障碍,对于有椎管狭窄的患者可能会增加马尾综合征的风险。然而,硬膜外隙的安全压力范围目前仍然未知,未来的研究将致力于探究随着脉冲压力增加神经根受压的风险以指导PIEB的安全实施。其次,PIEB的参数设置较为繁琐,在调整参数时,应逐一对单个参数进行调整,避免同时对多种参数进行修改,同时注意密切观察患者的一般情况,通过反馈进行个体化调整。根据经验,从CEI转变为PIEB时,PIEB每小时的局部麻醉药用量保持一致或酌情减少局部麻醉药用量即相对安全有效[17]。局部麻醉药用量的减少可一定程度上降低低血压以及感觉层面阻

表15-1 斯坦福大学和达尔豪大学IWK健康中心的PIEB+PCEA设置

设置	斯坦福大学	达尔豪西大学IWK健康中心
硬膜外诱导	布比卡因0.125%+舒芬太尼10 μg（15 mL）	罗哌卡因0.2%+芬太尼100 μg（10 mL）
CSE诱导	布比卡因2.5 mg+舒芬太尼5 μg（30% ~ 35% initiated with CSE）	布比卡因2 mg+芬太尼10 μg（15% ~ 20% initiated with CSE）
硬膜外维持药物	布比卡因0.062 5%+舒芬太尼0.4 μg/mL	罗哌卡因0.1%+芬太尼2 μg/mL
硬膜外导管	19号钢丝增强，单孔导管（Perifix FX Spring-wound; B. Braun Medical Inc, Bethlehem, PA）	19号钢丝增强，多孔导管（DuraFlex; Smiths Medical, St. Paul, MN）
早先的CEI+PCEA设置	CEI: 12 mL/h PCEA: 追加量12 mL，15 min锁定间隔时间	CEI: 6 mL/h PCEA: 6 mL追加量，10 min锁定间隔时间
初始PIEB+PCEA设置	PIEB: 8 mL/45 min（首次脉冲45 min） PCEA: 10 mL，15 min锁定间隔时间	PIEB: 6 mL/30 min（首次脉冲15 min） PCEA: 6 mL，10 min锁定间隔时间
现用PIEB+PCEA设置	PIEB: 9 mL/45 min（首次脉冲30 min） PCEA: 10 mL，10 min锁定间隔时间	PIEB: 8 mL/45 min（首次脉冲15 min） PCEA: 6 mL，10 min锁定间隔时间

注：CEI，持续硬膜外输注；CSE，联合脊髓-硬膜外注射；PCEA，患者自控硬膜外镇痛；PIEB，程控间断硬膜外脉冲给药。

滞过广从而导致的相关并发症的发生率。

无论是椎管内阻滞穿刺技术或是维持阶段给药方式的技术进展都给分娩镇痛带来了新的方向和突破，麻醉科医师在临床实施或研究时应针对不同的产妇选择合适的镇痛模式。与传统的CEI相比，PIEB更有助于药物在硬膜外隙的扩散从而改善镇痛效果；降低了局部麻醉药的消耗，从而减轻运动阻滞，缩短产程时间；增加了产妇满意度，推动了舒适化医疗的发展。但是由于最优的PIEB参数设置仍然不明，在实施过程中，完善的管理体系以及质量改进措施应并行，为母婴安全保驾护航。

（李茜，杜唯佳）

参考文献

[1] Chau A, Tsen L C. Update on Modalities and Techniques for Labor Epidural Analgesia and Anesthesia[J]. Adv Anesth, 2018, 36(1): 139-162.

[2] Onuoha O C. Epidural Analgesia for Labor: Continuous Infusion Versus Programmed Intermittent Bolus[J]. Anesthesiol Clin, 2017, 35(1): 1-14.

[3] Capogna G, Stirparo S. Techniques for the maintenance of epidural labor analgesia[J]. Curr Opin Anaesthesiol, 2013, 26(3): 261-267.

[4] Practice Guidelines for Obstetric Anesthesia: An Updated Report by the American Society of Anesthesiologists Task Force on Obstetric Anesthesia and the Society for Obstetric Anesthesia and Perinatology[J]. Anesthesiology, 2016, 124(2): 270-300.

[5] Loubert C, Hinova A, Fernando R. Update on modern neuraxial analgesia in labour: a review of the literature of the last 5 years[J]. Anaesthesia, 2011, 66(3): 191-212.

[6] Heesen M, Bohmer J, Klohr S, et al. The effect of adding a background infusion to patient-controlled epidural labor analgesia on labor, maternal, and neonatal outcomes: a systematic review and meta-analysis[J]. Anesth Analg, 2015, 121(1): 149-158.

[7] Wong C A, Ratliff J T, Sullivan J T, et al. A randomized comparison of programmed intermittent epidural bolus with continuous epidural infusion for labor analgesia[J]. Anesth Analg, 2006, 102(3): 904-909.

[8] Xu J, Zhou J, Xiao H, et al. A Systematic Review and Meta-Analysis Comparing Programmed Intermittent Bolus and Continuous Infusion as the Background Infusion for Parturient-Controlled Epidural Analgesia[J]. Sci Rep, 2019, 9(1): 2583.

[9] Sng B L, Zeng Y, de Souza N N A, et al. Automated mandatory bolus versus basal infusion for maintenance of epidural analgesia in labour[J]. Cochrane Database Syst Rev, 2018, 5: CD011344.

[10] Carvalho B, George R B, Cobb B, et al. Implementation of Programmed Intermittent Epidural Bolus for the Maintenance of Labor Analgesia[J]. Anesth Analg, 2016, 123(4): 965-971.

[11] Wong C A, McCarthy R J, Hewlett B. The effect of manipulation of the programmed intermittent bolus time interval and injection volume on total drug use for labor epidural analgesia: a randomized controlled trial[J]. Anesth Analg, 2011, 112(4): 904-911.

[12] Epsztein Kanczuk M, Barrett N M, Arzola C, et al. Programmed Intermittent Epidural Bolus for Labor Analgesia During First Stage of Labor: A Biased-Coin Up-and-Down Sequential Allocation Trial to Determine the Optimum Interval Time Between Boluses of a Fixed Volume of 10 mL of Bupivacaine 0.062 5% With Fentanyl 2 mug/mL[J]. Anesth Analg, 2017, 124(2): 537-541.

［13］ Zakus P, Arzola C, Bittencourt R, et al. Determination of the optimal programmed intermittent epidural bolus volume of bupivacaine 0.062 5% with fentanyl 2 mug.ml(-1) at a fixed interval of forty minutes: a biased coin up-and-down sequential allocation trial[J]. Anaesthesia, 2018, 73(4): 459−465.

［14］ Lange E M S, Wong C A, Fitzgerald P C, et al. Effect of Epidural Infusion Bolus Delivery Rate on the Duration of Labor Analgesia: A Randomized Clinical Trial[J]. Anesthesiology, 2018, 128(4): 745−753.

［15］ Delgado C, Ciliberto C, Bollag L, et al. Continuous epidural infusion versus programmed intermittent epidural bolus for labor analgesia: optimal configuration of parameters to reduce physician-administered top-ups[J]. Curr Med Res Opin, 2018, 34(4): 649−656.

［16］ Krawczyk P, Piwowar P, Salapa K, et al. Do epidural catheter size and flow rate affect bolus injection pressure in different programmed intermittent epidural bolus regimens? An in vitro study[J]. Anesth Analg, 2019, 129(6): 1587−1594.

［17］ McKenzie C P, Cobb B, Riley E T, et al. Programmed intermittent epidural boluses for maintenance of labor analgesia: an impact study[J]. Int J Obstet Anesth, 2016, 26: 32−38.

第十六章
连续蛛网膜下腔镇痛技术

椎管内镇痛由于其效果确切可靠,成为临床上最为常用的分娩镇痛方法[1]。目前主流的椎管内镇痛方法为硬膜外阻滞(Epidural, EP)和腰硬联合阻滞(Combined spinal epidural, CSE)。出于对硬脊膜穿破后头痛(Post-dural puncture headache, PDPH)及马尾综合征等不良反应的顾虑,连续蛛网膜下腔阻滞(Continuous spinal anesthesia, CSA)在产科麻醉及分娩镇痛中使用并不广泛。但连续蛛网膜下腔阻滞分娩镇痛在一些特定患者中如病态肥胖产妇、有严重心血管疾病等的产妇中有其独特的优势。

一、连续蛛网膜下腔阻滞技术的历史与发展

连续蛛网膜下腔阻滞(CSA)技术即将微导管留置于蛛网膜下腔内,持续蛛网膜下腔内给药。CSA技术使用滴定法,可以较为精确地控制感觉阻滞平面,具有镇痛效果确切、血流动力学稳定等特点[2]。早在100多年前该技术就应用于外科手术中,直至1944年CSA技术被应用于分娩镇痛及剖宫产手术的镇痛,PDPH的高发生率是限制CSA广泛使用的主要原因之一。随着微导管的出现,PDPH发生率下降到一个可接受的范围内,CSA才被较为广泛地应用于分娩镇痛。但是在1991年,连续几名医师向美国食品药品监督管理局(Food and Drug Administration, FDA)报道了十几例CSA后发生马尾综合征。虽然马尾综合征的发生主要可能与鞘内给药后神经根暴露于高浓度局部麻醉药有关,但出于对安全的考虑,FDA在1992年禁止了24G以下微导管用于CSA,之后CSA技术只限应用于临床试验。近年来穿刺套件不断革新,已有被FDA批准销售的鞘内导管套件面市,CSA技术再次受到关注。但需要注意的是,关于CSA在临床的使用情况、鞘内置管成功率以及并发症如PDPH、神经损伤等情况的数据仍较少,现有临床研究样本量也相当有限。

二、CSA在分娩镇痛中的应用

CSA技术是将导管留置在蛛网膜下腔,间断分次给药,因此使用该技术进行分娩镇痛具有镇痛效果完善、对循环抑制小、镇痛药物用量少等特点。Arkoosh等[3]进行了一项随机对照研究,将CSA技术与传统EP技术在分娩镇痛中的应用进行了比较,结果显示CSA组在镇痛开始的60 min内其镇痛效果优于EP组,但是置管困难率显著高于EP组,母体瘙痒的发生率也更高,而两组产妇PDPH和神经并发症的发生率没有差异。

国内学者进行的一项临床随机对照研究,比较了CSE和CSA用于分娩镇痛的临床效果,与CSE相比,连续蛛网膜下腔阻滞镇痛后10 min宫口开全、胎儿娩出时视觉模拟疼痛评分(visual analog scale, VAS)显著低于CSE组。但CSA组宫缩持续时间明显缩短、宫缩间隔时间明显延长,因此CSA组缩宫素使用率明显高于CSE组,且瘙痒发生率明显高于CSE组[4]。而另一项临床研究有不同的结论,该研究发现采用针内型的穿刺套件在蛛网膜下腔置入25G微导管,使用单纯舒芬太尼连续蛛网膜下腔阻滞进行分娩镇痛,与CSE技术(使用罗哌卡因复合舒芬太尼维持镇痛)相比,CSA组虽然镇痛起效慢,但是维持时间长,效果更确切,对产程影响较小,且两组产妇产程时长、自然分娩率、镇痛满意率、瘙痒、PDPH发生率等都无差异[5]。目前关于CSA用于分娩镇痛的临床研究较少,需要更多的高质量研究明确其对宫缩和产程的影响,而瘙痒发生率的增高可能会降低产妇的满意度,因此在临床工作中选择何种椎管内阻滞技术需要麻醉科医师权衡利弊。

三、CSA的适合人群

CSA技术用于分娩镇痛尤其适合以下几类人群:合并心肺疾病的产妇、过度肥胖的产妇、既往脊柱手术史的产妇、意外硬脊膜穿破产妇。

多个病例报道发现对于有心脏瓣膜狭窄或严重心功能不全的产妇，使用CSA技术可以分次小剂量蛛网膜下腔给药，起效更快，阻滞平面更可控，能提供满意的镇痛[6]。与EP相比，CSA技术可以维持稳定的血流动力学，尤其适用于有严重心血管疾病的产妇。CSA是通过导管直接将药物注入蛛网膜下腔，可以滴定给药，药物用量小。有研究发现对于合并妊娠高血压的产妇，使用CSA技术进行分娩镇痛，产妇应用降压药的比例低于接受连续硬膜外镇痛的产妇，在胎头娩出时CSA组产妇收缩压、外周血管阻力和VAS评分均低于连续硬膜外镇痛组[7]。提示与传统的连续硬膜外镇痛比较，患有妊娠期高血压疾病的产妇应用CSA具有血流动力学平稳的优势。但在该研究中除胎儿娩出时外，其余时间点两组产妇的收缩压、舒张压、心输出量、外周血管阻力和VAS评分比较均无统计学差异[7]。有关CSA技术对于妊娠高血压产妇血流动力学影响的作用有待更多高质量的研究加以明确。

过度肥胖产妇的椎管内镇痛对麻醉科医师是一项巨大的挑战，这类产妇进行硬膜外穿刺通常十分困难，硬膜外置管失败率高，意外穿破硬脊膜和PDPH的发生率也较高。CSA技术可以直接通过脑脊液确认导管位置，因此麻醉效果确切可靠。既往研究发现肥胖是PDPH发生的保护因素[8]，因此对于过度肥胖患者的产科麻醉或分娩镇痛，CSA不失为一种不错的选择。

既往脊柱手术史的产妇由于之前的手术及内固定的置入使得硬膜外导管置入成功率极低。据报道在这类产妇中硬膜外置管失败率高达40%[9]，或即使成功置管，镇痛效果也往往不理想。这类产妇往往不能理想镇痛，或需要在全身麻醉下进行剖宫产手术，此时CSA技术可能是这类产妇的一个新选择。Okutomi等[10]报道一例既往因脊柱侧弯，在T3~L3节段置入

内固定的产妇成功在CSA技术下进行了剖宫产手术，术后无PDPH等不良反应。

对麻醉穿刺过程中发生意外硬脊膜穿破的产妇，后续使用CSA技术可以降低PDPH的发生率且显著降低硬膜外血补丁的需求。对于穿刺困难导致意外硬脊膜穿破的产妇，改用CSA技术可能可以避免再次意外穿破硬脊膜并降低PDPH的发生率。

四、CSA的药物选择

关于CSA的药物选择和最佳剂量目前没有统一的规范。根据既往研究，对于产妇，CSA的用药量约为硬膜外分娩镇痛的十分之一，较为常见的选择为0.1%罗哌卡因或0.062 5%~0.1%布比卡因+2 μg/mL芬太尼，2 mL/h[11]。国内学者报道用于分娩镇痛时，鞘内给药药物选择为0.3 mg/mL罗哌卡因+舒芬太尼1 μg/mL混合液5 mL，维持使用0.15 mg/mL罗哌卡因+舒芬太尼0.5 μg/mL混合液3 mL/h，PCA设置为3 mL，锁时10 min[4]。也有报道使用单纯阿片类药物进行分娩镇痛，首剂：8 μg（5 mL）舒芬太尼；镇痛维持：1 μg/mL，2 mL/h；PCA：2 mL，锁时：10 min。

虽然CSA技术具有镇痛效果确切、对产妇循环影响小等特点，但是该技术存在一定比例的置管失败率及发生潜在并发症的风险，包括意外硬脊膜穿破后头痛、马尾综合征、感染、导管折断和瘙痒等。关于CSA后PDPH发生率的报道为2.6%~78%[12-14]，如此高的差异与操作时使用的穿刺套件、导管大小、穿刺技术皆有关。有关CSA技术与EP、CSE在分娩镇痛的随机对照临床研究仍较少，将其应用于分娩镇痛还需谨慎。但是对于上述提及的几类特殊产妇，CSA技术提供了一种新的镇痛选择。

（宋玉洁）

参考文献

[1] Heesen M, Bohmer J, Klohr S, et al. The effect of adding a background infusion to patient-controlled epidural labor analgesia on labor, maternal, and neonatal outcomes: a systematic review and meta-analysis[J]. Anesth Analg, 2015, 121(1): 149–158.

[2] Palmer C M. Continuous spinal anesthesia and analgesia in obstetrics[J]. Anesth Analg, 2010, 111(6): 1476–1479.

[3] Arkoosh V A, Palmer C M, Yun E M, et al. A randomized, double-masked, multicenter comparison of the safety of continuous intrathecal labor analgesia using a 28-gauge catheter versus continuous epidural labor analgesia[J]. Anesthesiology, 2008, 108(2): 286–298.

[4] 韩斌, 徐铭军, 白云波. 罗哌卡因复合舒芬太尼连续蛛网膜下腔阻滞用于全产程分娩镇痛的临床效果[J]. 临床麻醉学杂志, 2020, 36(2): 115–119.

[5] 张宁, 徐铭军. 舒芬太尼连续蛛网膜下腔阻滞用于分娩镇痛的可行性[J]. 临床麻醉学杂志, 2013, 29(3): 222–225.

[6] Hyuga S, Okutomi T, Kato R, et al. Continuous spinal labor analgesia for two deliveries in a parturient with severe subvalvular aortic stenosis[J]. J Anesth, 2016, 30(6): 1067–1070.

[7] 韩斌, 徐铭军, 白云波. 连续蛛网膜下腔阻滞镇痛对妊娠期高血压疾病产妇围产期血流动力学及分娩结局的影响[J]. 中国医药, 2021, 16(1): 111–114.

［ 8 ］ Peralta F, Higgins N, Lange E, et al. The Relationship of Body Mass Index with the Incidence of Postdural Puncture Headache in Parturients[J]. Anesth Analg, 2015, 121(2): 451−456.

［ 9 ］ Villevieille T, Mercier F J, Benhamou D. Is obstetric epidural anaesthesia technically possible after spinal surgery and does it work?[J]. Ann Fr Anesth Reanim, 2003, 22(2): 91−95.

［ 10 ］ Okutomi T, Saito M, Koura M, et al. Spinal anesthesia using a continuous spinal catheter for cesarean section in a parturient with prior surgical correction of scoliosis[J]. J Anesth, 2006, 20(3): 223−226.

［ 11 ］ Velickovic I, Pujic B, Baysinger C W, et al. Continuous Spinal Anesthesia for Obstetric Anesthesia and Analgesia[J]. Front Med (Lausanne), 2017, 4: 133.

［ 12 ］ Gosch U W, Hueppe M, Hallschmid M, et al. Post-dural puncture headache in young adults: comparison of two small-gauge spinal catheters with different needle design[J]. Br J Anaesth, 2005, 94(5): 657−661.

［ 13 ］ Dresner M, Pinder A. Anaesthesia for caesarean section in women with complex cardiac disease: 34 cases using the Braun Spinocath spinal catheter[J]. Int J Obstet Anesth, 2009, 18(2): 131−136.

［ 14 ］ Tao W, Grant E N, Craig M G, et al. Continuous Spinal Analgesia for Labor and Delivery: An Observational Study with a 23−Gauge Spinal Catheter[J]. Anesth Analg, 2015, 121(5): 1290−1294.

第十七章
闭环反馈分娩镇痛技术

分娩疼痛是一种性质复杂的主观体验，与其他急慢性疼痛的最大区别在于，分娩疼痛并非由于病理性因素引起，而是分娩——这个自然生理过程所导致，随着产程进展，疼痛性质和部位也发生着变化，而且存在显著的个体差异性。使用单一的给药模式显然不能满足个体化镇痛需求。而闭环反馈分娩镇痛技术恰恰能攻克这一技术壁垒，它是一个人机交互的过程，使产妇在整个分娩过程中具有更高的控制感和自主权，可以实时根据疼痛的变化灵活调整麻醉药物的用量，从而减少爆发痛的发生率；可以及时发现麻醉药物过量使用，从而避免相关不良反应发生。目前，闭环反馈分娩镇痛技术主要有椎管内和静脉两种给药方式，本章将介绍该技术的研究进展。

一、闭环反馈的原理

闭环控制是控制论的一个基本概念，指作为被控制的输出端以一定方式返回到作为控制的输入端，并对输入端施加控制影响的一种控制关系，带有反馈信息的系统控制方式。正反馈与负反馈是闭环控制常见的两种基本形式，受控部分发出反馈信息，其方向与控制信息一致，则为正反馈，相反为负反馈（图17-1）。闭环反馈技术不仅应用于工业设计、器械制造等方面，而且广泛应用于生物医学领域，比如药物输注、机械通气、胸外按压、液体复苏、血压控制、血糖调节等[1]。该

项技术的应用符合精准医学的理念，强调个体化用药原则，提高医疗质量，推动医学的发展。

二、闭环反馈技术在椎管内分娩镇痛中的应用

硬膜外麻醉自1946年被应用于分娩镇痛以来，其有效性和安全性已得到证实，也已成为全世界分娩镇痛的金标准[2]。患者自控硬膜外镇痛（patient controlled epidural analgesia, PCEA）目前被广泛地用于分娩镇痛的维持阶段，与传统的连续硬膜外输注技术（continuous epidural infusion, CEI）相比，其优势包括患者自控给药、减少局部麻醉药用量和运动阻滞的发生率、改善疼痛评分、减少麻醉科医师工作量以及提高产妇满意度[3]。然而，单凭PCEA给药会增加爆发痛的发生率。目前较常用的给药模式是CEI+PCEA，研究发现[4]，与单凭PCEA相比，联合背景输注的PCEA给药方案可以更有效降低产妇疼痛评分，并且不增加局部麻醉药的用量。但也有观点认为，CEI+PCEA模式会增加局部麻醉药消耗，且不能减少爆发痛的发生和提高产妇的舒适度和满意度[5]。因此，最佳的背景输注量仍然存在争议，过大会增加局部麻醉药的消耗量从而增加运动阻滞的风险，过小会影响镇痛效果。

计算机程控背景输注联合PCEA（computer-intergrated background infusion PCEA, CIPCEA）是通过外接的计算机实现闭环反馈输注的一种新型给药

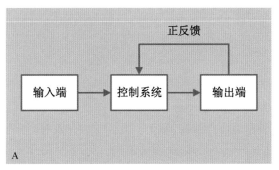
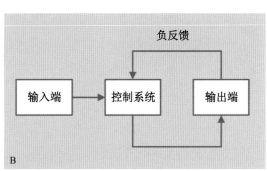

图17-1　闭环反馈中的正负反馈

模式,根据患者前一小时镇痛需求调整下一小时的背景输注量,真正意义上实现了个性化、精准化的分娩镇痛管理,在改善镇痛效果的同时减少了背景输注量及相关不良反应的发生率。而该设备也经历了三代技术革新,从最早的笔记本电脑,到便携式的掌上电脑(personal digital assistant, PDA),直至广覆盖无线网络控制(图17-2)。理论上,CIPCEA的给药模式能够改善镇痛效果,同时降低药物的消耗量,最近几项国内外研究相继比较了传统CEI+PCEA与CIPCEA的临床效果。Sng等[6]发现,与传统PCEA+CEI(5 mL/h)相比,根据患者镇痛需求的CIPCEA(前一小时按压1、2、3次则下一个小时背景输注速率分别调整至5 mL/h、10 mL/h、15 mL/h)给药模式能提高患者满意度且不增加麻醉药物的消耗量。而在Sia等[7]的研究中,对照组CEI的速率为10 mL/h,CIPCEA是根据患者前一小时有无PCA按压逐步调节背景输注量,结果显示CIPCEA能显著降低爆发痛的发生率。而国内徐铭军教授课题组CIPCEA的给药方案为:如果产妇前一小时按压次数为0,则下一小时背景剂量减少5 mL,最小背景输注速度0.1 mL/h;如果产妇按压次数为1、2,则下一小时背景输注速度不变;如果产妇按压次数≥3次,则下一小时背景剂量增加5 mL,每小时镇痛药物极限量为30 mL,结果发现相比于匀速5 mL/h背景输注,CIPCEA效果确切,爆发痛发生率低,且不增加镇痛药物的用量及副作用发生率,产妇满意度高[1]。

目前,又有研究者将自动化给药技术(automated mandatory bolus, AMB)和CIPCEA结合应用发明了一种根据患者镇痛需求调节脉冲频率的给药技术AMB-CIPCEA[8]。其运行机制为:如患者按压1、2、3或4次,则下个小时脉冲给药的频率依次调整为每隔60、30、20和15 min,如果患者前一小时没有按压,则下一小时脉冲给药的间隔时间会逐步增加。结果发现与传统PCEA+CEI(5 mL/h)给药模式相比,AMB-CIPCEA能降低爆发痛的发生率,提高患者满意度,减少麻醉科医师镇痛干预。但在宫口开全时,药物消耗量明显增加,由于该阶段会阴痛占主导,提示有效的闭环镇痛能有效缓解会阴痛从而提高产妇满意度。

三、闭环反馈技术在静脉分娩镇痛中的应用

虽然椎管内阻滞是分娩镇痛的"金标准",但当产妇存在椎管内镇痛禁忌证、因特殊原因不能配合摆放体位或拒绝硬膜外穿刺时,静脉泵注瑞芬太尼就是一种很好的替代方法。瑞芬太尼由于其独特的药代动力学特性赋予其在分娩镇痛中的独特优势。然而,与其他阿片类药物一样,瑞芬太尼使用不当会引起一些阿片相关不良反应,主要是心动过缓和呼吸抑制。据报道,使用瑞芬太尼后,母体血氧饱和度下降(SpO$_2$ < 95%)的发生率高达74%[9]。因此,推注剂量、推注时间和速度、锁定间隔和背景输注量都是决定镇痛效果和安全性的重要因素。多项随机对照试验显示瑞芬太尼PCA可以用于分娩镇痛。然而,最佳给药方案尚未阐明。

新加坡妇女儿童医院开发了一种基于生命体征参数闭环反馈控制患者辅助静脉镇痛(vital signs-controlled, patient-assisted intravenous analgesia, VPIA)系统用于分娩镇痛[10]。PCA的剂量或背景输注速度会根据产妇的镇痛需求上调或下调,并设有封顶剂量。该系统还内置一种安全机制,以血氧饱和度和心率为

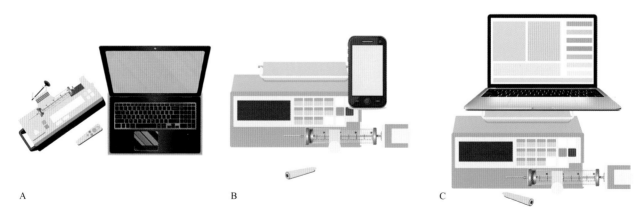

图17-2　计算机程控背景输注联合PCEA

A. 第一代CIPCEA:IBM Thinkpad笔记本电脑(IBM, USA)和输注泵相连(IVAC P700, Alaris, UK),产妇通过独立的手持控制器自控按压镇痛;B. 第二代CIPCEA:搭载Window手机操作系统的掌上电脑(PDA)与B. Braun Compact S输注泵相连接,并连接患者PCA控制器;C. Hewlett Packard Compaq笔记本电脑与B. Braun Perfusor R Compact S输注泵相连接,并连接患者PCA控制器。

该系统的"主控",当数值低于安全阈值时,该设备停止输注瑞芬太尼,直至参数恢复正常范围后,设备才继续运作(图17-3)。这种安全机制可以及时发现阿片过量使用引起的副作用,在维持有效镇痛的同时也提高孕产妇的安全。

四、闭环反馈的临床应用局限

闭环反馈镇痛泵相对于传统的自控镇痛泵具有一定的优势,是近年来分娩镇痛的一大技术进步,自动个体化的给药模式有广阔的发展前景,在潜伏期用少量药物维持镇痛效果,随着宫缩增强和产妇镇痛需求增加,逐步增加药物使用量,不仅改善了产妇的分娩体验,也

缓解了医师的工作负担。但也明显存在一定的不足:闭环反馈技术的原理要比传统的自控镇痛泵更复杂,可能导致患者不理解而产生抵触情绪,影响使用效果。该技术还需要有良好的人机互动,产妇必须具备一定的依从性,一旦有疼痛需求及时按压PCA,疼痛加剧时重复按压,疼痛信息才能得到有效的反馈。而在实际操作过程中,很多产妇因为剧烈的疼痛而忘记按压,导致机器接收到"负反馈"信息,减少或停止给药,影响镇痛效果。目前,闭环反馈分娩镇痛技术仅仅用于科研,仍需大量的临床研究来证明其有效性和安全性。其理想参数的设置也需要麻醉科医师、产科医师和助产士通力合作,制定优化的镇痛方案,帮助产妇安全、舒适地分娩。

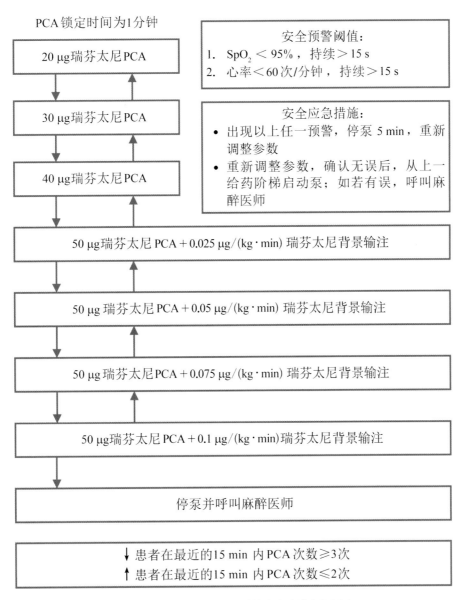

图17-3　**瑞芬太尼闭环反馈静脉分娩镇痛流程图**

(宋英才,杜唯佳,胡晓炳)

参考文献

［ 1 ］ 白云波, 徐铭军. 闭环反馈控制在医学领域中的研究应用［J］. 北京医学, 2016, 38（7）: 714−716.

［ 2 ］ Halpern S H, Muir H, Breen T W, et al. A multicenter randomized controlled trial comparing patient-controlled epidural with intravenous analgesia for pain relief in labor[J]. Anesth Analg, 2004, 99(5): 1532−1538.

［ 3 ］ D'Angelo R. New techniques for labor analgesia: PCEA and CSE[J]. Clin Obstet Gynecol, 2003, 46(3): 623−632.

［ 4 ］ Bremerich D H, Waibel H J, Mierdl S, et al. Comparison of continuous background infusion plus demand dose and demand-only parturient-controlled epidural analgesia (PCEA) using ropivacaine combined with sufentanil for labor and delivery[J]. Int J Obstet Anesth, 2005, 14(2): 114−120.

［ 5 ］ Boselli E, Debon R, Cimino Y, et al. Background infusion is not beneficial during labor patient-controlled analgesia with 0.1% ropivacaine plus 0.5 microg/ml sufentanil[J]. Anesthesiology, 2004, 100(4): 968−972.

［ 6 ］ Sng B L, Sia A T, Lim Y, et al. Comparison of computer-integrated patient-controlled epidural analgesia and patient-controlled epidural analgesia with a basal infusion for labour and delivery[J]. Anaesth Intensive Care, 2009, 37(1): 46−53.

［ 7 ］ Sia A T, Lim Y, Ocampo C E. Computer-integrated patient-controlled epidural analgesia: a preliminary study on a novel approach of providing pain relief in labour[J]. Singapore Med J, 2006, 47(11): 951−956.

［ 8 ］ Sia A T, Leo S, Ocampo C E. A randomised comparison of variable-frequency automated mandatory boluses with a basal infusion for patient-controlled epidural analgesia during labour and delivery[J]. Anaesthesia, 2013, 68(3): 267−275.

［ 9 ］ Douma M R, Verwey R A, Kam-Endtz C E, et al. Obstetric analgesia: a comparison of patient-controlled meperidine, remifentanil, and fentanyl in labour[J]. Br J Anaesth, 2010, 104(2): 209−215.

［10］ Leong W L, Sng B L, Zhang Q, et al. A case series of vital signs-controlled, patient-assisted intravenous analgesia (VPIA) using remifentanil for labour and delivery[J]. Anaesthesia, 2017, 72(7): 845−852.

第十八章
超声引导下椎管内定位穿刺技术

腰段硬膜外阻滞是目前分娩镇痛公认的"金标准"。传统的椎管内阻滞多采用体表标志触诊法进行定位,主要靠麻醉科医师的手感,穿刺成功率也依赖操作者的经验。超声可视化技术有助于医师更直观地了解脊柱解剖结构,辅助完成椎管内麻醉相关操作。椎管内穿刺前的脊柱超声检查和穿刺点的辅助定位,极大地提高了穿刺成功率并减少了相关并发症。国内外已有关于超声辅助椎管内穿刺的临床研究,但多集中在产科麻醉的应用中,对分娩镇痛的研究相对缺乏。本章节结合近年来的相关研究,对超声引导下的椎管内定位穿刺进行综合评价。

一、脊柱超声的解剖结构

椎管部位骨性结构较密集,硬膜外隙位置较深,而超声波不能穿透骨质,不能直接显示硬膜外隙的解剖结构,从而限制了早期超声在脊柱水平的使用。然而,超声下周围骨结构提供的棘间软组织声窗,可以扫描到椎管结构,有助于识别脊柱解剖。在识别脊柱结构的超声评估中,主要有五种基本的超声视图,分别为:矢状旁横突视图、矢状旁关节突视图、矢状旁斜位视图、横向棘突视图以及横向棘突间视图。其中,横向棘突间视图和矢状旁斜位视图在临床实践中最多见,可有效呈现如黄韧带、后硬脊膜、椎管、前硬脊膜和后纵韧带等主要椎管结构。下面对这5种视图进行介绍。

（1）脊柱矢状旁横突视图:在正中线外侧矢状面方向将探头置于下段腰椎,可获得矢状旁横突视图。横突呈现为由腰大肌分开的"指状声影",竖脊肌位于浅表(图18-1)。

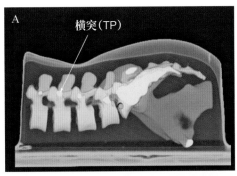

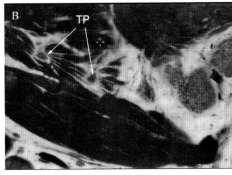

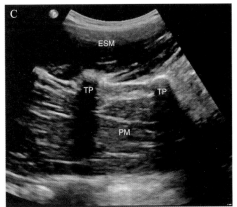

图18-1　**脊柱矢状旁横突视图超声图像**
A. 三维模型图;B. 解剖结构图;C. 矢状图。ESM: 竖脊肌;PM: 腰大肌。

（2）脊柱矢状旁关节突视图：探头向内侧移动，得到的矢状旁关节突视图与横突方向视图相似。关节突可以通过阴影的表面深度来区分，表现为"驼峰"状（图18-2）。

（3）脊柱矢状旁斜位视图：通过在矢状旁关节突视图上将探头由外侧至内侧方向倾斜，呈现为"锯齿状"图像，向上倾斜的锯齿与向下倾斜的椎板相对应，其中的间隙为椎间隙，可见椎管的可视化声窗（图18-3）。

（4）脊柱横向棘突视图：探头水平放置，探头中心置于脊柱中线处，可获得横向棘突视图。当探头放置在棘突上时，顶端与外侧的竖脊肌一起呈现高回声帽，表现为其自身高密度影（图18-4）。

（5）脊柱横向棘突间视图：向尾端方向移动探头，直到超声波束进入棘突间隙，即为横向棘突间视图。将探头稍微向上倾斜，棘间韧带将显示为低回声的中线条纹。前、后复合体的高回声围绕椎管内腔（图18-5）。

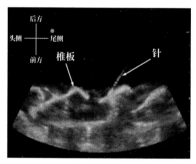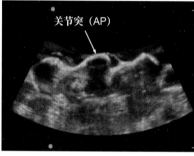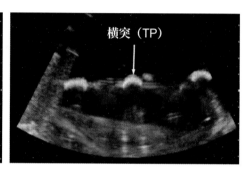

图18-2　脊柱矢状旁关节突视图超声图像

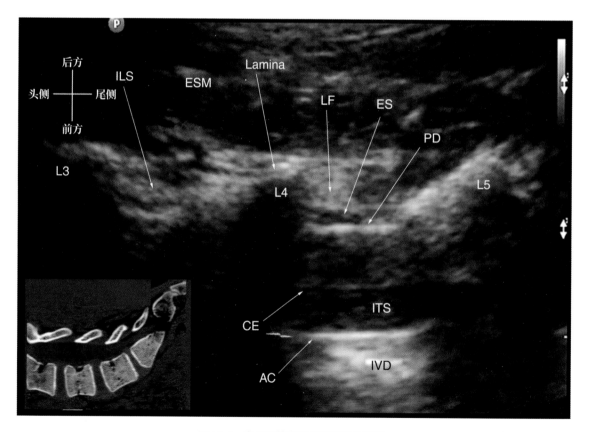

图18-3　脊柱矢状旁斜位视图超声图像

L3：第三腰椎；ILS：椎板间隙；ESM：竖脊肌；Lamina：椎板；L4：第4腰椎；LF：高回声黄韧带；ES：硬膜外隙；PD：背侧硬脊膜；L5：第5腰椎；CE：马尾根部；AC：前复合体；ITS：鞘内间隙；IVD：椎间盘。

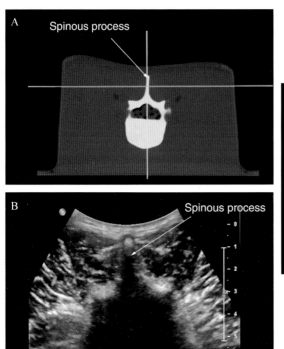

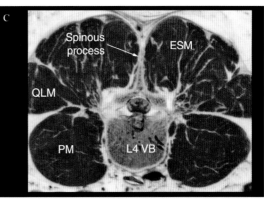

图 18-4 脊柱横向棘突视图超声图像

A. 三维模型图；B. 超声横向图；C. 横切面图。Spinous process：棘突；QLM：腰方肌；PM：腰大肌；ESM：竖脊肌；L4VB：第4腰椎体。

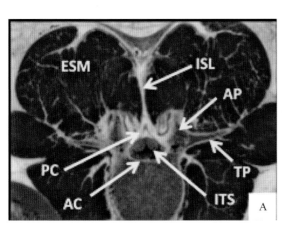

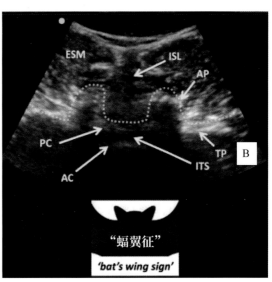

图 18-5 脊柱横向棘突间视图超声图像

ESM：竖脊肌；ISL：椎板间隙；PC：后复合体；AC：前复合体；ITS：鞘内间隙；TP：横突。

二、超声引导下椎管内阻滞技术的实施

超声引导下椎管内阻滞技术主要包括穿刺前脊柱超声扫描和实时超声引导穿刺。目前应用较多的是椎管内穿刺前超声扫描定位，其可以观察脊柱解剖结构，确定进针的位置、方向和轨迹，预测穿刺深度等。超声辅助硬膜外穿刺定位一般选择低频凸阵探头，设置深度 7～10 cm，操作过程中根据需要调整深度、焦距和增益等。患者取侧卧位或坐位，超声探头从尾侧进行扫描，旁矢状倾斜位视图的骶骨为一连续高亮声影，将探头慢慢向头端移动，可看见锯齿状阴影的图像，锯齿状阴影的凹陷处即为椎间

隙。第一个不与骶骨相连的锯齿状阴影的凹陷处为 L5～S1椎间隙。从L5～S1椎间隙开始计数，依次向上确定目标间隙。对于L5间隙与骶骨间隙定位不清的患者，采用从T12开始，从头端向尾端直至确定L3～L4间隙[1]。将目标间隙至于图像中央，即可确定椎间隙的中点。然后将探头旋转90度，进行脊柱横断面扫描，在脊柱横向棘突间视图确定目标间隙的后正中线。椎间隙的中线和后正中线的交点即为穿刺点，穿刺点确认后，即可按常规操作实施椎管内阻滞技术。

椎管内阻滞中实时超声引导穿刺由于技术难度大，操作过程相对繁琐等问题，在临床并没有得到推广应用。实时超声引导穿刺多采用旁矢状倾斜位平面内穿刺技术。在整个进针过程中需要保持穿刺针针体、椎板及后复合体同时显影，将目标间隙始终位于超声图像的中央，穿刺针从超声探头尾侧，平面内朝椎间隙方向进针。穿刺针突破黄韧带、测试阻力消失后注药，可以观察到后部硬脊膜前移和硬膜外隙增大。操作过程一般由两位及以上操作人员完成，一位手持超声探头，另一位进行椎管内穿刺操作。也可由一名操作者用非优势手持超声探头，优势手持穿刺针，在旁矢状扫描定位及穿刺超声引导椎管内神经阻滞。超声实时引导椎管穿刺时，一旦找到清晰的椎管结构图像就不能再随意移动探头，如何在固定探头的前提下，保持清晰的穿刺针显影成为主要问题。进针过程中还要体会穿刺过程中的阻力感和突破感，因而技术难度较大。此外，超声探头需要无菌套包裹，准备时间长，有研究发现实时超声引导椎管内穿刺操作总耗时亦较长[2]。SonixGPS®是一种新型针头跟踪系统，其可在超声屏幕上显示针尖位置，简化了腰椎实时引导穿刺的步骤，但仍然需要较多的时间定位、专业的设备及掌握相关的超声技术[3]。

三、超声引导下椎管内阻滞技术的最新研究进展

妊娠期生理改变、激素变化可引起脊柱结构的变化。此外，妊娠期体重增加、水肿等也会增加椎管内穿刺触诊定位的难度[4]。早期研究发现，孕产妇触诊定位的椎间隙低于实际椎间隙定位，这也就增加脊髓损伤、马尾综合征等并发症的发生率。多项研究发现，穿刺前超声检查能精准定位椎间隙、脊柱中线、最佳穿刺点、适当的穿刺角度以及预测椎管到皮肤深度，从而指导椎管内穿刺。对于一项纳入110例椎管内分娩镇痛产妇的研究发现，穿刺前超声定位组的首次穿刺成功率明显高于体表标志组（67.27% vs. 40.00%）[5]。剖宫产产妇使用超声辅助椎管内麻醉的首次穿刺成功率更高（63.8% vs. 38.2%，$P=0.001$）[6]。对照研究发现，超声组穿刺针平均穿刺皮肤的次数仅是常规组的0.34倍，超声组平均尝试穿刺次数是常规组的0.25倍，而超声组在定位上所需时间平均比常规组多81.5 s，特别是对于椎管内穿刺经验不足的医师[7]。另外，在肥胖[8]、脊柱解剖结构异常[9,10]等特殊产妇中，椎管内阻滞穿刺前超声扫描定位已被证实行之有效。肥胖产妇使用超声定位后实施椎管内阻滞的首次穿刺成功率为87.5%，而传统体表标志定位仅为52.5%[11]。然而，最近的一些随机对照研究发现，使用超声虽然减少了椎管内麻醉穿刺次数，但是穿刺成功率不比传统方式高，二者在引流出脑脊液的时间上没有显著差别[12-14]。

超声还可预测皮肤至硬膜外隙的深度，有助于减少意外穿破硬脊膜的发生，从而降低硬脊膜穿破后头痛等并发症的发生率。有研究对实施剖宫产的孕妇进行麻醉前脊柱超声检查，结果表明，超声预测的穿刺深度与实际穿刺深度呈高度相关性（$r = 0.709$）[5]。对非肥胖产妇（BMI < 30 kg/m^2），超声测量皮肤至硬膜外隙深度是（3.96 ± 0.44）cm，常规方法测量为（4.04 ± 0.52）cm，Bland-Altman分析显示两种测量方法具有良好的相关性[15]。另有研究表明，超声预测的穿刺深度与实际深度相关性为0.8～0.99，深度的差异为5～15 mm，证明了超声预测硬膜外穿刺深度的准确性[16]。但对于肥胖产妇，超声确定的平均穿刺深度比实际进针的深度要浅，考虑为超声探头定位时压迫脂肪组织及组织水肿等原因[5]。

新型手持式超声（Accuro™）可实时三维立体显示椎管周围结构，并自动进行脊柱中线定位和硬膜外深度测量[17]（图18-6）。有研究对80例健康成人（BMI：18.5～48.0 kg/m^2）使用手持式超声进行脊柱扫描，并与脊柱CT扫描结果进行对比，结果显示，手持式超声测量的硬膜外隙深度约比CT测量值浅0.1 cm，测量深度的灵敏度为94.2%，特异性为85.5%[18]。我院麻醉科使用手持式超声对肥胖产妇的腰椎辅助定位的研究发现超声组的穿刺成功率显著较高，定位所需时间也更短[19]。在一项前瞻性研究中使用了具有自动识别系统的超声仪，系统会自动识别并标识椎间隙和后复合体，实验结果显示首次穿刺成功率为92%，识别后复合体的平均时间为45.0 s，而系统自动测量的硬膜外隙深度与麻醉科医师测得的穿刺深度有很好的相关性[20]。

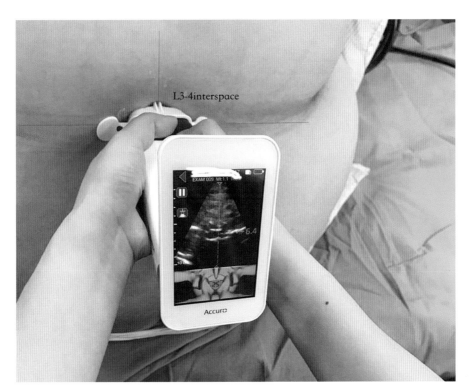

图18-6 新型手持式超声在产妇中的使用

L3-4 interspace：L3 ～ L4间隙。

四、总结

超声辅助椎管内穿刺不仅能精准定位穿刺点及穿刺间隙、预测穿刺深度、提高穿刺成功率，还能降低并发症的发生，尤其对于肥胖、脊柱解剖结构异常等特殊产妇，为患者带来安全舒适的麻醉体验，增加患者的满意度。随着科学技术快速发展，越来越多的智能超声设备出现，超声引导椎管内麻醉也定会在临床中得到广泛的应用。麻醉科医师有必要学习和掌握这项技术在硬膜外分娩镇痛患者的应用。超声应用于产妇的椎管内阻滞仍是未来研究的热点之一。

（周依露，周双琼）

参考文献

[1] Dimaculangan D P, Mazer J A, Maracaja-Neto L F. Sonographic evaluation of lumbar interlaminar space opening in a variety of patient body positions for optimal neuraxial anesthesia delivery[J]. J Clin Anesth, 2016, 34: 159−165.

[2] Elsharkawy H, Maheshwari A, Babazade R, et al. Real-time ultrasound-guided spinal anesthesia in patients with predicted difficult anatomy[J]. Minerva Anestesiol, 2017, 83(5): 465−473.

[3] Niazi A U, Chin K J, Jin R, et al. Real-time ultrasound-guided spinal anesthesia using the SonixGPS ultrasound guidance system: a feasibility study[J]. Acta Anaesthesiol Scand, 2014, 58(7): 875−881.

[4] Lee A. Ultrasound in obstetric anesthesia[J]. Semin Perinatol, 2014, 38(6): 349−358.

[5] Sahin T, Balaban O, Sahin L, et al. A randomized controlled trial of preinsertion ultrasound guidance for spinal anaesthesia in pregnancy: outcomes among obese and lean parturients: ultrasound for spinal anesthesia in pregnancy[J]. J Anesth, 2014, 28(3): 413−419.

[6] Chin A, Crooke B, Heywood L, et al. A randomised controlled trial comparing needle movements during combined spinal-epidural anaesthesia with and without ultrasound assistance[J]. Anaesthesia, 2018, 73(4): 466−473.

[7] Kallidaikurichi Srinivasan K, Iohom G, Loughnane F, et al. Conventional landmark-guided midline versus preprocedure ultrasound-guided paramedian techniques in spinal anesthesia[J]. Anesth Analg, 2015, 121(4): 1089−1096.

[8] Tubinis M D, Lester S A, Schlitz C N, et al. Utility of ultrasonography in identification of midline and epidural placement in severely obese parturients[J]. Minerva Anestesiol, 2019, 85(10): 1089−1096.

[9] Creaney M, Mullane D, Casby C, et al. Ultrasound to identify the lumbar space in women with impalpable bony landmarks presenting for elective caesarean delivery under spinal anaesthesia: a randomised trial[J]. Int J Obstet Anesth, 2016, 28: 12−16.

[10] Tawfik M M, Elrefaey A A, Abdelkhalek M, et al. Ultrasound-

guided spinal anesthesia for cesarean section in a parturient with spinal metastases[J]. J Clin Monit Comput, 2016, 30(6): 857−858.

[11] Li M, Ni X, Xu Z, et al. Ultrasound-assisted technology versus the conventional landmark location method in spinal anesthesia for cesarean delivery in obese parturients: a randomized controlled trial[J]. Anesth Analg, 2019, 129(1): 155−161.

[12] Evans D P, Tozer J, Joyce M, et al. Comparison of ultrasound-guided and landmark-based lumbar punctures in inexperienced resident physicians[J]. J Ultrasound Med, 2019, 38(3): 613−620.

[13] Tawfik M M, Atallah M M, Elkharboutly W S, et al. Does preprocedural ultrasound increase the first-pass success rate of epidural catheterization before cesarean delivery? a randomized controlled trial[J]. Anesth Analg, 2017, 124(3): 851−856.

[14] Arzola C, Mikhael R, Margarido C, et al. Spinal ultrasound versus palpation for epidural catheter insertion in labour: A randomised controlled trial[J]. Eur J Anaesthesiol, 2015, 32(7): 499−505.

[15] Chauhan A K, Bhatia R, Agrawal S. Lumbar epidural depth using transverse ultrasound scan and its correlation with loss of resistance technique: A prospective observational study in Indian population[J]. Saudi J Anaesth, 2018, 12(2): 279−282.

[16] Wang Q, Yin C, Wang T L. Ultrasound facilitates identification of combined spinal-epidural puncture in obese parturients[J]. Chin Med J (Engl), 2012, 125(21): 3840−3843.

[17] Seligman K M, Weiniger C F, Carvalho B. The accuracy of a handheld ultrasound device for neuraxial depth and landmark assessment: a prospective cohort trial[J]. Anesth Analg, 2018, 126(6): 1995−1998.

[18] Tiouririne M, Dixon A J, Mauldin F W, Jr., et al. Imaging performance of a handheld ultrasound system with real-time computer-aided detection of lumbar spine anatomy: a feasibility study[J]. Invest Radiol, 2017, 52(8): 447−455.

[19] Ni X, Li M Z, Zhou S Q, et al. Accuro ultrasound-based system with computer-aided image interpretation compared to traditional palpation technique for neuraxial anesthesia placement in obese parturients undergoing cesarean delivery: a randomized controlled trial[J]. J Anesth, 2021, 35(4): 475−482.

[20] Oh T T, Ikhsan M, Tan K K, et al. A novel approach to neuraxial anesthesia: application of an automated ultrasound spinal landmark identification[J]. BMC Anesthesiol, 2019, 19(1): 57.

第十九章
硬膜外穿刺套件的改进

硬膜外镇痛因效果确切，可控性好，对母婴影响小，是目前国内外应用最普遍、效果最确切的分娩镇痛方法，也是当今临床麻醉的重要组成部分。硬膜外镇痛技术的广泛应用当归因于连续硬膜外穿刺技术的改进，以及硬膜外穿刺套件及硬膜外导管设计的改良。本章节主要回顾硬膜外穿刺针的发展历史、低阻力注射器及测试阻力方法的改进史，总结硬膜外穿刺套件改进的临床意义。为广大麻醉科医师对日常使用的专业设备——硬膜外穿刺套件提供重要的背景信息。

一、硬膜外穿刺针的改进史

1. Tuohy 穿刺针

Edward B. Tuohy 是麻醉学界的杰出人物，他是椎管内阻滞的热心倡导者，长期致力于穿刺针的技术改良。最早，他使用 15-G 的 Barker 穿刺针（图 19-1）和 4 号导管实现持续椎管内阻滞。然而，他发现 Barker 穿刺针直行的尖端在置管时容易导致导管移位。于是，在 1944 年 Tuohy 发明了带有 Huber 针头的 Tuohy 穿刺针，该针尖端弯曲，这种设计有利于置管时使导管沿着尖端弯曲的方向（头侧或尾侧）通过，并在此基础上增加了针芯，他认为弯曲尖端有助于导管的置入，而针芯则可以进一步降低皮肤堵塞针尖的风险[1]。1949 年，Martinez Curbelo[2] 报道了利用 16-G 的 Tuohy 穿刺针置入 3.5F 导管，成功实现了连续腰段硬膜外麻醉。得益于穿刺针技术的不断改良，在之后的几十年间，硬膜外阻滞在产科麻醉中得到了广泛的应用。然而，Flowers 认为 Tuohy 穿刺针尖端锐利，易损伤周围组织，于是将 Tuohy 穿刺针的尖端斜角变钝，并将针芯设计为尖锐并伸出针尖。但是这种设计使针尖容易弯曲，很难拔出针芯或者置入导管。Flowers 对钝头的改良为 Crawford、Weiss、Sprotte 和 Hustead 穿刺针的发明提供了思路。

2. Hustead 穿刺针

Robert Hustead 是美国产科麻醉和围生医学学会（SOAP）的创始人，他是腰硬联合麻醉分娩的倡导者。当他还是住院医师时，就用一块石头和磨针器对 Tuohy-Huber 穿刺针进行了改进。主要对针尖进行了改进，他打磨掉了原始 Tuohy-Huber 针的尖锐针头并改变了斜面的角度。改良的 Hustead 穿刺针的主要特点是针端开口长度不超过 2.7 mm，针斜面角度为 12° ～ 15°（图 19-1）。此外，他还对针头斜面进行了平滑处理，以减少导管必须取出时卡住和切割的危险[3]。但 Hustead 穿刺针直到 1965 年才被制造商制造并应用。

3. Crawford 穿刺针

Crawford 是美国麻醉医师协会（ASA）第二任副会长，他更倾向于针尖笔直的穿刺针。为此他研发了一种 Quincke 式硬膜外穿刺针，针尖斜面短、钝。Crawford 硬膜外针针尖斜面很平坦，与穿刺针长轴的角度为 60°，Crawford 习惯进针时针尖斜面向下来识别硬膜外隙（图 19-1）。高位胸段硬膜外阻滞时，进针时 Crawford 硬膜外针尖与患者背部成角约 60°，开口向头侧方向，针的斜面开口与纵韧带平行，因此刺破硬脊膜概率很低。确定硬膜外隙后，他将针尖斜面旋转 180°，使针尖斜面处于导管向头侧方向置入的位置。

4. Weiss 穿刺针

Weiss 在 Tuohy 针的基础上，使针尖变钝，并增加了"翅膀"的改良设计，操作者在进针时双手更容易稳定住针（图 19-1）。"翅膀"的设计也有助于使用"悬滴"法识别硬膜外隙，因为它使操作者能够用双手慢慢地推进针头的同时观察针尖进入硬膜外隙时液滴消失的情况。Weiss 针的钝针尖进入硬膜外隙后，它允许操作医生向前继续推动硬脊膜，而不会穿破硬脊膜，从而人为地在产妇体内产生"悬滴"法所需的硬膜外负压。Russell[4]，Reynolds[5] 和 Miller[6] 等人对于"翅膀"结构的必要性产生了分歧，Russell 和 Reynolds 不是很赞成"翅膀"结构的必要性，但是 Miller 等认为此结构还是有必要的。

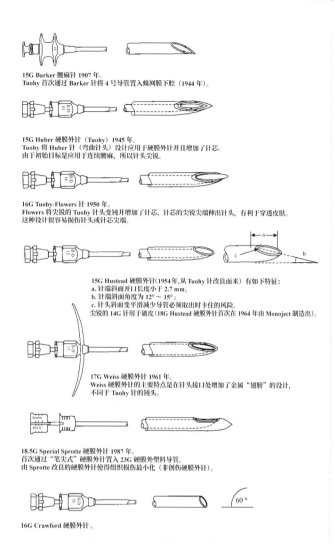

15G Barker 腰麻针 1907 年。
Tuohy 首次通过 Barker 将 4 号导管置入蛛网膜下腔（1944 年）。

15G Huber 硬膜外针（Tuohy）1945 用。
Tuohy 将 Huber 针（弯曲针头）设计应用于硬膜外针并且增加了针芯。由于初始目标是应用于连续腰麻，所以针头尖锐。

16G Tuohy-Flowers 针 1950 年。
Flowers 将尖锐的 Tuohy 针头变钝并增加了针芯，针芯的尖锐尖端伸出针头，有利于穿透皮肤。这种设计很容易损伤针头或针芯尖端。

15G Hustead 硬膜外针 1954 年，从 Tuohy 针改良而来）有如下特征：
a. 针端斜面开口长度小于 2.7 mm；
b. 针端斜面角度为 12°～15°；
c. 针头斜面变平滑减少导管必须取出时卡住的风险。
尖锐的 14G 针用于破皮（18G Hustead 硬膜外针首次在 1964 年由 Monoject 制造出）。

17G Weiss 硬膜外针 1961 年。
Weiss 硬膜外针的主要特点是在针头接口处增加了金属"翅膀"的设计，不同于 Tuohy 的钝头。

18.5G Special Sprotte 硬膜外针 1987 年。
首次通过"笔尖式"硬膜外针置入 23G 硬膜外塑料导管。
由 Sprotte 改良的硬膜外针使得组织损伤最小化（非创伤硬膜外针）。

16G Crawford 硬膜外针。

图 19-1　不同硬膜外穿刺针的设计

5. Sprotte Spezial 穿刺针

硬膜外穿刺针最后一个重大的改良来自 Sprotte 医生，1979 年，他发明了一种笔尖式腰麻针，类似于 Hart 和 Whitacre 设计的笔尖式腰麻针，但针尖的几何形状有明显的不同。不同于 Whitacre 针的圆柱形针尖几何形状，Sprotte 使用橄榄形圆形针尖几何形状。Sprotte 认为这种修改将最大限度地减少组织损伤，因为他设计的针不会切割组织纤维。1987 年，Sprotte 开始在他设计的笔尖式腰麻针的基础上试验，使他的针更适合硬膜外麻醉。他在针尖内侧加了一个特殊的塑料楔子，将硬膜外导管导向外侧针孔。Sprotte 使用 18.5G 的笔尖式硬膜外针（图 19-1）置入 23G 硬膜外塑料导管，成功实施了连续硬膜外麻醉。

6. 其他的硬膜外穿刺针

后来一些学者在前人的基础上对硬膜外穿刺针进行了改进，比如：Wagner 硬膜外穿刺针（1957 年），Cheng 硬膜外穿刺针（1958 年），Crawley 硬膜外穿刺针（1968 年），Foldes 硬膜外穿刺针（1973 年），及 Bell 硬膜外穿刺针（1975 年）。这些穿刺针都是 Huber 针的改良体，最大的不同是钝尖的锐利程度。值得一提的是 Cheng 硬膜外穿刺针，因为它是第一根带有厘米标记以标识深度的硬膜外穿刺针[7]。遗憾的是，这些针受到各种社会因素的影响，在当时并未得到推广使用。Brace 穿刺针是 Crawford 针的改良体；Lutz 硬膜外针（1963 年）带有笔头设计，可用于单次硬膜外注射；Scott 穿刺针（1985 年）是一种带有螺口连接（Lure-lok）接口的 Tuohy 针；以及设计用于腰硬联合麻醉的 Eldor 针（1993 年），这些针的出现都是实践中不断改进而来的。目前国内外大多数使用一次性硬膜外穿刺包，里面配备的是经过改良的带有刻度的对患者创伤较小的一次性硬膜外穿刺针。

二、低阻力注射器的改进史

用于判断硬膜外隙的注射器已由传统的低阻力玻璃注射器演化为现在的塑料低阻力注射器。而 Episure Autodetect 注射器（图 19-2）是在塑料低阻力注射器的基础上进行改良的新型内置弹簧的注射器，由于注射器内部使用压缩弹簧对针栓保持了持续的压力，能够自动检测硬膜外穿刺过程中的阻力消失，当针进入硬膜外隙阻力消失时，柱塞会自动按下[9,10]，操作者的两只手都能作用在穿刺针上，更方便操作。有文献比较了使用 Episure Autodetect 注射器和标准玻璃注射器判断穿刺进入硬膜外隙的准确性，结果表明与标准玻璃注射器相比，Episure Autodetect 注射器似乎更具有优势。近年来台湾研究者研发的 EpiFaith® 低阻力注射器（图 19-3）类似于 Episure Autodetect 注射器，两种注射器均使用弹簧加载柱塞，但 EpiFaith® 能够为弹簧提供可变负载。此外，EpiFaith® 在 Tuohy 针尖位于棘间韧带之前弹簧加载柱塞不会完全释放。

三、测试阻力方法的改进史

硬膜外穿刺是一种盲探试操作，目前还没有很客观准确的标准来确定硬膜外隙，用于确定硬膜外隙常用的测试方法有阻力消失法、悬滴（负压）法等，穿刺是否成功与操作者的经验、感觉以及采用的测试判断方法有关。这里主要介绍一下悬滴（负压）法，阻力消失法及其他现代辅助设备。

1. 悬滴（负压）法

硬膜外隙是一个潜在的间隙，含有丰富的血管、脂肪、淋巴组织，并不是一个空腔。负压试验是用一带水柱的细玻璃管，接上穿刺针，穿过黄韧带进入硬膜外

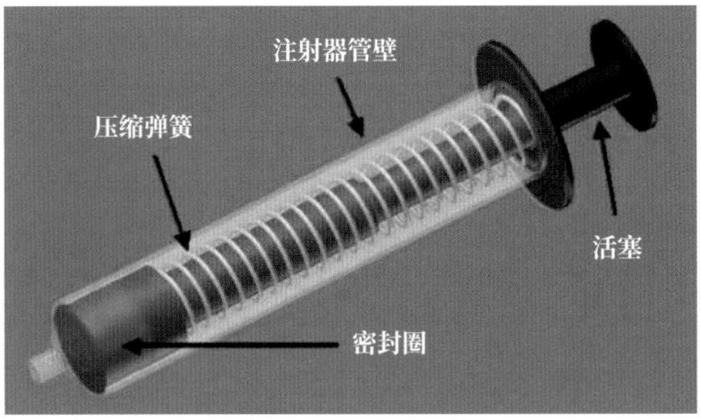

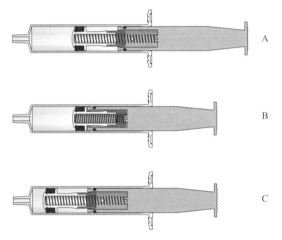

图 19-2 Episure™ 注射器

图 19-3 EpiFaith® 注射器示意图

隙，玻璃管内的液体被硬膜外隙负压吸入。悬滴法的缺陷在于并不是每一个患者的硬膜外都存在负压，尤其是腰部硬膜外隙。对于孕妇来说，由于腰段硬膜外静脉与椎管静脉丛直接相通而充盈，硬膜外隙静脉丛处于怒张状态，硬膜外腔容积相对减小，从而压力增大，导致足月产妇硬膜外压力高于非妊娠期妇女。早期的 Crawford 医生和 Weiss 医生都提倡悬滴法识别硬膜外隙，近年来该方法已逐渐被淘汰。

2. 阻力消失法（Loss of Resistance, LOR）

阻力消失法是当硬膜外穿刺针穿过黄韧带时阻力突然消失，回抽无脑脊液，属于盲探操作。1921年 和 1933 年，Pagés 和 Dogliotti 描述了此技术来识别硬膜外隙。阻力消失法作为经典的硬膜外穿刺时识别硬膜外隙的方法，至今仍普遍应用。传统以注射空气无阻力来确认，存在诸多不足，如：引起阻滞不全，空气栓塞，脊神经受压，甚至截瘫。而流体的阻力变化更快速，不足是容易和脑脊液混淆。所以在识别硬膜外隙的阻力消失法时使用空气还是生理盐水一直由麻醉科医师的个人经验决定，其有效性和安全性尚存在争议。Cochrane 系统评价研究了

大部分从产妇获得的研究发现，低质量证据表明，阻力消失法定位硬膜外隙时使用空气和盐水的有效性和减少相关并发症方面没有明显差异[12]。Segal 等[13]的回顾性研究也发现当麻醉科医师自行决定时，通过阻力消失法定位硬膜外隙时使用空气和盐水在阻滞成功率和相关并发症方面无显著差别。Carvalho[14] 的 meta 分析比较了不常用的现代方法（Epidrum 注射器，利多卡因，声学辅助设备）与常用的方法（空气、生理盐水或两者结合）在用于阻力消失法在识别硬膜外隙的效果，结果表明，与常用方法相比，现代方法用于阻力消失法识别硬膜外隙效果更好（中等质量的证据）。

3. 其他现代辅助设备

悬滴法和阻力消失法都是一种主观性判断，对于缺乏经验的麻醉科医师穿刺失败率高。目前已经提出了几种用于识别硬膜外隙的客观方法。如前面提到的 Episure Autodetect 注射器，有报道测试了 3 种具有不同常数和预负荷的注射器，认为弹簧加载的注射器在确定硬膜外隙时比用盐水填充注射器并不断试探注射器内压力的方法更敏感，并且 Episure Autodetect 注射器通过自动注射盐水使得识别硬膜外隙的方法更客观[15]。王晓晨等[16]的综述中提到一种集成了声音信号与视觉信号的压力监测方法，麻醉科医师双手控制硬膜外穿刺针，通过声音信号和压力的变化来确定是否到达硬膜外隙。此外，声学辅助硬膜外穿刺装置不仅能准确提示到达硬膜外隙，还可以更好地区分真实和假阳性的阻力消失。也有研究报道了通过压力波形联合回流液相这两个指征来指导监测硬膜外麻醉，方法即当硬膜外穿刺针三通与 intracranial pressure（ICP）传感器连接，之后继续穿刺，根据压力波形调整进针力度和速度。当压力波出现直线反折，证明针到达硬膜外隙。

四、总结

曾经被形容为不切实际而又复杂的硬膜外麻醉，现已成为麻醉实践的重要组成部分，特别是分娩镇痛，令广大产妇受益。其在临床成功应用的部分原因可归因于硬膜外穿刺套件和低阻力注射器的改良及试阻力方法的改进。通过优化硬膜外穿刺针针尖的几何形态学变化，最大程度降低了组织损伤，同时易于识别硬膜外隙，便于硬膜外导管置入；而低阻力注射器的不断改良有助于不同经验的操作者都能准确识别穿刺针是否进入硬膜外隙，判断方法更客观直接；测试阻力方法的改进也使硬膜外穿刺操作变得更加精准和可视化。

（倪秀，李江，孙静璐）

参考文献

［1］ Tuohy E B. Continuous spinal anesthesia: Its usefulness and technique involved[J]. Anesthesiology, 1944, 5: 142–148.

［2］ Martinez Curbelo M. Continuous peridural segmental anesthesia by means of a ureteral catheter[J]. Curr Res Anesth Analg, 1949, 28(1): 13–23.

［3］ Monoject［product data sheet］. St. Louis: Sherwood Medical, 1974; PD-222, 4.

［4］ Russell R. The need for epidural wings[J]. Anaesthesia, 2005, 60(10): 1048–1049.

［5］ Reynolds F. More on epidural wings[J]. Anaesthesia, 2006, 61(1): 74.

［6］ Patrick A, Miller C. More on epidural needle wings[J]. Anaesthesia, 2006, 61(4): 405–406.

［7］ BLUNT-TIP needle for epidural anesthesia[J]. Anesthesiology, 1958, 19(4): 556–559.

［8］ Frolich M A, Caton D. Pioneers in epidural needle design[J]. Anesth Analg, 2001, 93(1): 215–220.

［9］ Habib A S, George R B, Allen T K, et al. A pilot study to compare the Episure Autodetect syringe with the glass syringe for identification of the epidural space in parturients[J]. Anesth Analg, 2008, 106(2): 541–543.

［10］ Joseph E J, Pachaimuthu E, Arokyamuthu V, et al. Comparative study of Episure AutoDetect syringe versus glass syringe for identification of epidural space in lower thoracic epidural[J]. Indian J Anaesth, 2015, 59(7): 406–410.

［11］ Athar M W, Guo N, Ortner C, et al. An observational pilot study of a novel loss of resistance syringe for locating the epidural space[J]. Int J Obstet Anesth, 2021, 47: 102984.

［12］ Antibas P L, do Nascimento Junior P, Braz L G, et al. Air versus saline in the loss of resistance technique for identification of the epidural space[J]. Cochrane Database Syst Rev, 2014, 10.1002/14651858.CD008938.pub2(7): CD008938.

［13］ Segal S, Arendt K W. A retrospective effectiveness study of loss of resistance to air or saline for identification of the epidural space[J]. Anesth Analg, 2010, 110(2): 558–563.

［14］ Carvalho L P, Agarwal A, Kashiwagi F T, et al. Commonly-used versus less commonly-used methods in the loss of resistance technique for identification of the epidural space: A systematic review and meta-analysis of randomized controlled trials[J]. J Clin Anesth, 2017, 38: 41–51.

［15］ Carabuena J M, Mitani A M, Liu X, et al. The learning curve associated with the epidural technique using the Episure AutoDetect versus conventional glass syringe: an open-label, randomized, controlled, crossover trial of experienced anesthesiologists in obstetric patients[J]. Anesth Analg, 2013, 116(1): 145–154.

［16］ 王晓晨，冯泽国，杜春彦. 硬膜外麻醉穿刺技术进展［J］. 麻醉安全与质控,2017,1（3）: 152–156.

第二十章
硬膜外导管的改进

硬膜外导管的临床应用已有几十年的历史,从最早的硬膜外隙单次给药技术发展到现代化的连续输注技术,随着导管设计和材质的不断改良,在改善镇痛和麻醉质量的同时也大大降低了导管相关不良反应的发生率。导管的不同特征,包括材质、末端设计、开孔的数量和位置都会影响临床应用效果。本章将从硬膜外阻滞技术的发展史展开,通过近年来的临床研究结果阐明硬膜外导管不同设计对镇痛、麻醉效果及不良反应的影响,最后将分析导管不同特性和输注泵报警压力之间的关系。

一、硬膜外阻滞技术的发展史

硬膜外阻滞技术的历史要追溯到20世纪初[1],法国病理科医师Sicard和外科医师Cathelin通过单次骶管内注射实现了最早的硬膜外阻滞技术(表20-

1)。自此,骶管阻滞技术被陆续应用于各类检查和外科操作中,包括一些神经科检查、泌尿生殖系统、产科和腹腔手术。1921年,德国医师Fidel发明了腰段硬膜外阻滞技术,在L2～L3间隙快速推注375 mg奴佛卡因(Novocaine)后成功为患者实施了腹股沟疝修补术。但由于各种原因,该技术并未得到广泛传播。直至1931年,意大利外科医师Dogliotti再次进行了报道并提出了"阻力消失法"确定硬膜外隙位置后,才使该技术风靡欧洲。与此同时,人们也在不断尝试各种方法来延长单次阻滞的作用时间。同年,罗马尼亚的妇产科医师Aburel用一根丝质的输尿管导管实施了连续腰椎神经阻滞,来减轻第一产程产痛。但由于效果不确切以及后续导管技术的不断改良,这种丝质导管很快就被禁止使用了。1942年,美国麻醉科医师Hingson和产科医师Edwards将4英寸(约10 cm)的橡皮管通

表20-1　硬膜外阻滞技术发展的重要事件

时间	先驱人物	历史事件
1901	Jean Sicard; Fernand Cathelin	发明单次骶管注射用于神经科检查、泌尿生殖系统手术
1910	Arthur Läwen; Walter Stoeckel	将单次骶管注射用于剖宫产、外科腹腔手术
1921	Fidel Pagés Miravé	单次胸腰段硬膜外隙注射用于硬膜外麻醉
1930	Alberto Gutiérrez	"悬滴法"确定硬膜外隙位置
1931	Achille Dogliotti	"阻力消失法"确定硬膜外隙位置
1931	Eugene Aburel	发明了经导管连续硬膜外阻滞技术用于产程早期镇痛
1938	Peter Graffagnino; Louis Seyler	将单次硬膜外麻醉用于产科手术
1940	William Lemmon	发明了连续蛛网膜下腔阻滞技术
1941	Samuel Manalan	将连续导管阻滞技术用于分娩镇痛
1942	Robert Hingson; Waldo Edwards	改良了Lemmon穿刺针,将连续骶管阻滞技术用于产科镇痛
1944	Edward Tuohy	将输尿管导管用于连续蛛网膜下腔阻滞麻醉,改良Huber穿刺针用于硬膜外隙穿刺
1947	Manuel Martinez Curbelo	将输尿管导管用于连续硬膜外阻滞麻醉

过19G的腰麻针置入蛛网膜下腔实现了有效、安全的连续性蛛网膜下腔阻滞(连续腰麻)。1944年,美国麻醉科医师Tuohy首次将经螺旋后的圆形末端、尼龙材质的输尿管导管用于连续腰麻。1947年,古巴的麻醉科医师Curbelo效仿了Tuohy设计,将输尿管导管用于连续硬膜外阻滞麻醉。自此,得益于硬膜外导管的不断改良,连续硬膜外阻滞技术被广泛地应用于各类手术和镇痛中。

二、导管材质对临床效果的影响

不同的材质会直接影响导管弯曲刚度、抗拉强度以及置管的顺应性(是否会盘曲、变形)。最早出现的丝制输尿管导管随着塑料工业的崛起逐渐消失,取而代之的是聚乙烯(Polyethylene, PE)导管,其优点是在高温灭菌甚至是在人体体温下就可塑形。聚氯乙烯,由于其不易脱出,置管较PE更顺畅,在1960年代非常受欢迎,然而其硬度非常高,导致组织挫伤、血管内置管和硬脊膜穿破的发生率增高,继而被尼龙(Nylon)所替代。尼龙,一种聚酰胺,在弯曲刚度、抗拉强度和透明度方面都有一定程度改良:它熔点很高,可以抵抗高温消毒;抗拉强度大,不易变形和断裂;又有良好的顺应性,置管流畅。目前,很多市制的导管都是混合了尼龙。螺旋加强型导管是导管发展史上的一大技术进步。内层的螺旋钢丝加强了导管的韧性,从而降低了导管脱出、打折的风险[2,3]。此外,内层螺旋钢丝在导管末端较为稀疏,增加了导管在硬膜外隙的延展性和顺应性,同时降低了导管误入蛛网膜下腔和血管的风险。相比非加强型导管,留置螺旋加强型导管的阻力明显减小,置管时间明显缩短,也降低了导管移位的风险[3]。在导管的近段和远端均有半透明窗可以观察脑脊液或血液回流情况(图20-1)。

材质不同还会间接影响临床应用效果。在置管方面,材质柔软的导管在硬膜外隙遇到神经根或阻力时会卷曲或避开,从而降低感觉异常的发生率。然而,其穿刺成功后置管不畅的发生率较高[4],而手法调节,如施压置管、旋转穿刺针等会增加硬脊膜穿破的风险,也

增加了穿刺时间,给患者带来不适[5]。尼龙材质由于其弯曲刚度是PE的两倍,材质的差异显著增加了该导管置管的一次成功率(99.2% vs. 85%,$P < 0.000\ 1$)[4]。然而,对于在人体温度下可变软的材质,如聚氨酯,在置管时由于温度尚未传导均匀此优势并不明显。导管分裂、断裂往往与导管的抗拉强度有关,虽然普遍观点认为导管残留在体内不会造成不良结局,但仍有导管残留导致感染、蛛网膜下腔狭窄等并发症的风险。在遇到拔管困难时推荐的处理方法有:改变患者体位,改为侧卧胸膝位下拔管;等待30 ~ 60 min后尝试拔管;通过导管推注生理盐水,同时缓慢拔管[6,7]。通过了解不同导管材质在体内的特性将有助于我们完整、安全地拔管。聚酰胺相比其他导管材质具有较高的抗拉强度。对于加强型导管,内层钢丝并不能提高其抗拉强度[8],拔管困难时拔出导管内层钢丝反而会破坏导管的完整性。此外,导管末端3 ~ 5 cm部分通常会留置在硬膜外隙,接近人体的核心温度(37℃)。研究发现,聚酰胺尼龙混合材质的导管在(37±1)℃下抗拉强度下降,而Pebax(聚酰胺和聚醚嵌段共聚物)和聚酰胺材质导管不受影响[8]。对于这类材质的导管,推注室温的生理盐水可能有助于降低导管温度从而加强其抗拉强度。

三、末端设计对临床效果的影响

导管末端开孔的设计,以及侧孔的数量和位置一定程度上都会影响临床效果,包括药物在硬膜外隙的扩散,感觉异常和血管内置管的发生率。末端柔软、易弯曲的无损伤导管可以缓解导管因接触血管或神经根所引起的不良反应(图20-2)。单孔和多孔的导管设计也各有利弊(图20-3)。末端开孔的单孔设计由于限制了药液扩散的方向,可能更有助于及时发现血管内、蛛网膜下腔置管,但缺点是导管容易置入一侧导致药物无法两侧均匀分布,从而增加了阻滞不全的发生率。阻滞节段缺失在单孔导管中也经常出现,也是由于导管末端开口在硬膜外隙的位置不良导致。由于末端单向出液一定程度上限制了药物的侧方扩散,加

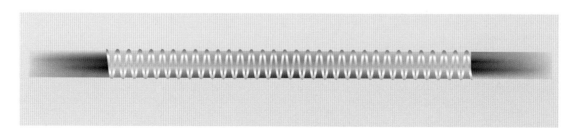

图20-1　聚氯乙烯螺旋加强硬膜外导管

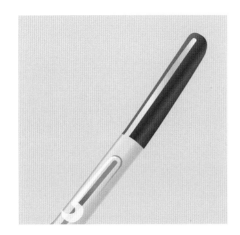

图20-2　无损伤导管

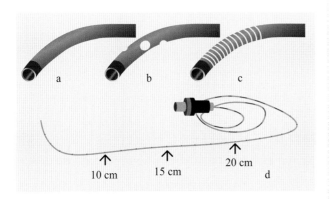

图20-3　各种导管的末端示意图

a：单孔导管；b：多孔导管；c：螺旋钢丝加强型导管；d：带有厘米刻度的硬膜外导管。

上在妊娠晚期硬膜外血管丛增生进一步阻碍了药物扩散，镇痛不全的发生率往往更高。而末端封闭的多孔导管可能更有益于药物在硬膜外隙的扩散，也降低了侧孔被血块或周围组织堵塞的发生率。但多孔的设计会增加药液进入其他腔隙的风险，如蛛网膜下腔、硬膜下隙、血管。此外，多孔导管的优势似乎仅限于非加强型导管，最近一项研究比较了加强型单孔和多孔导管应用于分娩镇痛的效果[9]，结果发现在镇痛起效和维持阶段多孔导管并无优势，研究使用的是传统背景输注联合患者自控的给药模式，较低的输注压力是否会影响多孔导管发挥作用仍待进一步研究加以证实。此外，多孔导管侧孔的出液情况往往受输注/推注速度的影响，研究发现在低速输注模式下，药液只能从近侧孔隙流出，此时多孔导管的作用等同于单孔导管[10]。但随着输注速率的增加，远端孔隙逐渐出液，在手动推注达到最高流速时，所有的侧孔全部发挥作用，提示多孔导管只有在联合较高的输注速率时才能发挥最佳的效果。

四、导管设计与压力报警

近年来，随着输注泵技术的进步，高速泵越来越受到人们的青睐。研究发现，与传统低速背景输注相比，间歇性脉冲给药模式由于其单次脉冲压力高，容量大，可以使局部麻醉药在硬膜外隙的扩散更广泛[11, 12]。理论上高速率的脉冲泵能达到较高的脉冲压力，但同时也会增加触发阻塞报警的风险[13]。因此，高速泵还应适配高流量硬膜外导管以达到最佳的镇痛效果[14]。不同硬膜外导管设计会影响脉冲压力，根据Hagen-Poiseuille管腔压力公式，管腔压力和导管长度、管径、注射压力和溶液黏度相关，导管长度越长、管径越细产生的压力越大。体外测压结果证实：细管径、长度增加、内层螺旋加强会增加输注压力和压力报警的风险[12, 15]。如何选用各种硬膜外导管以达到较高的脉冲压力，同时又不触发阻塞报警的相关研究匮乏。明确不同导管设计在各个输注流速下的压力将有助于各个机构根据现有的输注泵速率选择较为适合的硬膜外导管，从而达到理想的镇痛效果，同时又不触发报警。

五、小结

综上所述，导管不同的材质和末端设计都会影响临床效果和不良反应的发生。目前的临床研究结果支持：材质柔软的导管可以降低感觉异常的发生率，但是可能会增加置管的难度。聚酰胺相比其他导管材质具有较高的抗拉强度，可减少导管断裂的风险。无损伤导管末端设计可以缓解导管因接触血管或神经根所引起的不良反应。多孔导管相比单孔导管有助于药物在硬膜外隙的扩散，但必须在较高的输注速率下才能发挥其优势。细管径、内层螺旋加强、较长的导管会增加输注压力和压力报警的风险。然而，现有的临床证据来自有限的临床研究且存在诸多不足之处：大多数研究都是非随机研究、未披露利益冲突可能会导致对结果的解读造成偏倚。其次，一些研究的样本量太小，会导致检验效能不足。研究方法也有一定的缺陷，并未指出具体硬膜外穿刺的路径（正中法或旁正中法）、确定硬膜外隙的方法（阻力消失法、悬滴法等等）、操作者的手法是否标准，以上这些因素都会对结果造成影响。未来需开展结合多因素分析的高质量临床研究，深入探究导管设计对临床效果和不良反应的影响，其结果将有助于硬膜外导管的技术改良，指导我们更有效、更安全地实施硬膜外阻滞技术。

（杜唯佳，陈薇）

参考文献

［1］ Toledano R D, Tsen L C. Epidural catheter design: history, innovations, and clinical implications[J]. Anesthesiology, 2014, 121(1): 9−17.

［2］ 张青林, 徐铭军. 国产钢丝加强型硬膜外导管对分娩镇痛时麻醉并发症的影响［J］. 中华麻醉学杂志, 2017, 37(4): 408−410.

［3］ Uchino T, Miura M, Oyama Y, et al. Lateral deviation of four types of epidural catheters from the lumbar epidural space into the intervertebral foramen[J]. J Anesth, 2016, 30(4): 583−590.

［4］ Pancaro C, Purtell J, LaBuda D, et al. Difficulty in Advancing Flexible Epidural Catheters When Establishing Labor Analgesia: An Observational Open-Label Randomized Trial[J]. Anesth Analg, 2021, 133(1): 151−159.

［5］ Sviggum H P, Farber M K. The incidence and management of inability to advance Arrow FlexTip Plus epidural catheters in obstetric patients[J]. Int J Obstet Anesth, 2014, 23(2): 113−117.

［6］ Mitra R, Fleischmann K. Management of the sheared epidural catheter: is surgical extraction really necessary?[J]. J Clin Anesth, 2007, 19(4): 310−314.

［7］ Asai T, Yamamoto K, Hirose T, et al. Breakage of epidural catheters: a comparison of an arrow reinforced catheter and other nonreinforced catheters[J]. Anesth Analg, 2001, 92(1): 246−248.

［8］ Gonzalez Fiol A, Horvath R, Schoenberg C, et al. Comparison of Changes in Tensile Strength in Three Different Flexible Epidural Catheters Under Various Conditions[J]. Anesth Analg, 2016, 123(1): 233−237.

［9］ Philip J, Sharma S K, Sparks T J, et al. Randomized Controlled Trial of the Clinical Efficacy of Multiport Versus Uniport Wire-Reinforced Flexible Catheters for Labor Epidural Analgesia[J]. Anesth Analg, 2018, 126(2): 537−544.

［10］ Fegley A J, Lerman J, Wissler R. Epidural multiorifice catheters function as single-orifice catheters: an in vitro study[J]. Anesth Analg, 2008, 107(3): 1079−1081.

［11］ Klumpner T T, Lange E M, Ahmed H S, et al. An in vitro evaluation of the pressure generated during programmed intermittent epidural bolus injection at varying infusion delivery speeds[J]. J Clin Anesth, 2016, 34: 632−637.

［12］ Cole J, Hughey S. Bolus epidural infusion improves spread compared with continuous infusion in a cadaveric porcine spine model[J]. Reg Anesth Pain Med, 2019, 10.1136/rapm-2019−100818.

［13］ Krawczyk P, Piwowar P, Salapa K, et al. Do Epidural Catheter Size and Flow Rate Affect Bolus Injection Pressure in Different Programmed Intermittent Epidural Bolus Regimens? An In Vitro Study[J]. Anesth Analg, 2019, 129(6): 1587−1594.

［14］ Tien M, Allen T K, Mauritz A, et al. A retrospective comparison of programmed intermittent epidural bolus with continuous epidural infusion for maintenance of labor analgesia[J]. Curr Med Res Opin, 2016, 32(8): 1435−1440.

［15］ Yokoyama M, Hanazaki M, Fujii H, et al. Correlation between the distribution of contrast medium and the extent of blockade during epidural anesthesia[J]. Anesthesiology, 2004, 100(6): 1504−1510.

第二十一章

瑞芬太尼静脉分娩镇痛

随着国家大力促进自然分娩,积极推广分娩镇痛成为国家卫健委的重要工作,并于2018年正式发布《关于开展分娩镇痛试点工作的通知》(国卫办医函〔2018〕1009号),旨在"提升分娩镇痛的覆盖范围,普及镇痛条件下的自然分娩,降低剖宫产率,增强医疗服务舒适化程度,提高孕产妇就医满意度"。硬膜外镇痛是目前分娩镇痛的金标准,但部分产妇存在椎管内麻醉的禁忌证,如凝血功能障碍、脊柱脊髓疾患、穿刺部位局部感染、体位摆放困难以及不愿接受硬膜外穿刺操作等,这类产妇同样拥有接受分娩镇痛的权利。因此,阿片类药物经静脉或肌内注射成为替代方案,如哌替啶、吗啡、舒芬太尼、瑞芬太尼等。在过去的20年里,瑞芬太尼用于静脉分娩镇痛逐渐成为椎管内分娩镇痛的首选替代方案,其安全性和有效性也得到更深刻的认识。

一、瑞芬太尼的药理特点

理想的分娩镇痛药物应具备以下特点:① 起效快,在单个宫缩时镇痛;② 消除快,在宫缩间歇时消失;③ 不影响宫缩,无母婴副作用。作为超短效的μ受体激动剂,瑞芬太尼的消除时间极短,且不依赖脏器代谢,经静脉给药后30 ~ 60 s即可起效,其作用仅维持5 ~ 10 min。瑞芬太尼的代谢主要依赖血浆和组织中的非特异性酯酶水解,不受年龄、体重以及肝、肾功能的影响,无体内蓄积[1-4]。尽管瑞芬太尼可通过胎盘屏障,但其在胎儿体内代谢迅速,对胎儿及新生儿的影响未见报道。因此,瑞芬太尼理论上可成为理想的分娩镇痛药物。

二、与其他阿片类药物用于分娩镇痛的比较

对于无法接受椎管内分娩镇痛的产妇,阿片类药物经静脉或肌内注射是主要的替代方案,哌替啶(杜冷丁)、布托啡诺、纳布啡、曲马多、吗啡、芬太尼以及瑞芬太尼等都曾应用于分娩镇痛,瑞芬太尼静脉分娩镇

痛已成为目前的首选替代方案,可获得更高的产妇满意度[5]。

哌替啶是第一个用于分娩镇痛的阿片类药物,给药方式为肌内注射,其副作用明显,如恶心、过度镇静、新生儿呼吸抑制等等。2011年的一项荟萃分析结果[6]显示,分娩过程中哌替啶的镇痛效果明显弱于瑞芬太尼,但缺少不良反应相关的结论。2018年发表在Lancet的一项高质量RCT[7]证实,瑞芬太尼组产妇转硬膜外镇痛的比例(19%)显著低于哌替啶组(41%);不良反应方面,瑞芬太尼组的器械助产率更低,但需要吸氧的比例更高,不过这一不良反应是一过性的,且易识别、易管理,研究中未发现瑞芬太尼对新生儿的不良反应。因此,哌替啶目前基本已经不用于分娩镇痛。

芬太尼是经典的短效阿片类药物,起效迅速,但存在累积效应,可透过胎盘屏障,其在新生儿体内的清除半衰期约为75 ~ 440 min。两项研究[8,9]证实,瑞芬太尼和芬太尼的镇痛效果类似;不良反应方面,两种药物均可引起产妇一过性低氧,瑞芬太尼更明显,而芬太尼可引起新生儿复苏(包括正压通气、气管插管)的比例更高。

三、与硬膜外镇痛的比较

硬膜外镇痛在临床上广泛应用,目前是分娩镇痛的金标准。因此,瑞芬太尼用于静脉分娩镇痛的研究中,绝大部分都与硬膜外镇痛进行对比。2017年发表的一项荟萃分析[5]纳入10项研究(共计2 983例产妇),其结果显示:与硬膜外镇痛比较,瑞芬太尼组产妇满意度相对更低,疼痛强度更高,改变镇痛方式的需求更高;不良反应方面,没有充分证据表明瑞芬太尼抑制产妇的呼吸,未发现对新生儿的不良影响,在转剖宫产率方面也没有明显差异。同年发表的另一项荟萃分析[10]得出的结果略有差异,该项目纳入的8项研究(共计2 351例产妇)均为随机研究,结果显示两种分娩镇痛方式在产妇满意度以及大部分临床观察指标(包

括恶心、呕吐、中转剖宫产率、呼吸抑制和新生儿预后等）方面都没有明显差异；接受瑞芬太尼静脉镇痛的产妇，其1小时的VAS评分略高于接受硬膜外镇痛的产妇，但瘙痒的发生率更低。接受瑞芬太尼静脉镇痛的产妇，其低氧血症的发生率显著升高，需接受更严密的监护，但未见严重不良事件的报道。

北爱尔兰的一项研究[11]回顾了10年内接受分娩镇痛的产妇，结果发现选择瑞芬太尼静脉镇痛的比例最高，达到31.9%（8 170/25 617），且在器械助产和转剖宫产率方面与椎管内镇痛没有差异，新生儿Apgar评分和预后方面同样没有差异。Lu等的荟萃分析[12]结果显示，在产时发热的发生率方面，瑞芬太尼组与硬膜外组无明显差异。

四、瑞芬太尼不同给药模式的比较

目前，瑞芬太尼用于静脉分娩镇痛尚无固定的给药模式，单纯PCA、背景剂量持续输注结合PCA、阶梯式递增结合持续输注或PCA均有报道。

Shen等的研究[13]对阶梯式递增模式下的单纯PCA和持续输注两种给药方式进行比较，结果显示PCA组在疼痛评分和疼痛缓解程度方面显著优于持续输注组，且PCA组血氧饱和度更高，两组在不良反应方面没有差异。Jost等的研究[14]对背景剂量持续输注模式下的两种不同PCA给药方式进行比较（方式一：PCA设置为初始剂量20 μg，按时间阶梯式增加给药剂量；方式二：PCA设置为产妇自主按下bolus键开始给药，直至松开按键时停止给药，剂量每6 s递减，最大单次bolus剂量为60 μg），结果显示两组产妇在疼痛评分方面没有差异，而方式二的不良反应更少。Balki等的研究[15]对两种不同的背景剂量持续输注结合PCA模式进行比较（模式一：背景剂量阶梯式增加，PCA剂量不变；模式二：背景剂量不变，PCA剂量阶梯式增加），结果显示两组产妇在疼痛评分和满意度方面没有差异，而模式一的不良反应更少。

关于瑞芬太尼用于静脉分娩镇痛的给药模式，目前尚无定论。更安全、更合理的给药模式仍有待进一步的研究。

五、可能存在的风险及防范措施

瑞芬太尼用于静脉分娩镇痛的主要不良反应是产妇过度镇静和呼吸抑制，其中以呼吸抑制可能造成的不良后果最为严重。多项研究[16-18]发现，30%～50%的产妇在瑞芬太尼使用过程中出现不同程度的呼吸抑制。因此，当产妇接受瑞芬太尼分娩镇痛时，必须对产妇进行呼吸和心电监护，并配置麻醉科医师或助产士的一对一严密监护，以确保产妇的安全。其他副作用如恶心、呕吐、循环抑制等同样需要关注。

六、总结

瑞芬太尼静脉分娩镇痛因其给药简便、起效迅速、代谢快、不影响新生儿预后等优点，当产妇存在硬膜外镇痛禁忌证时，可以作为有效的替代方案。必须由经验丰富的麻醉科医师在严密监护下实施，以确保产妇安全。

（沈富毅，王燕莉）

参考文献

[1] Dershwitz M, Hoke J F, Rosow C E, et al. Pharmacokinetics and pharmacodynamics of remifentanil in volunteer subjects with severe liver disease[J]. Anesthesiology, 1996, 84(4): 812–820.

[2] Egan T D. Remifentanil pharmacokinetics and pharmacodynamics. A preliminary appraisal[J]. Clin Pharmacokinet, 1995, 29(2): 80–94.

[3] Hoke J F, Shlugman D, Dershwitz M, et al. Pharmacokinetics and pharmacodynamics of remifentanil in persons with renal failure compared with healthy volunteers[J]. Anesthesiology, 1997, 87(3): 533–541.

[4] Westmoreland C L, Hoke J F, Sebel P S, et al. Pharmacokinetics of remifentanil (GI87084B) and its major metabolite (GI90291) in patients undergoing elective inpatient surgery[J]. Anesthesiology, 1993, 79(5): 893–903.

[5] Weibel S, Jelting Y, Afshari A, et al. Patient-controlled analgesia with remifentanil versus alternative parenteral methods for pain management in labour[J]. Cochrane Database Syst Rev, 2017, 4: CD011989.

[6] Leong W L, Sng B L, Sia A T. A comparison between remifentanil and meperidine for labor analgesia: a systematic review[J]. Anesth Analg, 2011, 113(4): 818–825.

[7] Wilson M J A, MacArthur C, Hewitt C A, et al. Intravenous remifentanil patient-controlled analgesia versus intramuscular pethidine for pain relief in labour (RESPITE): an open-label, multicentre, randomised controlled trial[J]. Lancet, 2018, 392(10148): 662–672.

[8] Douma M R, Verwey R A, Kam-Endtz C E, et al. Obstetric analgesia: a comparison of patient-controlled meperidine, remifentanil, and fentanyl in labour[J]. Br J Anaesth, 2010, 104(2): 209–215.

[9] Marwah R, Hassan S, Carvalho J C, et al. Remifentanil versus fentanyl for intravenous patient-controlled labour analgesia: an observational study[J]. Can J Anaesth, 2012, 59(3): 246–254.

[10] Lee M, Zhu F, Moodie J, et al. Remifentanil as an alternative to epidural analgesia for vaginal delivery: a meta-analysis of

randomized trials[J]. J Clin Anesth, 2017, 39: 57−63.

[11] Murray H, Hodgkinson P, Hughes D. Remifentanil patient-controlled intravenous analgesia during labour: a retrospective observational study of 10years' experience[J]. Int J Obstet Anesth, 2019, 39: 29−34.

[12] Lu G, Yao W, Chen X, et al. Remifentanil patient-controlled versus epidural analgesia on intrapartum maternal fever: a systematic review and meta-analysis[J]. BMC Pregnancy Childbirth, 2020, 20(1): 151.

[13] Shen M K, Wu Z F, Zhu A B, et al. Remifentanil for labour analgesia: a double-blinded, randomised controlled trial of maternal and neonatal effects of patient-controlled analgesia versus continuous infusion[J]. Anaesthesia, 2013, 68(3): 236−244.

[14] Jost A, Ban B, Kamenik M. Modified patient-controlled remifentanil bolus delivery regimen for labour pain[J]. Anaesthesia, 2013, 68(3): 245−252.

[15] Balki M, Kasodekar S, Dhumne S, et al. Remifentanil patient-controlled analgesia for labour: optimizing drug delivery regimens[J]. Can J Anaesth, 2007, 54(8): 626−633.

[16] Logtenberg S, Oude Rengerink K, Verhoeven C J, et al. Labour pain with remifentanil patient-controlled analgesia versus epidural analgesia: a randomised equivalence trial[J]. BJOG, 2017, 124(4): 652−660.

[17] Freeman L M, Bloemenkamp K W, Franssen M T, et al. Patient controlled analgesia with remifentanil versus epidural analgesia in labour: randomised multicentre equivalence trial[J]. BMJ, 2015, 350: h846.

[18] Hill D. Remifentanil patient-controlled analgesia should be routinely available for use in labour[J]. Int J Obstet Anesth, 2008, 17(4): 336−339.

第二十二章

经皮神经电刺激用于分娩镇痛

分娩过程中的疼痛是一种生理上的反应,呈复杂、主观和多维的特点,主要是由子宫收缩产生的感觉刺激[1],合理控制分娩期疼痛有助于母亲和胎儿的身心健康。目前,分娩镇痛方法包括药物性镇痛和非药物性镇痛,药物性镇痛效果更可靠,但是需要专业人员提供。产妇及其家属往往担心药物对母胎的不良影响。在国内椎管内分娩镇痛开展比例较低的情况下,非药物性镇痛在临床上仍广泛使用,应重视非药物镇痛技术的合理应用。经皮神经电刺激(transcutaneous electrical nerve stimulation, TENS)是非药物性镇痛中的重要方法之一[2,3],于20世纪70年代开始用于缓解分娩期间的疼痛,并逐渐受到重视,但仍存在不少争议[4]。本章就TENS在分娩疼痛治疗中的应用进展进行介绍。

一、TENS的分类与镇痛机制

TENS是一种通过电流脉冲来激活外周神经的非创伤性镇痛疗法。按刺激类型可将TENS装置分为3类,常规TENS、针刺样TENS和强刺激TENS[5]。常规TENS的刺激形式为高频低强度电刺激,其选择性激活非伤害

性传入神经(Aβ纤维);针刺样TENS为低频高强度电刺激,激活小直径的伤害性纤维(Aδ和C纤维);强刺激TENS为高频高强度的电刺激,选择性激活小直径的Aδ纤维,因其电流大,肌肉易疲劳,不可长时间使用。

TENS的镇痛机制主要是基于疼痛闸门控制理论,存在于脊髓后角的胶质(substantia gelatinosa, SG)细胞有一种类似闸门的神经机制,能减弱或增强来自外周上传到中枢的神经冲动。常规TENS可引起Aβ粗纤维的兴奋,激活SG细胞,从而抑制不同节段细纤维传入的伤害性感受信号对脊髓后角投射神经元(T细胞)的兴奋作用。而针刺样TENS激活传递伤害性刺激的Aδ和C纤维,其镇痛机制基于"以痛镇痛"理论,即激活细的伤害性纤维去抑制另一类伤害性刺激诱发的疼痛感知[6]。研究[5]结果证实,高频或低频的TENS还可以促进中枢神经系统释放内源性阿片肽物质,且不同频率对δ受体或μ受体有不同的选择性。电刺激还提高了机体的痛阈,并通过激活导水管周围灰质—延髓头端腹内侧核—脊髓的疼痛下行抑制通路,引起广泛性镇痛和其他生理效应[7](图22-1)。

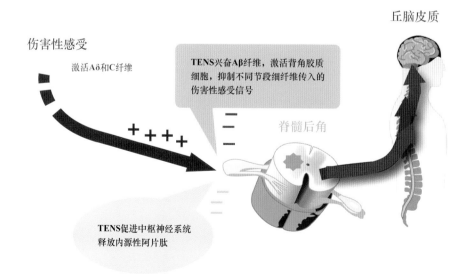

丘脑皮质

伤害性感受

激活Aδ和C纤维

TENS兴奋Aβ纤维,激活背角胶质细胞,抑制不同节段细纤维传入的伤害性感受信号

++++

脊髓后角

TENS促进中枢神经系统
释放内源性阿片肽

图22-1 TENS的可能镇痛机制

二、TENS在分娩镇痛中的应用

TENS在部分慢性疼痛（如慢性腰背痛、神经病理性疼痛等）的治疗中有较为确切的效果，因其具有无创、使用方便、价格低廉和非药物性的特点，逐渐应用于分娩镇痛[3]。近年来，TENS常用于缓解分娩初期的疼痛，可推迟对硬膜外镇痛或药物镇痛需求的时间点。其可能的益处在于减少母胎的药物暴露和药物引起的不良反应，如产程阻滞、胎儿窘迫等[8,9]。

1. TENS的电极位置

TENS的电极位置对镇痛效果有重要影响。国外的分娩镇痛研究[10,11]将电极放置于T10～S2水平的脊柱两侧，该位置对应的脊髓节段感受子宫收缩和子宫颈扩张传入的疼痛刺激（图22-2）。而国内的研究[12]结合中医理论，将电极放置于相关穴位，也称为经皮穴位电刺激（transcutaneous electrical acupoint stimulation, TEAS），其为融合了我国传统针灸治疗和TENS技术的一种医疗技术，同样抑制外周疼痛刺激信号上传，又促进内源性阿片肽释放而发挥镇痛作用。分娩镇痛的穴位选择以合谷与三阴交最多。中医理论认为，合谷穴是手阳明大肠原穴，阳明为多气多血之经，能行气活血，振奋周身之阳气；而三阴交穴为足太阴脾经、足少阴肾经和足厥阴肝经的三经交汇处，为远端取穴，针刺三阴交穴可以同时激发肝、脾、肾等多条经脉的经气，通过"气至病所"，达到缓解分娩疼痛的作用[13,14]。

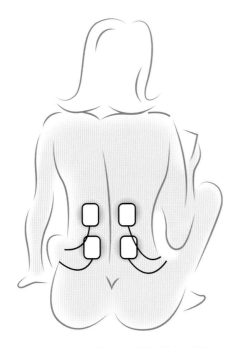

图22-2　电极位置贴敷于脊柱两侧

2. TENS的镇痛效果

TENS用于分娩镇痛的临床效果仍存争议。1997年的系统回顾性研究[15]纳入了8项研究，共712例产妇，其中352例采用TENS镇痛，360例接受硬膜外镇痛作为对照。结果显示，TENS的镇痛效果并不突出，但其在镇痛药节约效应和产妇之后使用TENS的意愿方面有一定的阳性结果。2009年的系统回顾性研究[7]纳入14项研究，其中11项研究将TENS的电极部位放置在腰背部，2项研究采用穴位刺激，另1项使用经颅刺激。结果发现，TENS对分娩疼痛的镇痛效果有限，但接受TENS治疗的产妇大多数（约占2/3）愿意在以后的分娩中再次使用TENS，且TENS对于产妇和新生儿均无副作用。同一研究团队在2011年扩大研究数量再次进行分析，仍得出相似的结论，并且认为对于已经接受硬膜外镇痛的产妇，TENS不会提供额外的镇痛效应[16]。2014年的分娩镇痛研究[17]将产妇分为3组，接受刺激的2组分别在合谷穴（LI 4）和三阴交穴（SP 6）行TENS，对照组无处理。比较3组产妇宫缩时与宫缩间歇期的疼痛后发现无统计学差异，而接受刺激的2组疼痛评分有降低的趋势，分娩时间有缩短的趋势。

近年来，不少研究还是认为TENS在分娩镇痛中有较好的镇痛效应。2016年的一项随机对照研究[18]纳入了46例宫口已开至4 cm的初产妇，实验组在活跃期开始时使用TENS治疗30 min，电极片分别置于T10～L1和S2～S4水平脊柱两侧，刺激参数设置为波宽100 μs，频率100 Hz，强度由产妇根据个人耐受情况自主调节。而对照组未接受TENS治疗。记录干预结束时两组产妇的疼痛VAS评分、疼痛的部位、活跃期持续时间、需要药物镇痛的时间等。结果发现，实验组疼痛VAS评分较对照组低15 mm，且药物镇痛需求的时间点推迟，但TENS的应用没有改变疼痛的部位、分布，以及活跃期疼痛持续时间。Chao等[19]在产妇的LI 4和SP 6两处穴位同时行TENS，同对照组（仅贴敷电极片，无电刺激）相比，TENS组的产妇在第一产程的疼痛显著缓解。而2014年的另一项研究[20]比较了单穴刺激对分娩疼痛的影响，一组刺激腰夹脊穴（EX-B 2），一组刺激SP 6，刺激为疏密波形式（100 Hz/2 Hz），波宽500 μs，与对照组相比，刺激组的疼痛VAS评分均显著降低，第一产程的活跃期缩短，且以EX-B 2组更为显著。

国内采用TENS行分娩镇痛的研究也较多。吕宁等[21]比较了全产程硬膜外镇痛与TENS联合硬膜外阻滞全产程分娩镇痛的有效性。研究纳入的200例产妇随机分为2组,一组产妇自潜伏期(规律宫缩)即实施硬膜外镇痛,另一组产妇自潜伏期行TENS,在宫口开3 cm时行硬膜外阻滞镇痛,TENS主穴选择LI 4、SP 6,配穴选择足三里穴(ST 36),结果发现TENS联合硬膜外阻滞组在第一产程后期(宫口开至8 cm和10 cm时)镇痛效果显著优于全产程硬膜外镇痛组。李莉等[14]观察了TENS(选穴LI 4、SP 6、ST 36)用于分娩镇痛的临床效果,将80例产妇随机纳入TENS穴位组和空白对照组,结果发现,TENS组产妇的β内啡肽水平升高,而皮质醇和促肾上腺皮质激素水平下降。其他研究[22]结果也证实了TENS可提高分娩镇痛的效果,增加内源性镇痛物质的生成。

三、TENS在分娩后疼痛中的应用

经阴道分娩后常见的疼痛是会阴痛和宫缩痛。其中,会阴侧切和侧切后缝合引起的分娩后疼痛被认为是女性一生中经历的最强烈的疼痛之一[23],目前尚无有效治疗方法。最近有研究[24]比较了TENS与局部注射利多卡因对会阴侧切与缝合时的镇痛效果,结果发现TENS较利多卡因显著减轻缝合后不同时间点的疼痛程度,且可减轻局部水肿的程度。

为了促进增大的子宫复旧,子宫在分娩后出现阵发性宫缩,表现为分娩后阵发性牵拉痛、绞痛。有研究[25]分析了TENS对产后宫缩痛的治疗作用,选择21例经阴道分娩后的产妇,分为高频高强度治疗组和高频低强度治疗组,电极贴敷于子宫左右两侧的下腹部皮肤,频率设置均为80 Hz。结果发现,TENS治疗后,两组宫缩痛均较治疗前显著缓解,且以高频高强度组的治疗效果更好,但是高强度的电流刺激会使产妇产生不舒适的感觉。

经产妇的产后宫缩痛较初产妇更为显著,哺乳更会加重宫缩痛,因此有学者研究了TENS可否缓解经产妇哺乳时的宫缩痛。de Sousa等[26]纳入32例经阴道分娩的经产妇,在分娩后48 h内,试验组使用TENS,对照组不使用。TENS电极分别放置于T10～L1和S2～S4脊柱两侧的部位,频率设置为100 Hz,电流强度由产妇根据自己耐受的最大程度调节。结果显示,TENS显著缓解了哺乳时的宫缩痛,且

治疗组的产妇愿意在以后的分娩中再次使用TENS。

四、TENS在分娩镇痛中的争议

虽然一些研究未能证实TENS能显著缓解分娩疼痛,但是大多数参与者表示愿意在未来分娩中再次使用TENS。这可能是因为TENS治疗能够使产妇主动参与到分娩镇痛中来,比如可以根据耐受程度自行调节电流强度,甚至更换刺激模式,也可能由于注意力的转移使产妇更容易放松。对于产妇来说,分娩满意度、分娩疼痛以及镇痛之间的关系是复杂的[27],因此,TENS帮助产妇增加控制感,分散对疼痛的注意力,可能比其本身提供的镇痛效果更为重要。

比较关于TENS用于分娩镇痛的研究后发现,国外不少研究认为TENS镇痛效果有限,但国内研究普遍发现TENS能有效缓解疼痛。Chao等[19]认为,这可能是因为针刺镇痛一直存在于中国的传统文化中,人们对针刺或穴位刺激镇痛有普遍的认同感,因此相较其他种族,TENS的镇痛满意度和镇痛效果可能会更好。另外,TENS用于分娩镇痛的效果存在争议也可能是因为TENS电极放置部位的选择、刺激参数设置,以及使用时机等在不同的研究中均有所差别。因此,尚需科学设计的随机对照研究,以深入探索比较[6]。

五、总结

TENS用于围生期镇痛时刺激部位的选择还是以EX-B 2、ST 36、SP 6等为主,可选择单穴也可穴位组合。在刺激模式选择上,目前更倾向于采用高频与低频刺激相结合的疏密波脉冲刺激模式。总之,TENS作为辅助镇痛的方法,能部分缓解产妇产时与产后宫缩痛,推迟有创性镇痛开始时间点,且无药物镇痛的副作用,对新生儿安全、可靠,值得在临床实践中推广使用。但也要认识到,TENS只是一种辅助镇痛方法,并非用来替代现有镇痛技术或作为唯一的宫缩痛治疗手段[9]。现阶段我国麻醉科医师短缺,椎管内分娩镇痛开展比例普遍较低,TENS不失为产房中分娩镇痛的一种替代手段。

(周瑶,季加富)

参考文献

[1] Iizuka Y, Masaoka N, Ohashi K. Pain in labor assessed from two discomfort aspects: Physical pain intensity and psychological stress state[J]. The Journal of Obstetrics and Gynaecology Research, 2018, 44(7): 1243–1251.

[2] Yilmaz E, Karakaya E, Baydur H, et al. Effect of transcutaneous electrical nerve stimulation on postoperative pain and patient

satisfaction[J]. Pain Management Nursing: Official Journal of the American Society of Pain Management Nurses, 2018, 10.1016/j.pmn.2018.06.003.

[3] Chaillet N, Belaid L, Crochetiere C, et al. Nonpharmacologic approaches for pain management during labor compared with usual care: a meta-analysis[J]. Birth, 2014, 41(2): 122–137.

[4] Koyyalamudi V, Sidhu G, Cornett E M, et al. New labor pain treatment options[J]. Current Pain and Headache Reports, 2016, 20(2): 11.

[5] Kerai S, Saxena K N, Taneja B, et al. Role of transcutaneous electrical nerve stimulation in post-operative analgesia[J]. Indian Journal of Anaesthesia, 2014, 58(4): 388–393.

[6] Tang Z Y, Wang H Q, Xia X L, et al. Mechanisms and applications of transcutaneous electrical nerve stimulation in analgesia[J]. Sheng Li Xue Bao: Acta Physiologica Sinica, 2017, 69(3): 325–334.

[7] Dowswell T, Bedwell C, Lavender T, et al. Transcutaneous electrical nerve stimulation (TENS) for pain relief in labour[J]. The Cochrane Database of Systematic Reviews, 2009, 10.1002/14651858. CD007214.pub2(2): Cd007214.

[8] Gentz B A. Alternative therapies for the management of pain in labor and delivery[J]. Clinical Obstetrics and Gynecology, 2001, 44(4): 704–732.

[9] Kaplan B, Rabinerson D, Lurie S, et al. Transcutaneous electrical nerve stimulation (TENS) for adjuvant pain-relief during labor and delivery[J]. International Journal of Gynaecology and Obstetrics: the Official Organ of the International Federation of Gynaecology and Obstetrics, 1998, 60(3): 251–255.

[10] Simkin P, Bolding A. Update on nonpharmacologic approaches to relieve labor pain and prevent suffering[J]. Journal of Midwifery & Women's Health, 2004, 49(6): 489–504.

[11] Shahoei R, Shahghebi S, Rezaei M, et al. The effect of transcutaneous electrical nerve stimulation on the severity of labor pain among nulliparous women: A clinical trial[J]. Complementary Therapies in Clinical Practice, 2017, 28: 176–180.

[12] 李小梅. 经皮穴位电刺激的临床镇痛进展[J]. 中国疼痛医学杂志, 2014, 20(11): 826–829.

[13] 赵艳朱, 程晓红. 针刺在分娩镇痛中应用与安全性临床观察[J]. 上海针灸杂志, 2017, 36(8): 905–909.

[14] 李莉, 吕艳, 翟翔隽, 等. 经皮神经电刺激用于分娩镇痛的临床研究[J]. 2018(1).

[15] Carroll D, Tramer M, McQuay H, et al. Transcutaneous electrical nerve stimulation in labour pain: a systematic review[J]. British Journal of Obstetrics and Gynaecology, 1997, 104(2): 169–175.

[16] Bedwell C, Dowswell T, Neilson J P, et al. The use of transcutaneous electrical nerve stimulation (TENS) for pain relief in labour: a review of the evidence[J]. Midwifery, 2011, 27(5): e141–e148.

[17] Mucuk S, Baser M. Effects of noninvasive electroacupuncture on labour pain and duration[J]. Journal of clinical nursing, 2014, 23(11–12): 1603–1610.

[18] Santana L S, Gallo R B, Ferreira C H, et al. Transcutaneous electrical nerve stimulation (TENS) reduces pain and postpones the need for pharmacological analgesia during labour: a randomised trial[J]. Journal of Physiotherapy, 2016, 62(1): 29–34.

[19] Chao A S, Chao A, Wang T H, et al. Pain relief by applying transcutaneous electrical nerve stimulation (TENS) on acupuncture points during the first stage of labor: a randomized double-blind placebo-controlled trial[J]. Pain, 2007, 127(3): 214–220.

[20] Dong C, Hu L, Liang F, et al. Effects of electro-acupuncture on labor pain management[J]. Archives of Gynecology and Obstetrics, 2015, 291(3): 531–536.

[21] 吕宁, 吕艳, 李莉. 经皮神经电刺激联合硬膜外阻滞全产程分娩镇痛的安全性及有效性[J]. 中国医药导报, 2018, 15(6): 94–97.

[22] 刘嘉, 邱迪, 谭萱, 等. 经皮神经电刺激分娩镇痛的疗效观察[J]. 暨南大学学报(自然科学与医学版), 2016, 37(5): 416–419.

[23] Chang S R, Chen K H, Lin H H, et al. Comparison of the effects of episiotomy and no episiotomy on pain, urinary incontinence, and sexual function 3 months postpartum: a prospective follow-up study[J]. International Journal of Nursing Studies, 2011, 48(4): 409–418.

[24] Rezaeyan M, Geranmayeh M, Direkvand-Moghadam A. Comparison of transcutaneous electrical nerve stimulation and lidocaine on episiotomy complication in primiparous women: a randomized clinical trial[J]. Iranian Journal of Nursing and Midwifery Research, 2017, 22(1): 26–30.

[25] Olsen M F, Elden H, Janson E D, et al. A comparison of high- versus low-intensity, high-frequency transcutaneous electric nerve stimulation for painful postpartum uterine contractions[J]. Acta Obstetriciaet Gynecologica Scandinavica, 2007, 86(3): 310–314.

[26] de Sousa L, Gomes-Sponholz F A, Nakano A M. Transcutaneous electrical nerve stimulation for the relief of post-partum uterine contraction pain during breast-feeding: a randomized clinical trial[J]. The Journal of Obstetrics and Gynaecology Research, 2014, 40(5): 1317–1323.

[27] Hodnett E D. Pain and women's satisfaction with the experience of childbirth: a systematic review[J]. American Journal of Obstetrics and Gynecology, 2002, 186(5 Suppl Nature): S160–S172.

第五篇
分娩镇痛的热点与争议

第二十三章
椎管内分娩镇痛对产科结局的影响

椎管内分娩镇痛可有效缓解产妇分娩期疼痛,且近年来受到国家卫生健康委员会的大力推广与普及。然而椎管内分娩镇痛对产科结局的影响是产妇、家属甚至产科医师的主要顾虑。本章节就国内外最新的研究进展做一介绍,阐述椎管内分娩镇痛对产科结局的影响,旨在消除误解和顾虑,从而推动椎管内分娩镇痛的推广和普及。

一、产程

椎管内分娩镇痛对分娩进程的影响目前已得到广泛研究。椎管内阻滞分娩镇痛对第一产程的影响,研究结果并不一致,这可能与不同研究中产科的干预、第一产程结束的诊断时机等存在差异有关。但不管是延长还是缩短第一产程,均无证据表明椎管内阻滞分娩镇痛会对母婴产生不良影响[1]。关于椎管内阻滞分娩镇痛对第二产程影响的研究结论也存在一定差异。Cochrane的一项涉及11 000位产妇、40个RCT研究的综述发现,与阿片类药物静脉镇痛相比,有效的椎管内阻滞分娩镇痛显著延长第二产程(延长约15.38 min);但与未接受分娩镇痛产妇相比,第二产程时长无显著差异[2]。另有多项证据表明椎管内阻滞分娩镇痛会显著延长第二产程[3-5]。第二产程的延长可增加母婴不良反应如绒毛膜羊膜炎、新生儿酸血症等的发生率[3],可直接导致产科干预的增加,包括非必要的干预,从而影响产科结局。因此,美国妇产科医师协会(American College of Obstetricians and Gynecologists, ACOG)和美国母胎医学会(Society for Maternal Fetal Medicine, SMFM)在2012年对产程延长的诊断标准由既往的超过3 h改为现在的4 h,基于此,中华医学会妇产科学分会产科学组于2014年制定了《新产程标准及处理的专家共识》,与现行的国际新标准一致,即行椎管内分娩镇痛的初产妇,第二产程超过4 h无进展或行椎管内分娩镇痛的经产妇,第二产程超过3 h可以诊断为第二产程延长[6]。国内不少单位或中心存在管理上的误区,

即在第二产程开始就中止使用椎管内镇痛,认为可以避免镇痛对第二产程的不良影响。实际上,无证据证明宫口开全即停药能降低器械助产率或影响产妇的转归,唯一的不同是持续镇痛至胎儿娩出,产妇对第二产程镇痛更满意[7,8]。

需特别提出的是,以上关于椎管内分娩镇痛对第二产程影响的研究多为回顾性研究,虽样本量大,但存在产妇资料不均一、麻醉药物浓度和剂量不统一、给药模式不一致等干扰,存在数据偏倚的可能。国内的一项前瞻性研究对560位单胎妊娠的初产妇进行评估,统一使用低浓度罗哌卡因复合舒芬太尼进行硬膜外自控镇痛,发现椎管内分娩镇痛并不延长第二产程[7]。

麻醉药物的选择似乎对产程存在一定的影响。在第一产程期间使用低浓度布比卡因复合芬太尼进行硬膜外镇痛有效缩短第一产程时长,但是延长第二产程[9]。另外,国内学者将罗哌卡因复合右美托咪定较罗哌卡因复合舒芬太尼可更有效缩短第一产程时长,但该前瞻性研究只纳入了80例初产妇,研究样本量过少,且右美托咪定尚未被美国食品及药品管理局(food and drug administration, FDA)纳入应用到产妇硬膜外阻滞中,故不作为常规使用[10]。除此之外,程控间歇硬膜外脉冲给药模式(programmed intermittent epidural bolus, PIEB)使硬膜外隙局部麻醉药的浓度随脉冲间歇变化,不易引起局部麻醉药局部积聚和浓度升高,从而减少产妇运动神经阻滞及对产力影响,能够缩短产程和降低器械助产率[11,12]。

二、器械助产

椎管内分娩镇痛是否会增加器械助产率目前仍存在争议。早期文献指出椎管内分娩镇痛与高器械助产率无相关性[13]。然而,第二产程追加硬膜外镇痛药,尽管大多数不影响经阴道分娩,但是有回顾性研究报道其可能会增加阴道器械助产和剖宫产率[14]。且近期多项研究认为椎管内分娩镇痛会导致器械助产率

增加[1, 15]，甚至是器械助产的独立危险因素[16]。推测原因可能为：① 第二产程镇痛导致产妇运动阻滞；② 感觉阻滞使产妇无法感受到宫缩，无法配合用力；③ 盆底肌肉过度松弛影响胎头旋转[17]。上述研究中，椎管内镇痛使用局部麻醉药种类、浓度和剂量各不相同，均会对器械助产率的结论产生影响。两项前瞻性研究证实，使用低浓度局部麻醉药不增加器械助产率[18, 19]，故临床上更倾向于选择低浓度局部麻醉药配伍小剂量阿片类药物应用于椎管内镇痛，并根据产程进展和产妇情况提供个性化的镇痛管理，实现最大程度的舒适化分娩体验。另外，多项系统性综述和meta分析结果显示，同样是椎管内分娩镇痛，使用PIEB较传统持续硬膜外输注模式(continuous epidural infusion, CEI)可有效地降低器械助产率，降低爆发痛并提高产妇的满意度[20, 21]。

器械助产可增加产妇会阴撕裂伤、盆腔器官脱垂、新生儿面部或颅骨损伤等风险。虽目前多项研究认为椎管内分娩镇痛与高器械助产存在相关性，但通过降低局部麻醉药浓度、应用PIEB模式，可有效减少分娩镇痛过程中的运动阻滞，降低器械助产的发生，提升分娩过程的安全性，改善产妇的分娩体验，提高患者的满意度。

三、剖宫产率

早期一些观察性研究指出，椎管内镇痛会导致产妇剖宫产率增加，然而分娩镇痛需求增加的原因多与产科因素有关，如巨大儿、胎位不正、宫缩不协调等，这些因素通常带来的产痛会更加剧烈，促使产妇更强烈地要求行分娩镇痛，而这些因素同时也是剖宫产的高危因素，因此造成了临床所见的假象[22]。一项对接受硬膜外镇痛与接受哌替啶静脉镇痛的妇女剖宫产率的研究，通过差异匹配后发现两组间剖宫产率并没有差异。在同一医院的后续研究中，实施椎管内阻滞分娩镇痛与未实施分娩镇痛组相比，剖宫产率同样没有差异。一项纳入38个RCT研究的系统评价同样未发现硬膜外镇痛与剖宫产风险之间存在关联。Lin等[23]最新一项回顾性研究观察了2 876例产妇，发现与未实施分娩镇痛的产妇相比，接受硬膜外镇痛的产妇产程中剖宫产的概率更低，因产妇要求而中转剖宫产的比例显著降低。

潜伏期硬膜外镇痛(即在分娩潜伏期进行的硬膜外镇痛)历来被认为是剖宫产的危险因素。这也是直接导致20世纪90年代产科医师拒绝早期实施硬膜外镇痛的普遍原因。的确，早年国外有观察性研究发现，宫颈扩张 < 4 cm时接受椎管内镇痛的产妇，其剖宫产

的发生率更高。2020年的一项国内研究回顾分析了3 687例实施椎管内分娩镇痛的产妇，发现宫口 < 3 cm实施分娩镇痛的产妇中转剖宫产率显著升高，宫口 ≥ 3 cm后实施分娩镇痛并不增加剖宫产率[24]。但与这些观察性研究相比，多项随机对照研究证实：无论在潜伏期还是活跃期实施镇痛，均不增加剖宫产的发生率[2]。

不同的椎管内分娩镇痛方式对产妇剖宫产率的影响同样没有明显差异。例如，腰硬联合麻醉(CSEA)是另一种椎管内镇痛方式，与硬膜外镇痛相比，CSEA起效更快，第一产程镇痛效果更好[25]，然而因其存在瘙痒发生率高、运动阻滞明显等不足，临床较少应用。研究证实，CSEA与硬膜外镇痛在剖宫产率方面不存在统计学差异[26]。值得关注的是，在给药模式方面，PIEB较CEI可更有效地降低剖宫产率[27]。

尽管争论仍在继续，但证据并不支持椎管内分娩镇痛会增加剖宫产的风险，椎管内分娩镇痛尤其是潜伏期分娩镇痛与剖宫产率并无直接相关性。临床上应尽早响应产妇的镇痛需求，合理制定个性化分娩镇痛方案。

四、其他

近期国内的一项多中心研究发现，剖宫产后经阴道试产的产妇(trial of labor after cesarean section, TOLAC)接受硬膜外镇痛可以显著提高其瘢痕子宫经阴道分娩(vaginal birth after cesarean section, VBAC)的成功率[28]。产程期间催产素的使用会增高产妇剖宫产率，增加新生儿的并发症[29]。早期开始(宫口 < 4 cm)硬膜外镇痛不会增加分娩期间使用催产素的频率[30]。但此类研究相对较少，可能与很少有研究将产程期间因宫缩乏力所增加的催产素剂量作为主要观察指标有关。依据目前的研究结果，椎管内分娩镇痛与催产素的使用无显著相关性，大可不必因畏惧催产素的不良反应而限制椎管内分娩镇痛的使用。另外，椎管内分娩镇痛对产时发热、产后抑郁等产妇结局以及对新生儿的影响已在本书的相关章节进行详细阐述，请参阅。

五、总结

既往关于椎管内分娩镇痛是否延长产程、增加器械助产率及剖宫产率的研究结论是存在争议的，近年的文献资料更倾向于合理的药物选择、药物浓度、给药模式等来降低椎管内分娩镇痛对产科结局的影响。临床上使用低浓度局部麻醉药配伍小剂量阿片类药物及

PIEB模式应用于椎管内镇痛技术，根据产程进展和产妇情况提供个性化的镇痛管理，可减少不良反应，保障产科结局，维护母婴安全。

（周依露，余怡冰，秦学伟）

参考文献

［1］ Cambic C R, Wong C A. Labour analgesia and obstetric outcomes[J]. Br J Anaesth, 2010, 105 (Suppl 1): i50−i60.

［2］ Anim-Somuah M, Smyth R M, Cyna A M, et al. Epidural versus non-epidural or no analgesia for pain management in labour[J]. Cochrane Database Syst Rev, 2018, 5: CD000331.

［3］ Di Mascio D, Saccone G, Bellussi F, et al. Delayed versus immediate pushing in the second stage of labor in women with neuraxial analgesia: a systematic review and meta-analysis of randomized controlled trials[J]. Am J Obstet Gynecol, 2020, 223(2): 189−203.

［4］ Shmueli A, Salman L, Orbach-Zinger S, et al. The impact of epidural analgesia on the duration of the second stage of labor[J]. Birth, 2018, 45(4): 377−384.

［5］ Gimovsky A C, Guarente J, Berghella V. Prolonged second stage in nulliparous with epidurals: a systematic review[J]. J Matern Fetal Neonatal Med, 2017, 30(4): 461−465.

［6］ 时春艳, 李博雅. 新产程标准及处理的专家共识［J］. 中华妇产科杂志, 2014, 49（7）: 486.

［7］ Shen X, Li Y, Xu S, et al. Epidural Analgesia During the Second Stage of Labor: A Randomized Controlled Trial[J]. Obstet Gynecol, 2017, 130(5): 1097−1103.

［8］ Torvaldsen S, Roberts C L, Bell J C, et al. Discontinuation of epidural analgesia late in labour for reducing the adverse delivery outcomes associated with epidural analgesia[J]. Cochrane Database Syst Rev, 2004, 10.1002/14651858.CD004457.pub2(4): CD004457.

［9］ Genc M, Sahin N, Maral J, et al. Does bupivacaine and fentanyl combination for epidural analgesia shorten the duration of labour?[J]. J Obstet Gynaecol, 2015, 35(7): 672−675.

［10］ Zhang T, Yu Y, Zhang W, et al. Comparison of dexmedetomidine and sufentanil as adjuvants to local anesthetic for epidural labor analgesia: a randomized controlled trial[J]. Drug Des Devel Ther, 2019, 13: 1171−1175.

［11］ Capogna G, Stirparo S. Techniques for the maintenance of epidural labor analgesia[J]. Curr Opin Anaesthesiol, 2013, 26(3): 261−267.

［12］ Liu X, Zhang H, Zhang H, et al. Intermittent epidural bolus versus continuous epidural infusions for labor analgesia: A meta-analysis of randomized controlled trials[J]. PLoS One, 2020, 15(6): e0234353.

［13］ Wassen M M, Hukkelhoven C W, Scheepers H C, et al. Epidural analgesia and operative delivery: a ten-year population-based cohort study in The Netherlands[J]. Eur J Obstet Gynecol Reprod Biol, 2014, 183: 125−131.

［14］ Munro A, George R B, Allen V M. The impact of analgesic intervention during the second stage of labour: a retrospective cohort study[J]. Can J Anaesth, 2018, 65(11): 1240−1247.

［15］ Medrzycka-Dabrowska W, Czyz-Szypenbejl K, Pietrzak J. A review of randomized trials comparisons of epidural with parenteral forms of pain relief during labour and its impact on operative and cesarean delivery rate[J]. Ginekol Pol, 2018, 89(8): 460−467.

［16］ Au-Yong P S, Tan C W, Tan W H, et al. Factors associated with an increased risk of instrumental vaginal delivery in women with epidural analgesia for labour: a retrospective cohort study[J]. Eur J Anaesthesiol, 2021, 38(10): 1059−1066.

［17］ Grant E N, Tao W, Craig M, et al. Neuraxial analgesia effects on labour progression: facts, fallacies, uncertainties and the future[J]. BJOG, 2015, 122(3): 288−293.

［18］ Wang T T, Sun S, Huang S Q. Effects of epidural labor analgesia with low concentrations of local anesthetics on obstetric outcomes: a systematic review and meta-analysis of randomized controlled trials[J]. Anesth Analg, 2017, 124(5): 1571−1580.

［19］ Nanji J A, Carvalho B. Pain management during labor and vaginal birth[J]. Best Pract Res Clin Obstet Gynaecol, 2020, 67: 100−112.

［20］ Tzeng I S, Kao M C, Pan P T, et al. A meta-analysis of comparing intermittent epidural boluses and continuous epidural infusion for labor analgesia[J]. Int J Environ Res Public Health, 2020, 17(19): 7082.

［21］ Xu J, Zhou J, Xiao H, et al. A systematic review and meta-analysis comparing programmed intermittent bolus and continuous infusion as the background infusion for parturient-controlled epidural analgesia[J]. Sci Rep, 2019, 9(1): 2583.

［22］ Wong C A. Neuraxial labor analgesia: does it influence the outcomes of labor?[J]. Anesth Analg, 2017, 124(5): 1389−1391.

［23］ Lin R, Shi P, Li H, et al. Association between epidural analgesia and indications for intrapartum caesarean delivery in group 1 of the 10-group classification system at a tertiary maternity hospital, Shanghai, China: a retrospective cohort study[J]. BMC Pregnancy Childbirth, 2021, 21(1): 464.

［24］ 宋佳, 王冬雪, 王冰冰, 等. 不同时机实施分娩镇痛对初产妇产程和分娩方式及新生儿结局的影响［J］. 中华妇产科杂志, 2020, 55（7）: 476−479.

［25］ Poma S, Scudeller L, Verga C, et al. Effects of combined spinal-epidural analgesia on first stage of labor: a cohort study[J]. J Matern Fetal Neonatal Med, 2019, 32(21): 3559−3565.

［26］ Woo J H, Kim J H, Lee G Y, et al. The degree of labor pain at the time of epidural analgesia in nulliparous women influences the obstetric outcome[J]. Korean J Anesthesiol, 2015, 68(3): 249−253.

［27］ Holgado C M, Girones A, Tapia N, et al. Labor outcomes with epidural analgesia: an observational before-and-after cohort study comparing continuous infusion versus programmed intermittent bolus plus patient-controlled analgesia[J]. Minerva Anestesiol, 2020, 86(12): 1277−1286.

［28］ Sun J, Yan X, Yuan A, et al. Effect of epidural analgesia in trial of labor after cesarean on maternal and neonatal outcomes in China: a multicenter, prospective cohort study[J]. BMC Pregnancy Childbirth, 2019, 19(1): 498.

［29］ Girault A, Goffinet F, Le Ray C, et al. Reducing neonatal morbidity by discontinuing oxytocin during the active phase of first stage of labor: a multicenter randomized controlled trial STOPOXY[J]. BMC Pregnancy Childbirth, 2020, 20(1): 640.

［30］ Fischer C. Oxytocin administration during spontaneous labor: Guidelines for clinical practice. Chapter 7: Epidural analgesia and use of oxytocin during spontaneous labor[J]. J Gynecol Obstet Hum Reprod, 2017, 46(6): 531−538.

第二十四章
椎管内分娩镇痛对胎儿和新生儿的影响

自然分娩是对母婴最有利、最为理想的分娩方式，但分娩时剧烈的疼痛却会给产妇带来一系列不良的反应，包括生理应激反应、子宫收缩不协调、产程延长，甚至出现创伤后应激障碍（posttraumatic stress disorder, PTSD）和产后抑郁（postpartum depression, PPD）。分娩疼痛也可能直接或间接地对胎儿或新生儿带来诸多不利影响，例如代谢性酸中毒、新生儿缺氧、认知和情绪发育障碍等。椎管内分娩镇痛技术，是目前公认的最有效且应用最广泛的分娩镇痛方式，能够有效地阻断传入的伤害性刺激并减弱母体应激反应的严重程度，令产妇舒适化分娩。但其对胎儿、新生儿的影响仍是医患共同持续关注的问题。如在近年，助产领域的指南仍然首先推荐非药物镇痛[1]，可能是顾虑药物镇痛对新生儿的影响。而来自2020年JAMA Pediatrics的一篇研究，更是激起人们对椎管内分娩镇痛与儿童发育关系的极大关注，该研究认为产妇应用硬膜外镇痛与其子代孤独症谱系障碍（autism spectrum disorders, ASD）风险增加相关。目前，椎管内分娩镇痛对胎儿及新生儿的影响尚存在一定的争议，因此本章就相关的最新研究进展进行介绍。

一、对胎儿的影响

椎管内分娩镇痛通常采用长效局部麻醉药和亲脂性阿片类药物组合的方式，保证镇痛效果同时降低每种药物的剂量，从而最大限度地减少药物的不良反应。尽管在椎管内分娩镇痛期间使用的麻醉药剂量非常低，但这些药物由于具有脂溶性高、分子量较小等特点，容易通过胎盘屏障进入胎儿体内，可能会对胎儿产生直接的影响[2]。一项研究发现，使用低浓度局部麻醉药（0.062 5%罗哌卡因和0.4 μg/mL舒芬太尼）进行椎管内分娩镇痛组，相较非镇痛组的Ⅱ类或Ⅲ类胎监（心动过缓或晚期减速）的发生率更高[3]。

此外，胎心率异常的发生率也与椎管内分娩镇痛方式有关。行腰硬联合（combined spinal epidural,

CSE）镇痛后胎心率异常的发生率较单纯硬膜外分娩镇痛更高，这可能与CSE的镇痛作用机制有关，局部麻醉药通过与脊神经快速结合，达到即刻减轻疼痛的作用，这一作用会使抑制宫缩的激素（肾上腺素等）的血浆浓度迅速降低，从而引起子宫张力增加，导致子宫收缩过快，增加子宫血管阻力，降低胎儿氧合，导致胎心率异常[4]。虽然上述研究发现椎管内分娩镇痛会引起胎心率异常，但除外引起母体不良反应的情况，椎管内分娩镇痛并没有增加新生儿不良反应的发生率。

二、对新生儿的影响

在胎儿娩出前，麻醉药物会对胎儿产生直接的影响，那么在胎儿娩出后，椎管内分娩镇痛所使用的局部麻醉药和阿片类药物是否能够进入新生儿体内并产生影响？在Loftus等[5]的一项早期研究中，36名产妇接受了单独使用布比卡因、布比卡因复合芬太尼或布比卡因复合舒芬太尼的硬膜外镇痛，结果发现分娩时在母体和脐静脉血中可以检测到这三种药物。在Poter等[6]的研究中，产妇使用罗哌卡因进行硬膜外镇痛，分娩时在脐静脉血中能够检测到罗哌卡因，对罗哌卡因的浓度进行量化，并未发现药物浓度跟新生儿神经行为评分之间存在关联。在一则病例报道中，一名孕39周的产妇使用0.06%布比卡因和2 μg/mL芬太尼的混合液进行硬膜外镇痛，分娩后24 h，仍可在母亲和新生儿的尿液中检测到芬太尼[7]。

尽管新生儿体内可检测到硬膜外镇痛所使用的麻醉药物，但与静脉使用麻醉药物相比，椎管内分娩镇痛的不良影响并不严重。一项meta分析显示，椎管内分娩镇痛组新生儿1 min Apgar评分 < 7的比例显著低于静脉注射哌替啶组[8]。另有研究也报道了与静脉使用阿片类药物相比，椎管内镇痛在新生儿Apgar评分、神经行为变化和酸碱状态等方面的结果更好，在高危产妇中尤其如此。在David的早期研究中，与其他镇痛方法相比，使用硬膜外镇痛后出生的低体重

婴儿第1周的死亡率更低[9]。另一项针对预估胎儿体重＜1.5 kg 的孕妇的研究也发现，与肌内注射曲马多镇痛相比，硬膜外镇痛后新生儿的1分钟 Apgar 评分更高，新生儿脐血酸血症更少，葡萄糖和钙的水平更高[10]。

但是最近也有一项基于23 272名产妇的观察性研究显示，低风险产妇接受硬膜外镇痛与新生儿低Apgar评分和更高新生儿重症病房入住率相关，据推测这可能与硬膜外镇痛导致的母体发热增加和产程延长等有关[11]。瑞典的一项大样本回顾性研究在倾向性匹配分析后也发现了类似结果[12]。硬膜外镇痛与新生儿Apgar评分之间的关系还存在争议，有待更多高质量的研究加以证实。

三、对儿童的影响

麻醉药物对发育中的大脑是否会产生潜在的不良影响一直备受关注，且饱受争议。在一项基于人口的出生队列研究中，共纳入了4 684名经阴道分娩的产妇，其中1 495人接受了椎管内分娩镇痛，结果表明在分娩期间使用椎管内镇痛与儿童时期（19岁之前诊断出）的学习障碍之间没有独立的相关性[13]。2020年，来自美国的一项大型研究对147 895名儿童随访观察，其中109 719名儿童的母亲在分娩时使用了硬膜外镇痛，结果发现，这些儿童中1.9%被诊断为孤独症谱系障碍（ASD），而未接受硬膜外镇痛孕妇分娩的儿童中仅有1.3%被诊断为ASD。在校正协变量之后，仍发现，硬膜外镇痛组增加了37%的ASD发生风险，并且该风险随着镇痛持续时间的延长而增加[14]。该研究结果引起了极大的反响，美国产科麻醉和围生医学学会、美国麻醉医师协会和小儿麻醉协会等五大学（协）会随后发布紧急声明：硬膜外麻醉不会引起ASD，对产妇和婴儿都是安全的。该研究也被不少学者批评为没有考虑到ASD的社会经济、遗传和医疗风险因素，更没有考虑到硬膜外镇痛期间的管理。2021年，同样在JAMA Pediatrics上发表了另一项基于加拿大人群的纵向队列研究，共纳入了123 175名产妇，其中47 011名接受了硬膜外镇痛，结果却并未发现硬膜外镇痛与子代ASD风险增加有关[15]。

四、间接影响

椎管内分娩镇痛除了通过麻醉药物直接对胎儿和新生儿产生影响外，还可通过改变产程进展或母体的状态来间接发挥影响。

1. 通过增加器械助产率

与静脉应用阿片类药物镇痛相比，椎管内分娩

镇痛不会增加剖宫产率，但会增加器械助产的可能性[8,16]。与椎管内分娩镇痛相关的器械助产率的增加引起了对产伤风险的顾虑。研究表明，大多数新生儿产伤（包括头部受伤）都是由阴道器械助产造成的，因此建议只有经过充分培训或在监督下的专业人员才能进行器械助产分娩[17-19]。

另有研究调查了器械助产后儿童的长期结局。在一项对52 282名儿童进行的早期回顾性队列研究中，研究者在他们17岁时进行了智力测试和体检。在调整混杂因素后，负压、产钳助产和自然分娩后的平均智力得分没有差异，虽然产钳或负压助产后的儿童与自然分娩后的儿童相比有功能障碍，但差异却很小。作者得出结论：负压和产钳助产分娩并不会增加儿童长期的身体功能和认知的障碍[20]。在随后一项前瞻性队列研究中，393名儿童在手术（阴道器械助产或剖宫产）分娩后5年接受了随访，结果表明，无论何种分娩方式，神经发育异常的发病率均较低，两组之间没有显著差异[21]。

因此，根据现有的研究证据认为：椎管内分娩镇痛虽然会增加器械助产和产伤的发生率，但并不会对儿童的长期结局产生显著的不利影响。而在椎管内分娩镇痛期间如何减少器械助产率仍然是一个值得关注的问题。

2. 通过引起产时发热

接受椎管内分娩镇痛的产妇更容易出现产时发热，其潜在的机制目前尚不清楚，而产时发热又与较差的新生儿结局有关。产时发热产妇的新生儿更可能有低Apgar评分和高新生儿并发症发病率（如窒息、癫痫和败血症），需要更多的复苏或心肺复苏，其新生儿重症监护室的入住率也更高[22,23]。

由于椎管内分娩镇痛会增加产时发热的风险，而产时发热与新生儿不良结局有关，因此椎管内镇痛可能会通过升高产妇体温对新生儿产生不良影响。事实上，一项针对接受硬膜外镇痛的低风险产妇的观察性研究发现，产时发热（＞37.5℃）与不良新生儿结局相关，并且二者之间存在显著的线性相关，即经历不良结局的新生儿比例随着与硬膜外相关母体体温的升高而增加[24]。另有一项研究报道，产时发热与较低的Apgar评分（5 min Apgar评分＜7）以及新生儿脑病的发生风险相关，但分娩镇痛的使用仅与较低的Apgar评分有关[12]。

最近来自国内的一项纳入了37 786例足月经阴道分娩的初产妇的大型回顾性研究中，有19 968名产妇接受了硬膜外镇痛（52.8%），通过倾向性匹配后，分娩

镇痛组的新生儿感染率(包括脓毒血症、非特异性感染等)高于非分娩镇痛组,此外,在分娩镇痛的产妇中,产时发热与绒毛膜羊膜炎的发生率增加相关。因此认为硬膜外镇痛与新生儿感染的发生率增加相关,但不增加新生儿的死亡率和住院时间[25]。这项研究也受到了不少学者的质疑,如研究对新生儿败血症的诊断标准不够具体,次要临床结局的胎盘病理诊断送检率太低(16.5%和6.6%),而且采用的倾向性匹配方法中纳入的临床变量不足,例如无产前抗生素预防性使用的因素等。2020年的一项meta分析在分析了一系列研究后认为,硬膜外镇痛会增加母体发热以及抗生素的使用,但是研究数据质量均较低,还无法得出是否会增加确诊新生儿败血症风险的明确结论[26]。

3. 通过影响产后抑郁

产后抑郁是一种常见的与分娩相关的心理并发症,发生率约为10%~20%。产后抑郁不仅影响母亲的心理健康,而且会造成婴幼儿发育迟缓、认知和情感障碍。多数现有研究报告称,母亲的产后抑郁与儿童后期的认知发展较差有关[27, 28]。同时表明,预防产后抑郁是优化婴幼儿认知发展的潜在策略。

现已确定多种因素会导致产后抑郁的发生,而分娩时的剧烈疼痛是其中一个重要的危险因素。一项多中心前瞻性的队列研究发现,分娩后急性疼痛的严重程度可以预测产后抑郁的发生[29]。

产后抑郁的预防与治疗均较困难,目前尚无有效措施,但是近年有研究发现,椎管内分娩镇痛能够降低产后抑郁的发生率[30, 31]。来自国内的一项多中心研究就发现,硬膜外镇痛降低了分娩后2年的产后抑郁发生率[31]。在一项病例对照研究中,Suhitharan等[32]也发现未接受椎管内分娩镇痛是发生产后抑郁的独立危险因素。但是分娩镇痛能否降低产后抑郁的发生仍存在争议[33]。如在2020年,国际上发表了两篇来自不同研究团队关于分娩镇痛与产后抑郁关系的meta分析,均显示硬膜外镇痛的使用并未降低产后抑郁的发生风险[34, 35]。

考虑到母亲抑郁症对儿童神经认知发育的负面影响,椎管内分娩镇痛的使用有可能通过减少产后抑郁症来改善儿童的神经发育。当然,这方面的证据仍然缺乏,还需要更多设计精良的临床对照研究来证实。

五、总结

目前认为椎管内分娩镇痛不影响新生儿的评分、血气分析等指标,但是对新生儿远期发育的影响尚需更多更深入的研究。由于不同研究使用的分娩镇痛方式、药物方案和浓度均不尽相同,因此仍需继续优化分娩镇痛方案,在满足产妇镇痛需求的同时,尽量减少药物对胎儿和新生儿潜在影响的可能[36]。

(陆　燕)

参考文献

[1] 安力彬,马冬梅,庞汝彦,等.正常分娩临床实践指南[J].中华妇产科杂志,2020,55(06):371-375.

[2] Wong C A. Advances in labor analgesia[J]. Int J Womens Health, 2010, 1: 139-154.

[3] Zeng H, Guo F, Lin B, et al. The effects of epidural analgesia using low-concentration local anesthetic during the entire labor on maternal and neonatal outcomes: a prospective group study[J]. Arch Gynecol Obstet, 2020, 301(5): 1153-1158.

[4] Hattler J, Klimek M, Rossaint R, et al. The Effect of Combined Spinal-Epidural Versus Epidural Analgesia in Laboring Women on Nonreassuring Fetal Heart Rate Tracings: Systematic Review and Meta-analysis[J]. Anesth Analg, 2016, 123(4): 955-964.

[5] Loftus J R, Hill H, Cohen S E. Placental transfer and neonatal effects of epidural sufentanil and fentanyl administered with bupivacaine during labor[J]. Anesthesiology, 1995, 83(2): 300-308.

[6] Porter J M, Kelleher N, Flynn R, et al. Epidural ropivacaine hydrochloride during labour: protein binding, placental transfer and neonatal outcome[J]. Anaesthesia, 2001, 56(5): 418-423.

[7] Moore A, el-Bahrawy A, Hatzakorzian R, et al. Maternal Epidural Fentanyl Administered for Labor Analgesia Is Found in Neonatal Urine 24 Hours After Birth[J]. Breastfeed Med, 2016, 11(1): 40-41.

[8] Sharma S K, McIntire D D, Wiley J, et al. Labor analgesia and cesarean delivery: an individual patient meta-analysis of nulliparous women[J]. Anesthesiology, 2004, 100(1): 142-148; discussion 146A.

[9] David H, Rosen M. Perinatal mortality after epidural analgesia[J]. Anaesthesia, 1976, 31(8): 1054-1059.

[10] Samanta S, Jain K, Bhardwaj N, et al. Maternal and foetal outcome after epidural labour analgesia in high-risk pregnancies[J]. Indian J Anaesth, 2016, 60(2): 115-120.

[11] Hotoft D, Maimburg R D. Epidural analgesia during birth and adverse neonatal outcomes: A population-based cohort study[J]. Women Birth, 2021, 34(3): e286-e291.

[12] Tornell S, Ekeus C, Hultin M, et al. Low Apgar score, neonatal encephalopathy and epidural analgesia during labour: a Swedish registry-based study[J]. Acta Anaesthesiol Scand, 2015, 59(4): 486-495.

[13] Flick R P, Lee K, Hofer R E, et al. Neuraxial labor analgesia for vaginal delivery and its effects on childhood learning disabilities[J]. Anesth Analg, 2011, 112(6): 1424-1431.

[14] Qiu C, Lin J C, Shi J M, et al. Association Between Epidural Analgesia During Labor and Risk of Autism Spectrum Disorders in

Offspring[J]. JAMA Pediatr, 2020, 174(12): 1168−1175.

［15］ Wall-Wieler E, Bateman B T, Hanlon-Dearman A, et al. Association of Epidural Labor Analgesia With Offspring Risk of Autism Spectrum Disorders[J]. JAMA Pediatr, 2021, 175(7): 698−705.

［16］ Halpern S H, Leighton B L, Ohlsson A, et al. Effect of epidural vs parenteral opioid analgesia on the progress of labor: a meta-analysis[J]. JAMA, 1998, 280(24): 2105−2110.

［17］ Linder N, Linder I, Fridman E, et al. Birth trauma — risk factors and short-term neonatal outcome[J]. J Matern Fetal Neonatal Med, 2013, 26(15): 1491−1495.

［18］ Doumouchtsis S K, Arulkumaran S. Head injuries after instrumental vaginal deliveries[J]. Curr Opin Obstet Gynecol, 2006, 18(2): 129−134.

［19］ Doumouchtsis S K, Arulkumaran S. Head trauma after instrumental births[J]. Clin Perinatol, 2008, 35(1): 69−83, viii.

［20］ Seidman D S, Laor A, Gale R, et al. Long-term effects of vacuum and forceps deliveries[J]. Lancet, 1991, 337(8757): 1583−1585.

［21］ Bahl R, Patel R R, Swingler R, et al. Neurodevelopmental outcome at 5 years after operative delivery in the second stage of labor: a cohort study[J]. Am J Obstet Gynecol, 2007, 197(2): 147 e141−e146.

［22］ Burgess A P H, Katz J E, Moretti M, et al. Risk Factors for Intrapartum Fever in Term Gestations and Associated Maternal and Neonatal Sequelae[J]. Gynecol Obstet Invest, 2017, 82(5): 508−516.

［23］ Dior U P, Kogan L, Eventov-Friedman S, et al. Very High Intrapartum Fever in Term Pregnancies and Adverse Obstetric and Neonatal Outcomes[J]. Neonatology, 2016, 109(1): 62−68.

［24］ Greenwell E A, Wyshak G, Ringer S A, et al. Intrapartum temperature elevation, epidural use, and adverse outcome in term infants[J]. Pediatrics, 2012, 129(2): 447−454.

［25］ Jia L, Cao H, Guo Y, et al. Evaluation of Epidural Analgesia Use During Labor and Infection in Full-term Neonates Delivered Vaginally[J]. JAMA Netw Open, 2021, 4(9): e2123757.

［26］ Jansen S, Lopriore E, Naaktgeboren C, et al. Epidural-Related Fever and Maternal and Neonatal Morbidity: A Systematic Review and Meta-Analysis[J]. Neonatology, 2020, 117(3): 259−270.

［27］ Sanger C, Iles J E, Andrew C S, et al. Associations between postnatal maternal depression and psychological outcomes in adolescent offspring: a systematic review[J]. Arch Womens Ment Health, 2015, 18(2): 147−162.

［28］ Kingston D, McDonald S, Austin M P, et al. Association between Prenatal and Postnatal Psychological Distress and Toddler Cognitive Development: A Systematic Review[J]. PLoS One, 2015, 10(5): e0126929.

［29］ Eisenach J C, Pan P H, Smiley R, et al. Severity of acute pain after childbirth, but not type of delivery, predicts persistent pain and postpartum depression[J]. Pain, 2008, 140(1): 87−94.

［30］ Ding T, Wang D X, Qu Y, et al. Epidural labor analgesia is associated with a decreased risk of postpartum depression: a prospective cohort study[J]. Anesth Analg, 2014, 119(2): 383−392.

［31］ Liu Z H, He S T, Deng C M, et al. Neuraxial labour analgesia is associated with a reduced risk of maternal depression at 2 years after childbirth: A multicentre, prospective, longitudinal study[J]. Eur J Anaesthesiol, 2019, 36(10): 745−754.

［32］ Suhitharan T, Pham T P, Chen H, et al. Investigating analgesic and psychological factors associated with risk of postpartum depression development: a case-control study[J]. Neuropsychiatr Dis Treat, 2016, 12: 1333−1339.

［33］ 徐振东, 林蓉, 刘志强. 椎管内分娩镇痛与产后抑郁症关系的研究进展［J］. 中华麻醉学杂志, 2021, 41（10）: 1264−1267.

［34］ Almeida M, Kosman K A, Kendall M C, et al. The association between labor epidural analgesia and postpartum depression: a systematic review and meta-analysis[J]. BMC Womens Health, 2020, 20(1): 99.

［35］ Kountanis J A, Vahabzadeh C, Bauer S, et al. Labor epidural analgesia and the risk of postpartum depression: A meta-analysis of observational studies[J]. J Clin Anesth, 2020, 61: 109658.

［36］ Liu Z H, Wang D X. Potential impact of epidural labor analgesia on the outcomes of neonates and children[J]. Chin Med J (Engl), 2020, 133(19): 2353−2358.

第二十五章

椎管内分娩镇痛对母乳喂养的影响

母乳喂养是确保儿童健康和生存的最有效措施之一[1]。2018年世界卫生组织建议在产后1 h内开始纯母乳喂养,并至少持续6个月,随后继续混合母乳喂养至幼儿2岁及以上[1]。母乳喂养使婴儿和母亲均获益。对婴儿来说,母乳包含充足的营养物质以及常见病的抗体,能保证婴儿健康发育所需[1];同时,母乳喂养的婴儿发生婴儿猝死综合征或患有严重呼吸道感染、哮喘、肥胖、糖尿病和儿童白血病的风险降低[2];母乳也能促进大脑发育,在婴儿期母乳喂养比例更高的青少年智商评分较高[3]。对母亲来说,母乳喂养同样具有许多益处:早期可加强子宫收缩减少出血,加速体重恢复改善体型,并降低产后抑郁的风险;远期降低卵巢癌、乳腺癌、子宫内膜癌及2型糖尿病等疾病的发病率[4]。

近年来的荟萃分析支持椎管内镇痛是多种分娩镇痛方式中最有效的技术,可在分娩时安全有效地缓解疼痛,提高产妇满意度[5]。椎管内分娩镇痛与成功母乳喂养之间的关系尚无定论,但总的来说,相对于明确的产妇种族、社会阶层、母乳喂养意愿、社区传统和支持、产时干预等方面对母乳喂养结局的影响[6],椎管内分娩镇痛对母乳喂养的作用可能微乎其微。

一、椎管内分娩镇痛药物在母乳中的转运

在过去,椎管内分娩镇痛用药曾使用高浓度的局部麻醉药(如0.2% ~ 0.25%布比卡因),但近年来多使用较低浓度的局部麻醉药(0.062 5% ~ 0.1%)联合亲脂性的阿片类药物(芬太尼或舒芬太尼)[5],从而降低产妇运动阻滞的发生率和严重程度,并减少了使用器械助产或发生尿潴留的风险[7]。

局部麻醉药如利多卡因、布比卡因和罗哌卡因是大极性分子,不易转运至母乳中,可安全用于母乳喂养的产妇[8]。阿片类药物虽能以不同剂量转运至母乳中,但仍在母乳喂养的安全范围内[8],且由于初乳量和初始乳汁摄入量低,新生儿摄入的总药物剂量通常很小,直到乳汁量增加[6]。据报道芬太尼使用2 h后在母乳中的含量极低[8]。一项研究表明,母体静脉注射芬太尼2 μg/kg后,初乳的峰值水平为0.4 μg/L[9],即使按照峰值水平计算,其对于婴儿的母乳摄入量可忽略不计。舒芬太尼作为硬膜外麻醉和镇痛用药,其安全性与芬太尼相似[8]。

二、椎管内分娩镇痛对母乳喂养影响的研究现状

现有的研究对椎管内分娩镇痛与成功母乳喂养之间的潜在关系尚未达成共识。大多数研究认为,椎管内分娩镇痛与住院期间或长期的母乳喂养率并无相关性[10-14],但也有部分研究认为,椎管内分娩镇痛会对母乳喂养产生一定的负面影响。在一项西班牙的回顾性调查中,研究者排除了混杂因素后发现,硬膜外镇痛可能会对早期泌乳产生不利影响并降低早期母乳喂养率[15]。一项美国的研究也显示椎管内分娩镇痛与1个月内完全停止母乳喂养具有显著的相关性[16]。另有研究同样表明,接受椎管内分娩镇痛的初产妇母乳喂养周期更短[17]。

在现有研究中,关于椎管内分娩镇痛对不同时期母乳喂养成功率的影响尚无定论。我国的一项前瞻性队列研究发现,接受椎管内分娩镇痛与产后3天的母乳喂养率无相关性,而产后42天的母乳喂养率明显升高[18]。另一项研究则发现,接受椎管内分娩镇痛的产妇在产后3个月母乳喂养率较低,而在产后6个月时明显更高[19]。

椎管内分娩镇痛与成功母乳喂养的关系同样受到多方面因素的影响,产妇对不同分娩镇痛方式的选择意愿也可能对早期母乳喂养产生影响。一项纳入了3 183例产妇的观察性研究发现,入产房后自主选择分娩镇痛的产妇在产后早期母乳喂养成功率较低,而在产程进展中延后选择分娩镇痛或尝试其他镇痛方式后将椎管内镇痛作为最后选择的产妇,其产后早期的母

乳喂养成功率不受影响[20]。

研究提示，对于初产妇和经产妇，或者说对于既往有母乳喂养经验和无母乳喂养经验的人群来说，分娩镇痛对母乳喂养成功率的影响是不同的。一项同时纳入初产妇和经产妇的研究发现，使用椎管内镇痛可能降低产后6周时的母乳喂养率，而在有过母乳喂养经验的经产妇亚组中发现，椎管内镇痛对母乳喂养的影响十分有限[21]。这意味着对于初产妇可能更需要相应的母乳喂养支持。

研究发现，间断母婴同室时，未接受椎管内分娩镇痛的产妇可能更频繁地进行母乳喂养；而完全母婴同室的情况下，母乳喂养的比例与是否接受椎管内分娩镇痛没有相关性[22]。因此，为产妇提供良好的产后母婴支持比是否接受椎管内分娩镇痛更为重要。

镇痛药物的选择是否影响母乳喂养的结局存在争议。2005年的一项随机对照研究发现硬膜外大剂量使用芬太尼（累积剂量大于150 μg）的经产妇更容易在产后6周停止母乳喂养[23]。而Lee等的研究[24]显示，即使硬膜外芬太尼浓度高达2 μg/mL，似乎也不影响经产妇在产后6周和产后3个月的母乳喂养率。不同的研究结论可能与分娩环境以及产妇自身母乳喂养的意愿有关[7]。

综上所述，椎管内分娩镇痛是否影响母乳喂养存在争议，其中原因主要包括：① 大多数研究是观察性研究，且是否行分娩镇痛由产妇自主选择，而选择椎管内分娩镇痛可能反映了更长、更困难的产程[25]，产妇的劳累也可能推迟母乳喂养；② 许多研究没有控制重要的混杂因素，包括已知会影响母乳喂养的因素，如镇痛药物的剂量和类型、产时的干预措施、母乳喂养测量的时间和方法、社会支持[26]、人群种族[27]等；③ 不同国家和地区间母乳喂养规范和产后护理支持没有一致性，可能会影响不同地区甚至不同医院的母乳喂养率[28]。

三、总结与展望

对于成功的母乳喂养，早期的母婴联结、皮肤接触和母乳喂养支持更为重要[26]，而椎管内分娩镇痛可能只是这个复杂关系中微不足道的一部分。作为麻醉科医师，不可因顾虑对母乳喂养的影响而不施行椎管内分娩镇痛[28]，应当优化产时和产后的镇痛管理并完善产后康复方案，为母乳喂养提供更多的支持。

（方昕，陈薇）

参考文献

[1] 世界卫生组织. 关于母乳喂养的10个事实[J/OL] http://www.who.int/zh/news-room/facts-in-pictures/detail/breastfeeding, 2018.

[2] Ip S, Chung M, Raman G, et al. A summary of the Agency for Healthcare Research and Quality's evidence report on breastfeeding in developed countries[J]. Breastfeed Med, 2009, 4 (Suppl 1): S17–S30.

[3] Isaacs E B, Fischl B R, Quinn B T, et al. Impact of breast milk on intelligence quotient, brain size, and white matter development[J]. Pediatr Res, 2010, 67(4): 357–362.

[4] Del Ciampo L A, Del Ciampo I R L. Breastfeeding and the Benefits of Lactation for Women's Health[J]. Rev Bras Ginecol Obstet, 2018, 40(6): 354–359.

[5] Lam K K, Leung M K M, Irwin M G. Labour analgesia: update and literature review[J]. Hong Kong Med J, 2020, 26(5): 413–420.

[6] Martin E, Vickers B, Landau R, et al. ABM Clinical Protocol #28, Peripartum Analgesia and Anesthesia for the Breastfeeding Mother[J]. Breastfeed Med, 2018, 13(3): 164–171.

[7] Chestnut D H. Labor Epidural Analgesia and Breastfeeding[J]. Anesthesiology, 2017, 127(4): 593–595.

[8] Reece-Stremtan S, Campos M, Kokajko L, et al. ABM Clinical Protocol #15: Analgesia and Anesthesia for the Breastfeeding Mother, Revised 2017[J]. Breastfeed Med, 2017, 12(9): 500–506.

[9] Steer P L, Biddle C J, Marley W S, et al. Concentration of fentanyl in colostrum after an analgesic dose[J]. Can J Anaesth, 1992, 39(3): 231–235.

[10] Mahmoodi F, Noroozi M, Mehr L A, et al. Breastfeeding and its outcome in Women Receiving Epidural Analgesia for Childbirth[J]. Iran J Nurs Midwifery Res, 2019, 24(5): 355–359.

[11] Gizzo S, Di Gangi S, Saccardi C, et al. Epidural analgesia during labor: impact on delivery outcome, neonatal well-being, and early breastfeeding[J]. Breastfeed Med, 2012, 7: 262–268.

[12] Wilson M J, MacArthur C, Cooper G M, et al. Epidural analgesia and breastfeeding: a randomised controlled trial of epidural techniques with and without fentanyl and a non-epidural comparison group[J]. Anaesthesia, 2010, 65(2): 145–153.

[13] Mahomed K, Wild K, Brown C, et al. Does fentanyl epidural analgesia affect breastfeeding: A prospective cohort study[J]. Aust N Z J Obstet Gynaecol, 2019, 59(6): 819–824.

[14] Xu Q, Wu Z F, Yang N N, et al. Impact of epidural analgesia during labor on breastfeeding initiation and continuation: a retrospective study[J]. J Matern Fetal Neonatal Med, 2020, 33(22): 3816–3819.

[15] Herrera-Gómez A, García-Martínez O, Ramos-Torrecillas J, et al. Retrospective study of the association between epidural analgesia during labour and complications for the newborn[J]. Midwifery, 2015, 31(6): 613–616.

[16] Dozier A M, Howard C R, Brownell E A, et al. Labor epidural anesthesia, obstetric factors and breastfeeding cessation[J]. Matern Child Health J, 2013, 17(4): 689–698.

［17］ Henderson J J, Dickinson J E, Evans S F, et al. Impact of intrapartum epidural analgesia on breast-feeding duration[J]. Aust N Z J Obstet Gynaecol, 2003, 43(5): 372−377.

［18］ Ding T, Wang D X, Qu Y, et al. Epidural labor analgesia is associated with a decreased risk of postpartum depression: a prospective cohort study[J]. Anesth Analg, 2014, 119(2): 383−392.

［19］ Agea-Cano I, Linares-Abad M, Ceballos-Fuentes A G, et al. Breastfeeding at 1, 3 and 6 Months after Birth According to the Mode of Birth: A Correlation Study[J]. Int J Environ Res Public Health, 2020, 17(18): 6828.

［20］ Wetzl R G, Delfino E, Peano L, et al. A priori choice of neuraxial labour analgesia and breastfeeding initiation success: a community-based cohort study in an Italian baby-friendly hospital[J]. BMJ Open, 2019, 9(3): e025179.

［21］ Orbach-Zinger S, Landau R, Davis A, et al. The Effect of Labor Epidural Analgesia on Breastfeeding Outcomes: A Prospective Observational Cohort Study in a Mixed-Parity Cohort[J]. Anesth Analg, 2019, 129(3): 784−791.

［22］ Zuppa A A, Alighieri G, Riccardi R, et al. Epidural analgesia, neonatal care and breastfeeding[J]. Ital J Pediatr, 2014, 40: 82.

［23］ Beilin Y, Bodian C A, Weiser J, et al. Effect of labor epidural analgesia with and without fentanyl on infant breast-feeding: a prospective, randomized, double-blind study[J]. Anesthesiology, 2005, 103(6): 1211−1217.

［24］ Lee A I, McCarthy R J, Toledo P, et al. Epidural Labor Analgesia-Fentanyl Dose and Breastfeeding Success: A Randomized Clinical Trial[J]. Anesthesiology, 2017, 127(4): 614−624.

［25］ Shmueli A, Salman L, Orbach-Zinger S, et al. The impact of epidural analgesia on the duration of the second stage of labor[J]. Birth, 2018, 45(4): 377−384.

［26］ Lim G, Facco F L, Nathan N, et al. A Review of the Impact of Obstetric Anesthesia on Maternal and Neonatal Outcomes[J]. Anesthesiology, 2018, 129(1): 192−215.

［27］ Tan D J A, Lew J P, Jumhasan M B, et al. Investigating factors associated with success of breastfeeding in first-time mothers undergoing epidural analgesia: a prospective cohort study[J]. Int Breastfeed J, 2018, 13: 42.

［28］ Heesen P, Halpern S H, Beilin Y, et al. Labor neuraxial analgesia and breastfeeding: An updated systematic review[J]. J Clin Anesth, 2021, 68: 110105.

第二十六章
分娩镇痛期间的饮食争议

产妇在产程中的饮食管理，一直以来都有较大争议，过于宽松的饮食可能会使产妇在麻醉期间误吸风险增加，而严格的禁食、禁饮虽然降低了误吸风险，但因产程中体力消耗过大，能量补充不足，可能增加剖宫产的风险。目前，国际和国内并无统一的饮食标准，本章回顾分析了这一主题相关的证据，以及各主要学术组织的指南，以期为临床实践提供参考。

一、对产妇饮食限制的历史

最早描述产妇误吸综合征的 Mendelson 在 1946 年分析了 44 016 例产妇的临床资料发现，有 66 例接受全身麻醉的产妇发生了反流误吸，误吸发生率为 15/10 000，据此推测产妇麻醉后发生的肺不张、肺炎、肺水肿等并发症是由于胃内容物误吸入肺所致，因此建议产妇在产程中只能经口摄入水或冰块，期望通过严格禁食来降低产妇在分娩镇痛或产科麻醉中误吸的发生率[1]。而该研究背景是面罩吸入麻醉盛行、区域麻醉应用有限、没有禁食、不适用抗酸药物的 20 世纪 40 年代。由此诞生了 "NPO" 政策，"NPO" 源于拉丁文 "nil per os"，意思是 "nothing by mouth，不能吃任何东西"，在当时的年代提出 NPO 是有道理的。而此后，美国等国家相继采用产程中饮食限制的管理，几乎延续至今[2]。

但现代产科麻醉已与 Mendelson 时代大不相同，椎管内麻醉广泛应用于分娩镇痛和剖宫产，全身麻醉的使用频率显著下降，麻醉药物、麻醉技术及气道管理设备得到明显改进，麻醉科医师的临床技术及对反流误吸的警惕性也大大提高。1962 年的一项报道称，经阴道分娩的产妇反流误吸发生率为 1.6/10 000，而实施麻醉的人员多为没有经过正规麻醉培训的护士。1992 年 Dindelli 回顾了意大利一家医院 12 380 例剖宫产患者，发现误吸的发生率为 1：1 547（6.4/10 000），几乎所有病例都与急诊手术和困难插管有关。挪威的一项研究也发现，剖宫产产妇误吸的发生率更高，但所有患者都合并有其他危险因素。多项调查研究均表明，美国和英国在过去的 20 ～ 30 年产科误吸的发生率急剧下降，很大程度上归功于产科麻醉的重要进步[3]。

二、分娩过程中经口摄食对产妇的影响

1. 分娩时的能量需求

分娩时产妇往往消耗大量的能量，目前对产程中营养物质和能量来源的相关研究极少，但有研究发现分娩时的代谢需求和持续的适度有氧运动类似[4]，需要在此期间摄入碳水化合物类的饮料以缓解疲劳[5]。国内一项关于硬膜外镇痛产妇能量补充效果的研究也发现，相比运动饮料和小米粥，半固体食物（一种将碳水化合物、蛋白质、脂肪、膳食纤维等按比例配比的半固体肠内营养品）用于硬膜外镇痛中产妇能量补充效果更佳[6]。

2. 产妇及新生儿酮症

严格的禁食可能会导致母体和新生儿出现酮症。产妇分娩期间能量代谢主要来源于血葡萄糖，部分来自脂肪酸。正常情况下机体可直接利用储存在肝脏的糖原来获得能量，当糖原储备耗尽时，肝脏会分解脂肪从而产生酮体。尽管在很多严格禁食的产妇的血液和尿液中可以检测到酮体，目前尚不清楚酮体是否会对产妇或新生儿产生负面影响，这一现象是生理性的还是病理性的也无法定论。研究认为酮症的产生可能是碳水化合物缺乏导致的代谢冲突，提示需要增加碳水化合物的摄入[7]。增加能量摄入可有效解决这一问题，进而对母体和胎儿产生益处。自身能量储备的消耗不仅影响外周肌肉的代谢，还会导致中枢疲劳，进而影响产妇的心理应对能力。

3. 产妇及新生儿低钠血症

产妇大量饮用低渗液体可能会引起低钠血症，产妇细胞外液量增加，而分娩时机体对水的处理能力下降使得母体和胎儿可能经历血清钠的快速下降[8]。Mendelson 曾建议必要时给予肠外营养，但事实上由于

产程时长的不确定性,产妇需要的能量和水分也无法预计,因此静脉补液很难确保产妇营养和液体平衡,甚至可能导致补液过量和低钠血症。静脉输注葡萄糖液可能使母体胰岛素分泌量增加,增加新生儿低血糖风险。因此,不主张给产妇常规静脉补液以替代经口饮食。但对接受硬膜外镇痛的产妇,产程期间需常规开放静脉维持补液,以应对可能发生的意外及并发症,而非替代经口饮食。

4. 产妇的舒适度

饮食是产妇的基本生理需求之一,限制饮食可能会使产妇感到紧张或焦虑。一项研究对159例产妇分娩期间的精神压力进行了评估,有27%的产妇认为禁食造成中至重度压力,57%的产妇认为禁饮水造成中至重度压力[9]。另有研究显示,允许在分娩过程中进食清淡食物的产妇恶心、呕吐的发生率与禁食产妇无明显差异,且能够提高产妇满意度,分娩期间是否禁食在分娩时间、镇痛选择、分娩方式及新生儿结局方面无影响[10]。

三、产程中饮食管理的现状和争议

尽管国内传统观念认为产妇应当在产程中进食来保持体力,但国际上通常在产程中限制经口摄入食物。孕产妇通常被认为是发生误吸综合征的高危人群,主要是因为妊娠期食管下段括约肌张力下降,肠蠕动减少,妊娠晚期增大的子宫增加胃内压力,且产程中疼痛、产妇的情绪以及分娩镇痛时阿片类药物的使用均为影响胃排空的因素,如果实施全身麻醉则会进一步增加反流误吸的风险。2008年美国护理助产士学院(ACNM)的一项回顾性调查显示,美国医院往往在潜伏期允许进食清亮的液体,在产程活跃期允许口服少量水或冰块。仅不到10%的医院允许在潜伏期进食,在活跃期则不允许进食;在英国,96%的产科医疗机构允许进食,其中32.8%不限制饮食及饮水;在荷兰,73%的产科医师和67%的助产士会让产妇自行决定

是否进食[3]。

在现代产科麻醉飞速发展的今天,越来越多的随机对照研究表明自由饮食的产妇和限制饮食的产妇相比,母婴结局无明显差异,且自由饮食组的产妇产程明显缩短,其他观察指标无明显差异。美国一项大样本的回顾性研究发现,美国30家医疗机构调查了25.7万例分娩记录,共157例出现了并发症,但没有产妇发生误吸综合征[11]。2013年Vallejo等[12]研究发现,接受分娩镇痛的产妇中禁食组和饮用高蛋白饮料组间恶心、呕吐、胃排空速率均无显著差异,但高蛋白饮料组产妇满意度较高。通过床旁超声测量产妇胃窦横截面积从而评估胃排空的临床观察也发现,碳水化合物类饮料与水在胃排空速度无明显差异[13]。

由于产程中的饮食管理意见尚未统一,不同学术组织对产程中的饮食管理指南也不尽相同。美国护理助产士学院建议:正常产程中使用分娩镇痛后不应限制口服摄入,对于误吸风险较低的产妇,饮食的摄入根据产妇的意愿自行决定。如果产妇有并发症、产科危重症、胎儿宫内情况不稳定、气管插管困难等,则要限制口服摄入[14]。澳大利亚皇家和新西兰产科医师学院建议进入活跃期的产妇摄入清亮饮料和清淡饮食。麻醉科医师参与制订的临床指南更关注反流误吸的发生,因此饮食限制更为严格,并对食物种类提供建议,2013年美国妇产科医师协会和美国麻醉医师协会联合发表了一项实践指南:无并发症的产妇在分娩期间可以口服清亮饮料,清亮饮料包括但不限于水、无渣的果汁、碳酸饮料、透明的茶水、黑咖啡和运动饮料,同时应避免摄入固体食物,如果患者合并过度肥胖、糖尿病、困难气道和有剖宫产指征,应该进一步控制饮食[15]。国内《2017版中国麻醉学指南与专家共识》中指出:产妇进入产房后避免摄入固体食物,可以饮用高能量无渣饮料,以免在紧急情况下实施全麻手术中发生反流误吸。国际和国内主要学术组织对产程中饮食管理的建议见表26-1。

表26-1　不同学术组织对产程中饮食管理的建议

组　　　　织	年　份	建　　　议
WHO[16]	2015	鼓励产妇自由饮食
美国助产士协会(ACNM)[14]	2016	鼓励健康产妇在正常产程中自主决定适当的饮食
美国妇产科医师协会(ACOG)[17]	2017	无并发症的产妇可进饮适量清亮液体;监测尿量和酮体水平,必要时静脉输液
美国麻醉医师协会(ASA)[15]	2016	无并发症的产妇可进饮适量清亮液体,禁食固体食物
欧洲麻醉学会(ESA)[3]	2011	产妇可随意饮用清亮液体,可吃易消化、低残留的食物;活跃期避免固体食物

续　表

组　　　　织	年　份	建　　议
中华医学会麻醉学分会[18]	2016	产妇进入产房后避免固体食物,可饮用高能量无渣饮料
英国皇家妇产科医师协会（RCOG）[19]	2016	产妇若无全身麻醉的危险因素、未用阿片类药物则可清淡饮食
英国国家妇女和儿童中心[3]	2014	产妇可饮水、等渗饮料优于纯水；若无全身麻醉的危险因素、未用阿片类药物则可清淡饮食
澳大利亚皇家和新西兰产科医师学院（RANZCOG）[3]	2016	进入活跃期的产妇摄入清亮饮料和清淡饮食

注：中华医学会麻醉学分会产科学组针对准备分娩镇痛前的产妇提出建议,并非对所有的产科。

四、总结与展望

在现代产科麻醉快速进步的今天,分娩镇痛与椎管内麻醉的广泛应用,人们对产程中的饮食观念发生了从严格禁食到积极补充能量的改变,产程中产妇的舒适度和需求也逐渐被重视。越来越多的证据显示误吸的风险不取决于禁食政策和胃内容物状态,产妇的误吸发生率极少,宽松的饮食政策并不增加误吸的发生率。因此我们认为,有全身麻醉危险因素、中转剖宫产可能性高的产妇,应避免固体饮食,可饮高能量无渣饮食;大多数的低危产妇可食用清淡易消化的食物。同时,需要由产科医师、麻醉科医师及助产士团队建立有效的沟通机制、风险处理流程、制定合理的综合方案,有效的分娩镇痛加上科学的饮食指导有利于改善产程管理质量,促进产程进展,提高母婴安全。但目前对产程中饮食管理的问题仍存在较多争议,各国对产程中进食的建议和实践也不尽相同,对低危产妇仍缺乏准确的预测,因此需要更多的研究来验证产程中进食的利弊,以确定并建议产妇产程中饮食管理的最佳实践。

（马蕊婧,胡晓炳）

参考文献

［1］ Mendelson C L. The aspiration of stomach contents into the lungs during obstetric anesthesia[J]. Am J Obstet Gynecol, 1946, 52: 191-205.

［2］ Shea-Lewis A, Eckardt P, Stapleton D. CE: Original Research: An Investigation into the Safety of Oral Intake During Labor[J]. Am J Nurs, 2018, 118(3): 24-31.

［3］ Sperling J D, Dahlke J D, Sibai B M. Restriction of oral intake during labor: whither are we bound?[J]. Am J Obstet Gynecol, 2016, 214(5): 592-596.

［4］ Huang C Y, Luo B R, Hu J. Investigation on the status of oral intake management measures during labor in China[J]. Medicine (Baltimore), 2020, 99(23): e20626.

［5］ Simonet T, Gakuba C, Desmeulles I, et al. Effect of Oral Carbohydrate Intake During Labor on the Rate of Instrumental Vaginal Delivery: A Multicenter, Randomized Controlled Trial[J]. Anesth Analg, 2020, 130(6): 1670-1677.

［6］ 史媛,董贝贝,谢亮亮,等. 半固体食物用于硬膜外分娩镇痛产妇能量补充的效果[J]. 中华麻醉学杂志, 2020, 40(7): 855-858.

［7］ Malin G L, Bugg G J, Thornton J, et al. Does oral carbohydrate supplementation improve labour outcome? A systematic review and individual patient data meta-analysis[J]. BJOG, 2016, 123(4): 510-517.

［8］ Moen V, Brudin L, Rundgren M, et al. Hyponatremia complicating labour - rare or unrecognised? A prospective observational study[J]. BJOG, 2009, 116(4): 552-561.

［9］ Ciardulli A, Saccone G, Anastasio H, et al. Less-Restrictive Food Intake During Labor in Low-Risk Singleton Pregnancies: A Systematic Review and Meta-analysis[J]. Obstet Gynecol, 2017, 129(3): 473-480.

［10］ Rousset J, Clariot S, Tounou F, et al. Oral fluid intake during the first stage of labour: A randomised trial[J]. Eur J Anaesthesiol, 2020, 37(9): 810-817.

［11］ D'angelo R, Smiley R M, Riley E T, et al. Serious complications related to obstetric anesthesia: the serious complication repository project of the Society for Obstetric Anesthesia and Perinatology[J]. Anesthesiology, 2014, 120(6): 1505-1512.

［12］ Vallejo M C, Cobb B T, Steen T L, et al. Maternal outcomes in women supplemented with a high-protein drink in labour[J]. Aust N Z J Obstet Gynaecol, 2013, 53(4): 369-374.

［13］ Arzola C, Perlas A, Siddiqui N T, et al. Gastric ultrasound in the third trimester of pregnancy: a randomised controlled trial to develop a predictive model of volume assessment[J]. Anaesthesia, 2018, 73(3): 295-303.

［14］ Providing Oral Nutrition to Women in Labor: American College of Nurse-Midwives[J]. J Midwifery Womens Health, 2016, 61(4): 528-534.

［15］ Practice Guidelines for Obstetric Anesthesia: An Updated Report by the American Society of Anesthesiologists Task Force on Obstetric Anesthesia and the Society for Obstetric Anesthesia and Perinatology[J]. Anesthesiology, 2016, 124(2): 270-300.

［16］ World Health Organization: Pregnancy, Childbirth, Postpartum and Newborn Care: A Guide for Essential Practice[M]. 3rd ed. Geneva: World Health Organization, 2015.

［17］ ACOG Committee Opinion No. 766: Approaches to Limit Intervention During Labor and Birth[J]. Obstet Gynecol, 2019, 133(2): e164-e173.

［18］ 中华医学会麻醉学分会. 2017版中国麻醉学指南与专家共识［M］. 北京: 人民卫生出版社, 2017: 252.

［19］ Intrapartum Care: Care of Healthy Women and Their Babies During Childbirth[J]. London, 2014.

第二十七章
椎管内分娩镇痛与产时发热的关系

硬膜外镇痛与母体温度逐渐升高之间的关系最早由Fusi[1]于1989年首次发文报道。虽然硬膜外镇痛作为孕妇体温升高的原因最初受到质疑，但其后一些观察性研究和随机对照研究都支持这种关联。尽管硬膜外镇痛与母体发热存在相关性，但却无法证实二者存在直接或必然关系，其确切机制亦无定论。接受硬膜外镇痛的产妇发热率差异很大，在11%～33%之间[2]，但造成这种差异的原因并不清楚。由于发热对产妇和胎儿的不良影响，这一并发症引起了临床医师的广泛关注。本章将对硬膜外镇痛相关母体发热（epidural related maternal fever, ERMF）发生的可能机制及对母婴的影响作一介绍。

一、ERMF发生的可能机制

1. ERMF与感染

感染似乎是最有可能引发ERMF的原因。宫腔感染、绒毛膜羊膜炎可致产妇发热，硬膜外镇痛可能延长产程并增加阴道检查的次数，从而增加感染的可能性。尽管绒毛膜羊膜炎的确切发生率有所不同，但ERMF的发病率显然超过了其发生率。更具说服力的是，对硬膜外镇痛相关产时发热的产妇进行胎盘组织学检查及血液培养未发现微生物阳性证据[3,4]。预防性使用广谱头孢菌素抗感染治疗未能减少ERMF的发生[5]。但最近的一项包含37 786名产妇的回顾性队列研究显示，接受硬膜外镇痛的足月初产妇组织学绒毛膜羊膜炎发生率更高，新生儿感染风险也更高[6]。

2. ERMF与体温调节功能改变

正常体温的维持有赖于机体产热和散热的动态平衡。正常分娩时疼痛、子宫收缩、骨骼肌运动都使产热增加，而出汗、过度通气则有助于散热，二者协调平衡以维持机体的正常体温。硬膜外分娩镇痛可能干扰了下丘脑体温调节中枢对冷热的反应，使产热增加[1]。硬膜外麻醉后产妇寒战的发生率更高，导致产热进一步增加。分娩镇痛的产妇，由于疼痛缓解而减少过度通气，使散热减少。而且硬膜外镇痛可通过阻滞交感神经，在引起阻滞平面以下血管扩张的同时，使阻滞平面以上的血管代偿性收缩，使散热减少[7]。另外，有研究显示[8]，硬膜外阻滞可通过增加体温调节性出汗的阈值来改变对体温的调节反应，从而使散热减少。上述改变的综合效应可导致产热和散热的平衡失调，产热多而散热少，从而使产妇体温升高。

3. ERMF与无菌性炎症

无菌性炎症反应机制是目前的主流观点，ERMF的发生与病原微生物感染无关，而是通过某种机制激活了母体潜在的炎症反应应答，从而引起产妇发热[3]。有研究表明，产妇接受硬膜外镇痛后，促炎细胞因子白介素-6（IL-6）水平明显升高[4,9]。ERMF的发生与无菌性炎症有关的最令人信服的证据可能是通过母体给予大剂量甲基强的松龙可以几乎完全抑制这种炎症反应[10]。同样，Wang等[11]在硬膜外使用小剂量地塞米松也可抑制产妇发热，同时降低产妇血浆IL-6水平。然而，尽管糖皮质激素的使用可以降低ERMF的发生率，但新生儿无症状菌血症的发生率却增加了。

二、ERMF过程中炎症反应的可能触发因素

1. 妊娠及分娩

妊娠是一个特殊的生理状态，妊娠时免疫系统的变化在许多方面与机体应对无菌性炎症时的免疫反应高度相似，如T细胞增殖减少、自然杀伤细胞的细胞毒性降低等[12]。多项研究提示自然分娩时体内炎症因子的表达增加，而妊娠期胎盘/蜕膜组织和滋养层等非淋巴组织是细胞因子生成的位点。在围生期，由于炎症因子及其他多重免疫调节分子的产生增加，即使母体并没有感染征象，胎膜和蜕膜上的白细胞和炎性因子仍表现出增加的趋势[13]。同时，基因分析显示在足月自然分娩的产妇中，即使无绒毛膜羊膜炎的病理学证据支持，其绒毛膜羊膜组织中炎症控制基因仍表达上调，而这种炎症信号在其全血基因分析中却并不

明显[14]。此外,分娩这一生理过程似乎也在影响母体发热。在临床实践中发现,相对于接受硬膜外镇痛的产妇而言,接受椎管内麻醉行择期剖宫产的产妇几乎不发生母体发热,这在某种程度上提示ERMF的发生发展与产程发展及分娩过程存在关联。已有研究发现宫口 < 6 cm 的活跃期产妇血液中的中性粒细胞、IL-6和IL-10的浓度比尚在潜伏期的产妇高[15]。以上研究提示妊娠及分娩过程中特殊的炎症反应变化可能是ERMF的发生的机制之一。

2. 硬膜外穿刺置管

硬膜外穿刺是一种侵入性操作。过去的研究表明,精神压力和局部手术创伤与临床相关的炎症和细胞因子释放有关[16]。但仅靠硬膜外穿刺针和导管的置入而触发与ERMF相关的炎症反应尚缺乏相关研究证据支持。一项对硬膜外麻醉下行矫形手术患者的研究中发现,硬膜外隙置管后中性粒细胞的凋亡受到抑制,全身炎性细胞因子释放,但释放的细胞因子的数量级并不足以引起全身性炎症反应[17]。因此硬膜外分娩镇痛操作与ERMF相关全身炎症反应的关系仍需进一步研究来阐释。

3. 分娩镇痛常用药物

(1)阿片类药物:Douma 等[18]对比了硬膜外镇痛、瑞芬太尼静脉镇痛和无镇痛对照组的发热率,发现硬膜外组发热率显著增加,而瑞芬太尼组并不增加产妇的发热率。Gross 等[19]的研究也显示,静脉应用阿片类药物纳布啡的产妇发热率与无镇痛对照组相似,而硬膜外镇痛组发热率显著升高。在男性健康志愿者中,静脉注射芬太尼可抑制由致热原IL-2引发的发热反应[20]。另一项研究同样显示,无论产妇在硬膜外镇痛时是否使用阿片类药物,ERMF同样发生,而另一组仅接受胃肠外阿片类药物镇痛的产妇体温并不升高[21]。以上研究提示,阿片类药物与ERMF相关的依据不足。

(2)局部麻醉药:局部麻醉药是硬膜外镇痛的常规用药组成部分,大多数研究报道ERMF发生在硬膜外镇痛后6 h内,硬膜外镇痛开始后体温逐渐升高。该时间范围与局部麻醉药引起的药理作用与RNA转录的变化相一致。提示局部麻醉药在ERMF的发生中扮演重要角色。分娩镇痛中常用的局部麻醉药有布比卡因和罗哌卡因。硬膜外使用不同的局部麻醉药对产时发热影响不同,这可能与不同局部麻醉药对炎症的刺激程度有关。一项回顾性队列研究[22]比较了0.08%罗哌卡因和0.06%左旋布比卡因用于硬膜外镇痛,发现罗哌卡因组产妇发热率明显低于左旋布比卡

因组。另一项回顾性研究[23]比较了不同浓度罗哌卡因(0.075% vs. 0.1%)椎管内分娩镇痛对母体产时发热、IL-6、TNF-α 的影响。结果发现低浓度罗哌卡因组的母体发热率较低,IL-6和TNF-α 的浓度也更低。临床常规剂量的布比卡因经硬膜外隙注入后,一部分会经硬膜外血管吸收进入体循环。布比卡因可通过诸如电子链功能失调、抑制线粒体能量代谢、过度氧化应激等机制引起线粒体损伤和细胞损伤[24]。线粒体损伤释放的活性氧可激活炎症因子(如IL-1β 和IL-18等),还可诱导其他产热细胞因子的产生。而受损的细胞可释放出一种称为"警戒素"的分子,它可以刺激免疫细胞产生致热原(图27-1)[25]。研究显示剖宫产术后皮下给予布比卡因与伤口中抗炎细胞因子IL-10的减少和促炎介质P物质的增加有关[26]。在大鼠骨骼肌注射局部麻醉药可使IL-1、IL-6、TNF-α 等炎症因子表达增加[27]。最近的研究认为ERMF与布比卡因扰乱单核细胞对抗热原IL-1ra的释放受损有关[28]。Wohlrab 等[29]认为罗哌卡因通过不同的信号通路导致细胞损伤和死亡,各种促炎反应累加起来最终导致发热。Sultan[30]认为局部麻醉药可能通过免疫调节和细胞损伤触发ERMF。

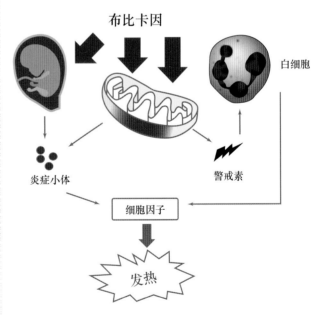

图27-1　布比卡因可能引起硬膜外相关孕产妇发热的机制

(3)其他药物:右美托咪定(dexmedetomidine,DEX)是一种高度选择性的 α 2 肾上腺素受体激动剂,除具有镇静、镇痛和抗焦虑作用外,越来越多的研究发现其可减轻炎症反应[31, 32]。近年来,有研究将右美托咪定取代阿片类药物应用于椎管内分娩镇痛,取得了

良好的镇痛效果[33]。最近的一项研究显示,硬膜外镇痛加用右美托咪定较单独使用罗哌卡因产时发热率降低[34]。其减轻炎症及减少发热的作用尚有待进一步研究。

三、ERMF 对母婴的影响

1. ERMF 对产妇的影响

产妇发热后可出现心率增快、心输出量增加,母体基础代谢率升高,体内酸性代谢产物增加。加上妊娠期本身的生理改变,孕妇肺功能残气量减少20%～30%,氧储备能力明显减少,发热时氧耗进一步增加,更易引起机体酸碱平衡失衡和电解质紊乱。由于ERMF几乎无法与感染引起的发热相鉴别,因此产时发热会增加感染排查性检查,如血培养、宫腔拭子培养以及胎盘病理检查等。产妇也更容易接受抗生素治疗或接受剖宫产手术[2]。

2. ERMF 对新生儿的影响

产时体温升高与新生儿不良结局风险增加有关[35, 36]。不良结局包括新生儿败血症、1 min Apgar评分低、脐动脉pH < 7.1、抗生素使用增加和住院时间延长等[37]。更引人关注的是,Sara等[38]的荟萃分析显示任何原因引起的分娩期发热均与新生儿脑损伤有关。

宫内炎症可以导致胎儿脑部炎症和神经毒性。Kovo等[39]发现胎儿酸中毒的风险与胎盘炎症程度相关。动物实验显示,暴露于母体炎症中的小鼠,其大脑内肿瘤坏死因子(TNF-α)的表达显著增加,并且皮质培养物中的树突状细胞数量减少。该实验表明,即使在低水平且没有感染的情况下,宫内炎症也会对足月胎儿的神经元产生不利影响[40]。Segal等[41]建立了足月妊娠大鼠非感染性炎症发热模型,该模型提示母鼠注射IL-6会导致胎鼠产生神经炎症反应。

四、小结

分娩镇痛相关母体发热发生机制尚未完全明确,无菌性炎症反应机制是目前的主流观点。由于产时发热可能给母婴带来不利影响,因此目前研究的主要任务仍然是更好地了解硬膜外镇痛引发炎症的机制;找到准确、快速的方法来识别硬膜外镇痛后发热的高危人群,以便进行可能的干预;找到安全、有效的预防性干预措施,以防止母体和胎儿暴露于高温和炎症中。

(陈秀斌,孙晓林)

参考文献

[1] Fusi L, Steer P J, Maresh M J, et al. Maternal pyrexia associated with the use of epidural analgesia in labour[J]. Lancet, 1989, 1(8649): 1250−1252.

[2] Segal S. Labor epidural analgesia and maternal fever[J]. Anesth Analg, 2010, 111(6): 1467−1475.

[3] Riley L E, Celi A C, Onderdonk A B, et al. Association of epidural-related fever and noninfectious inflammation in term labor[J]. Obstet Gynecol, 2011, 117(3): 588−595.

[4] Goetzl L, Evans T, Rivers J, et al. Elevated maternal and fetal serum interleukin-6 levels are associated with epidural fever[J]. Am J Obstet Gynecol, 2002, 187(4): 834−838.

[5] Sharma S K, Rogers B B, Alexander J M, et al. A randomized trial of the effects of antibiotic prophylaxis on epidural-related fever in labor[J]. Anesth Analg, 2014, 118(3): 604−610.

[6] Jia L, Cao H, Guo Y, et al. Evaluation of Epidural Analgesia Use During Labor and Infection in Full-term Neonates Delivered Vaginally[J]. JAMA Netw Open, 2021, 4(9): e2123757.

[7] 张艳菊,于志强,王үχ波. 接受硬膜外分娩镇痛产妇产时发热原因及其对母婴影响的研究进展[J]. 山东医药, 2019, 59(27): 110−114.

[8] Glosten B, Savage M, Rooke G A, et al. Epidural anesthesia and the thermoregulatory responses to hyperthermia — preliminary observations in volunteer subjects[J]. Acta Anaesthesiol Scand, 1998, 42(4): 442−446.

[9] Smulian J C, Bhandari V, Vintzileos A M, et al. Intrapartum fever at term: serum and histologic markers of inflammation[J]. Am J Obstet Gynecol, 2003, 188(1): 269−274.

[10] Goetzl L, Zighelboim I, Badell M, et al. Maternal corticosteroids to prevent intrauterine exposure to hyperthermia and inflammation: a randomized, double-blind, placebo-controlled trial[J]. Am J Obstet Gynecol, 2006, 195(4): 1031−1037.

[11] Wang L Z, Hu X X, Liu X, et al. Influence of epidural dexamethasone on maternal temperature and serum cytokine concentration after labor epidural analgesia[J]. Int J Gynaecol Obstet, 2011, 113(1): 40−43.

[12] Schminkey D L, Groer M. Imitating a stress response: a new hypothesis about the innate immune system's role in pregnancy[J]. Med Hypotheses, 2014, 82(6): 721−729.

[13] Keelan J A, Blumenstein M, Helliwell R J, et al. Cytokines, prostaglandins and parturition — a review[J]. Placenta, 2003, 24 (Suppl A): S33−S46.

[14] Haddad R, Tromp G, Kuivaniemi H, et al. Human spontaneous labor without histologic chorioamnionitis is characterized by an acute inflammation gene expression signature[J]. Am J Obstet Gynecol, 2006, 195(2): 394 e391−e324.

[15] Neal J L, Lamp J M, Lowe N K, et al. Differences in inflammatory markers between nulliparous women admitted to hospitals in preactive vs active labor[J]. Am J Obstet Gynecol, 2015, 212(1): 68 e61−e68.

[16] 张玥琪,徐振东,刘志强.硬膜外镇痛相关母体发热的炎症机制研究进展[J].国际麻醉学与复苏杂志,2020,41(1):76-78.

[17] Fanning N F, Porter J, Shorten G D, et al. Inhibition of neutrophil apoptosis after elective surgery[J]. Surgery, 1999, 126(3): 527-534.

[18] Douma M R, Stienstra R, Middeldorp J M, et al. Differences in maternal temperature during labour with remifentanil patient-controlled analgesia or epidural analgesia: a randomised controlled trial[J]. Int J Obstet Anesth, 2015, 24(4): 313-322.

[19] Gross J B, Cohen A P, Lang J M, et al. Differences in systemic opioid use do not explain increased fever incidence in parturients receiving epidural analgesia[J]. Anesthesiology, 2002, 97(1): 157-161.

[20] Negishi C, Lenhardt R, Ozaki M, et al. Opioids inhibit febrile responses in humans, whereas epidural analgesia does not: an explanation for hyperthermia during epidural analgesia[J]. Anesthesiology, 2001, 94(2): 218-222.

[21] Camann W R, Hortvet L A, Hughes N, et al. Maternal temperature regulation during extradural analgesia for labour[J]. Br J Anaesth, 1991, 67(5): 565-568.

[22] Lee H L, Lo L M, Chou C C, et al. Comparison between 0.08% ropivacaine and 0.06% levobupivacaine for epidural analgesia during nulliparous labor: a retrospective study in a single center[J]. Chang Gung Med J, 2011, 34(3): 286-292.

[23] Zhou X, Li J, Deng S. Ropivacaine at different concentrations on intrapartum fever, IL-6 and TNF-α in parturient with epidural labor analgesia[J]. Exp Ther Med, 2019, 17(3): 1631-1636.

[24] Cela O, Piccoli C, Scrima R, et al. Bupivacaine uncouples the mitochondrial oxidative phosphorylation, inhibits respiratory chain complexes I and III and enhances ROS production: results of a study on cell cultures[J]. Mitochondrion, 2010, 10(5): 487-496.

[25] Chan J K, Roth J, Oppenheim J J, et al. Alarmins: awaiting a clinical response[J]. J Clin Invest, 2012, 122(8): 2711-2719.

[26] Carvalho B, Clark D J, Yeomans D C, et al. Continuous subcutaneous instillation of bupivacaine compared to saline reduces interleukin 10 and increases substance P in surgical wounds after cesarean delivery[J]. Anesth Analg, 2010, 111(6): 1452-1459.

[27] Oz Gergin O, Bayram A, Gergin I S, et al. Comparison of myotoxic effects of levobupivacaine, bupivacaine and ropivacaine: apoptotic activity and acute effect on pro-inflammatory cytokines[J]. Biotech Histochem, 2019, 94(4): 252-260.

[28] Del Arroyo A G, Sanchez J, Patel S, et al. Role of leucocyte caspase-1 activity in epidural-related maternal fever: a single-centre, observational, mechanistic cohort study[J]. Br J Anaesth, 2019, 122(1): 92-102.

[29] Wohlrab P, Boehme S, Kaun C, et al. Ropivacaine Activates Multiple Proapoptotic and Inflammatory Signaling Pathways That Might Subsume to Trigger Epidural-Related Maternal Fever[J]. Anesth Analg, 2020, 130(2): 321-331.

[30] Sultan P, David A L, Fernando R, et al. Inflammation and Epidural-Related Maternal Fever: Proposed Mechanisms[J]. Anesth Analg, 2016, 122(5): 1546-1553.

[31] Wang K, Wu M, Xu J, et al. Effects of dexmedetomidine on perioperative stress, inflammation, and immune function: systematic review and meta-analysis[J]. Br J Anaesth, 2019, 123(6): 777-794.

[32] Mei B, Li J, Zuo Z. Dexmedetomidine attenuates sepsis-associated inflammation and encephalopathy via central alpha2A adrenoceptor[J]. Brain Behav Immun, 2021, 91: 296-314.

[33] Zhang T, Yu Y, Zhang W, et al. Comparison of dexmedetomidine and sufentanil as adjuvants to local anesthetic for epidural labor analgesia: a randomized controlled trial[J]. Drug Des Devel Ther, 2019, 13: 1171-1175.

[34] Li L, Yang Z, Zhang W. Epidural Dexmedetomidine for Prevention of Intrapartum Fever During Labor Analgesia: A Randomized Controlled Trial[J]. Pain Ther, 2021, 10(1): 391-400.

[35] Ashwal E, Salman L, Tzur Y, et al. Intrapartum fever and the risk for perinatal complications — the effect of fever duration and positive cultures[J]. J Matern Fetal Neonatal Med, 2018, 31(11): 1418-1425.

[36] Greenwell E A, Wyshak G, Ringer S A, et al. Intrapartum temperature elevation, epidural use, and adverse outcome in term infants[J]. Pediatrics, 2012, 129(2): e447-e454.

[37] Khanna P, Jain S, Thariani K, et al. Epidural Fever: Hiding in the Shadows[J]. Turk J Anaesthesiol Reanim, 2020, 48(5): 350-355.

[38] Morton S, Kua J, Mullington C J. Epidural analgesia, intrapartum hyperthermia, and neonatal brain injury: a systematic review and meta-analysis[J]. Br J Anaesth, 2021, 126(2): 500-515.

[39] Kovo M, Schreiber L, Ben-Haroush A, et al. Association of non-reassuring fetal heart rate and fetal acidosis with placental histopathology[J]. Placenta, 2011, 32(6): 450-453.

[40] Elovitz M A, Brown A G, Breen K, et al. Intrauterine inflammation, insufficient to induce parturition, still evokes fetal and neonatal brain injury[J]. Int J Dev Neurosci, 2011, 29(6): 663-671.

[41] Segal S, Pancaro C, Bonney I, et al. Noninfectious Fever in the Near-Term Pregnant Rat Induces Fetal Brain Inflammation: A Model for the Consequences of Epidural-Associated Maternal Fever[J]. Anesth Analg, 2017, 125(6): 2134-2140.

第二十八章

椎管内分娩镇痛与产后抑郁的关系

产后抑郁（postpartum depression, PPD）是一类严重损害产妇身心健康甚至危及生命的精神疾病。因PPD自杀导致的死亡占产后一年内死亡的20%。产后抑郁对关系密切的家庭成员也会产生不良影响，患者丈夫在产后12个月内罹患抑郁症风险大大增加，而其婴幼儿也更易发生认知和情感行为障碍、发育迟缓。因此，产后抑郁在国内外备受关注，但是其病因复杂，可能有社会、生物、心理以及遗传等多种因素，目前还无有效的防治手段[1]。慢性疼痛与抑郁的关系已为大多数人认可，有学者也推测，未经良好控制的分娩疼痛可能转化为慢性持续性疼痛，并导致PPD风险增加，有效的分娩镇痛可能减少PPD的发生。也确有研究证实椎管内分娩镇痛降低了PPD的发生率[2]，这一结果令人振奋。因为PPD的很多危险因素是不可控的，但是如能通过控制分娩疼痛而减少PPD，岂非是一举两得？2014年 Anesth Analg 杂志就曾发表题为 "Double duty: Does epidural labor analgesia reduce both pain and postpartum depression?" 的述评，表达了一定的乐观态度[3]。但是随着研究的深入，这一话题更是众说纷纭，莫衷一是。本章拟结合近年来的相关研究，就椎管内分娩镇痛与PPD之间的关系进行探讨与思考。

一、分娩疼痛与产后抑郁

无论是剖宫产后还是经阴道分娩时的急性疼痛，都有可能转变为慢性持续性疼痛，困扰产妇的产后生活。经阴道分娩后的会阴痛、阴道痛及腰背痛等，可以持续到产后3～12个月，甚至更长[4]。最近来自瑞典的一项调查数据更是触目惊心，即每6名产妇中就有1名在产后8个月还存在慢性疼痛，疼痛程度为中到重度[5]。

在2007年，国际疼痛研究学会（IASP）提出要特别关注女性分娩疼痛，因为分娩疼痛会造成产后心理的异常。爱丁堡抑郁评分（Edinburgh Postnatal Depression Scale, EPDS）量表是美国妇产科医师协会（ACOG）推荐的产后心理评估的标准化问卷，用以筛查PPD。虽然EPDS不适用于PPD的诊断，但因其使用简单便捷，大多数研究都仅借助EPDS来判别PPD患者。已证实EPDS对PPD筛查的敏感性为86%，特异性78%，阳性预测值为73%[6]。一项来自加拿大的调查纳入了5 614例产妇（EPDS ≥ 13分认为是PPD症状阳性），调查发现，多数受访者（4 553/5 614, 81.7%）表示在产后前3个月有不同程度的疼痛，剖宫产的产妇主要抱怨切口痛，而经阴道分娩者主要是会阴痛。分析显示，产后持续的疼痛（包括会阴痛、切口痛、乳房痛、后背痛和严重头痛）会显著增加PPD的发生风险，而且疼痛的种类越多就越容易发生PPD[6]。

当然也有人认为产后疼痛可能只是PPD的混杂因素，一项研究发现产后8周PPD症状阳性与产后第3、5天的疼痛评分之间并无关联[7]。这可能因为早期的疼痛并不能完全预示慢性疼痛的发生，使得产后疼痛与PPD之间不能形成联系。但是2008年 Eisenach 等[8]在 PAIN 杂志上发表了其多中心研究结果：分娩后剧烈的疼痛使产妇发生产后慢性持续性疼痛的概率增加2.5倍，发生PPD的机会增加3倍，而且慢性持续性疼痛的发生与分娩的方式并无关系。因此建议要重视对分娩疼痛的有效控制。那么良好的分娩镇痛是否可以减少PPD的发生？

二、分娩镇痛降低产后抑郁的发生风险

有效控制分娩时以及分娩后的早期疼痛，可以减轻产妇围生期的痛苦和应激，可能减少慢性疼痛的发生，并提升分娩的参与感和控制感，缓解焦虑，节约体力，能够早期接触婴儿以及哺乳等，进而也有可能减少PPD的发生。

早在2004年就有研究发现，接受了硬膜外镇痛或者宫颈旁阻滞的产妇较未接受镇痛措施产妇的PPD发生风险明显降低（OR, 0.25; 95% CI, 0.09 ～ 0.72）[9]。但该研究在当时似乎未引起人们的重视。2014年来

自中国北京的一项前瞻性研究比较了接受硬膜外镇痛与未镇痛的初产妇在产后 6 周 PPD 的发生情况,结果发现未接受镇痛的初产妇为 34.6%(37/107),而接受镇痛的产妇仅为 14.0%(15/107),差异明显。该研究认为硬膜外镇痛与初产妇 PPD 的发生率降低显著相关(OR, 0.31; 95% CI, 0.12 ~ 0.82)[2]。这篇研究的结果受到广泛关注,也在随后的一些相关研究中被反复引用。该研究团队近年在北京地区开展的一项多中心临床研究纳入经阴道分娩的初产妇,在产后 6 个月和 2 年借助 EPDS 量表评估抑郁发生情况。在完成随访的产妇中,368 名接受椎管内分娩镇痛的产妇有 7.3% 发生抑郁,而 140 名未接受镇痛的产妇抑郁发生率为 13.6%。在校正混杂因素后,证实分娩镇痛显著降低了初产妇产后 2 年的抑郁发生率(OR, 0.455; 95% CI, 0.230 ~ 0.898)[10]。

Lim 等[11]开展的一项回顾性研究也证实,有效的硬膜外镇痛与产后 6 周 EPDS 的评分降低相关。有趣的是,该研究认为分娩期间镇痛前后疼痛评分的改善程度即可以预测 PPD。但是这项研究除了回顾性研究本身固有的缺陷外,同时样本量太小,仅仅纳入了201 例患者,因此结果的可信度有限。另一项来自新加坡的病例对照研究发现,接受硬膜外分娩镇痛产妇的 PPD 发生率是 10%,而未镇痛组则为 19%,多元回归分析显示未作镇痛是 PPD 发生的独立危险因素(校正OR, 1.95; 95% CI, 1.04 ~ 3.66)[12]。

上述的研究显示,椎管内分娩镇痛可能是 PPD 的保护因素。但是该结果也受到很多质疑。因为这些研究可能受限于各自的数据,忽视了疼痛、社会支持、生育恐惧和产前焦虑之间的复杂联系。另外研究所使用的统计方法可能过于简单,不足以厘清围生期疼痛、镇痛、抑郁以及其他重要混杂因素之间的关系[13]。尤其在多元回归中,是否纳入了足够混杂因素,P 的界值设定等,都对研究结果有严重的影响。

三、分娩镇痛没有降低产后抑郁的发生风险

随着相关研究的不断开展,似乎越来越多的学者认为椎管内分娩镇痛不能降低 PPD 的发生风险,当然研究者大多都声明由于存在地区经济、文化等差异,各自的研究结果不一定适用于其他国家或地区。

最近加拿大学者们发表了一项纵向队列研究,在参与者孕 18 ~ 20 周时就开始纳入,随访包括孕前、孕后 3、6 和 12 个月的 4 个时间点,将 EPDS ≥ 13 分作为 PPD 阳性标准。最终该研究纳入 709 名初产妇,分析发现硬膜外镇痛与 PPD 之间并无相关,仅产前

EPDS 评分对 PPD 有预测价值[14]。无独有偶,来自瑞典的一项基于人群的队列研究同样发现,产前抑郁(EPDS ≥ 13 分)和对分娩的恐惧都是发生 PPD 的危险因素,但也没有证实硬膜外镇痛同 PPD 风险之间有统计学意义的联系[13]。这与来自北京地区的多中心研究结果不同,虽然该研究也将产前 EPDS 及焦虑 SAS 评分等因素纳入,但是并未发现它们与产后 6 个月和 2 年的 PPD 相关[10]。

由于产前抑郁对 PPD 可能有重要的影响,因此来自以色列的一项观察性研究将有产前抑郁史以及服用过抗抑郁药物的产妇排除在外。但是该研究分组较为复杂,根据产妇分娩前是否愿意接受硬膜外镇痛和分娩时又是否接受了镇痛,分为四组。结果并未显示出 PPD 的概率与硬膜外镇痛的相关性,但那些之前本不打算使用分娩镇痛但在分娩时又改变主意的产妇,其PPD 风险则增加 50%。与产妇预期不相符的分娩经历可能是产后 6 周 PPD 的一个危险因素[15]。

在 2020 年,国际上发表了 2 篇来自不同研究团队关于分娩镇痛与 PPD 关系的 meta 分析。Almeida等[16]的 meta 分析纳入了 9 篇研究,包括 4 442 例产妇,结果显示分娩镇痛与 PPD 之间无显著联系(OR, 1.02; 95% CI, 0.62 ~ 1.66)。而 Kountanis 等[17]则纳入了 11 项观察性研究,包括 85 928 例产妇,分析后发现硬膜外镇痛的使用并未降低 PPD 的发生风险(OR, 1.03; 95% CI, 0.77 ~ 1.37)。两篇 meta 分析的结果相似。

四、思考与展望

我们曾经对椎管内分娩镇痛抱以厚望,希冀其在减轻产妇分娩疼痛同时还能降低 PPD 的发生风险,但是后续的不少研究似乎正在冷却人们的热情。那么是否就可以说椎管内分娩镇痛与 PPD 之间并无关系?目前下断言尚为时过早。

首先,现有的研究还存在不同程度的缺陷。如在 2021 年,来自 J Pain Res 的一篇综述对包括上述 2 篇 meta 分析和其他 8 篇研究进行了评价,认为不同研究的方法、协变量和结果存在较大的异质性,很难得出可靠的一致性结果[18]。没有一项研究使用随机对照试验,当然在伦理上确实难以实现随机分组。meta分析对所纳入研究的质量评级半数以上都是"poor(差)"[17]。也没有将研究对象分成亚组进行分析,比如"PPD 家族史,其他精神类疾患,产后母乳喂养情况"等[18],另外研究中也较少关注产妇的婚姻状况、家庭以及社会的地位等等。很多有产前抑郁或者对分娩恐惧的产妇更愿意或者要求给予分娩镇痛,其对

PPD的影响也还未知[19]。

其次,不少研究的失访率都在10%以上,这在其他类型的研究中可以接受,但是对于PPD患者的研究则需引起重视,不宜简单地在统计时剔除。因为这类失访的患者可能是由于抑郁原因而不愿意接受随访和调查。而现有研究均未对患者失访的原因进行解释。有研究已经发现产前EPDS评分越高的产妇在产后就越可能失访[14],那么我们是否也可以推断产后失访的患者EPDS评分可能较高?

再者,目前不少研究把筛查PPD的EPDS界值

(cut-off)设置在≥10,但是最近来自BMJ上的一项meta分析认为:将EPDS≥11分作为孕妇及产后抑郁的诊断标准可以达到最大化的敏感性和特异性,标准继续提高对敏感性的提升不显著,但13分以上后特异性大大增加[20]。因此未来的研究如将EPDS≥11或更高设为PPD阳性阈值,结论可能会有所不同。

总之,我们尚不能止步于现有的研究结论,未来还需要更多设计严谨精良的临床研究,来阐明椎管内分娩镇痛与PPD之间的确切关系。

（徐振东,季加富）

参考文献

[1] Payne J L, Maguire J. Pathophysiological mechanisms implicated in postpartum depression[J]. Frontiers in Neuroendocrinology, 2019, 52: 165−180.

[2] Ding T, Wang D X, Qu Y, et al. Epidural labor analgesia is associated with a decreased risk of postpartum depression: a prospective cohort study[J]. Anesthesia and Analgesia, 2014, 119(2): 383−392.

[3] Wisner K L, Stika C S, Clark C T. Double duty: does epidural labor analgesia reduce both pain and postpartum depression?[J]. Anesthesia and Analgesia, 2014, 119(2): 219−221.

[4] Komatsu R, Ando K, Flood P D. Factors associated with persistent pain after childbirth: a narrative review[J]. British Journal of Anaesthesia, 2020, 124(3): e117−e130.

[5] Molin B, Sand A, Berger A K, et al. Raising awareness about chronic pain and dyspareunia among women — a Swedish survey 8 months after childbirth[J]. Scandinavian Journal of Pain, 2020, 20(3): 565−574.

[6] Gaudet C, Wen S W, Walker M C. Chronic perinatal pain as a risk factor for postpartum depression symptoms in Canadian women[J]. Canadian Journal of Public Health = Revue Canadienne De Sante Publique, 2013, 104(5): e375−e387.

[7] Jardri R, Maron M, Delion P, et al. Pain as a confounding factor in postnatal depression screening[J]. Journal of Psychosomatic Obstetrics and Gynaecology, 2010, 31(4): 252−255.

[8] Eisenach J C, Pan P H, Smiley R, et al. Severity of acute pain after childbirth, but not type of delivery, predicts persistent pain and postpartum depression[J]. Pain, 2008, 140(1): 87−94.

[9] Hiltunen P, Raudaskoski T, Ebeling H, et al. Does pain relief during delivery decrease the risk of postnatal depression?[J]. Acta Obstetricia et Gynecologica Scandinavica, 2004, 83(3): 257−261.

[10] Liu Z H, He S T, Deng C M, et al. Neuraxial labour analgesia is associated with a reduced risk of maternal depression at 2 years after childbirth: a multicentre, prospective, longitudinal study[J]. European Journal of Anaesthesiology, 2019, 36(10): 745−754.

[11] Lim G, Farrell L M, Facco F L, et al. Labor analgesia as a predictor for reduced postpartum depression scores: a retrospective observational study[J]. Anesthesia and Analgesia, 2018, 126(5): 1598−1605.

[12] Suhitharan T, Pham T P, Chen H, et al. Investigating analgesic and psychological factors associated with risk of postpartum depression development: a case-control study[J]. Neuropsychiatric Disease and Treatment, 2016, 12: 1333−1339.

[13] Eckerdal P, Kollia N, Karlsson L, et al. Epidural analgesia during childbirth and postpartum depressive symptoms: a population-based longitudinal cohort study[J]. Anesthesia and Analgesia, 2020, 130(3): 615−624.

[14] Munro A, George R B, Mackinnon S P, et al. The association between labour epidural analgesia and postpartum depressive symptoms: a longitudinal cohort study[J]. Canadian Journal of Anaesthesia = Journal Canadien d'Anesthesie, 2021, 68(4): 485−495.

[15] Orbach-Zinger S, Landau R, Harousch A B, et al. The relationship between women's intention to request a labor epidural analgesia, actually delivering with labor epidural analgesia, and postpartum depression at 6 weeks: a prospective observational study[J]. Anesthesia and Analgesia, 2018, 126(5): 1590−1597.

[16] Almeida M, Kosman K A, Kendall M C, et al. The association between labor epidural analgesia and postpartum depression: a systematic review and meta-analysis[J]. BMC Women's Health, 2020, 20(1): 99.

[17] Kountanis J A, Vahabzadeh C, Bauer S, et al. Labor epidural analgesia and the risk of postpartum depression: a meta-analysis of observational studies[J]. Journal of Clinical Anesthesia, 2020, 61: 109658.

[18] Parise D C, Gilman C, Petrilli M A, et al. Childbirth pain and postpartum depression: does labor epidural analgesia decrease this risk?[J]. Journal of Pain Research, 2021, 14: 1925−1933.

[19] Heesen P, Orbach-Zinger S, Grigoriadis S, et al. The Effect of analgesia and anesthesia on postpartum depression[J]. Advances in Anesthesia, 2020, 38: 157−165.

[20] Levis B, Negeri Z, Sun Y, et al. Accuracy of the edinburgh postnatal depression scale (EPDS) for screening to detect major depression among pregnant and postpartum women: systematic review and meta-analysis of individual participant data[J]. BMJ, 2020, 371: m4022.

第二十九章
椎管内分娩镇痛与产后头痛的关系

头痛是一种常见的临床症状,对妊娠各阶段的影响不尽相同。在围生期,由于激素水平的急剧变化以及社会环境因素的影响,高达40%的产妇在产后前几周内出现头痛,并且在有头痛病史、高龄、产次增多或第二产程时间短的产妇中更常见。由于许多类型产后头痛的特征相互重叠,因此区分产后头痛类型可能较为困难。本章将概述产后头痛的评估、治疗及并发症,并着重介绍与椎管内分娩镇痛相关的产后头痛,强调跨专业团队管理的重要性。

一、病因

产后头痛最常见的原因是原发性头痛加重,如偏头痛、丛集性头痛和紧张性头痛,通常没有明确的潜在病理性致病因素,诊断主要依据临床表现。产后继发性头痛病因复杂,大多是由原发性颅内血管病变或产科并发症如妊娠高血压引起[1]。脑脊液压力增高或降低的疾病,如硬脊膜穿破后头痛(postdural puncture headache, PDPH)是产后继发性头痛中较为特殊的病因,通常发生在行分娩镇痛或剖宫产术后的产妇。常见的产后头痛的表现及病因详见表29-1[2]。

除了与产后的生理变化相关外,围生期妇女遭受家庭暴力的风险增加,导致创伤性颅内病变的风险增加[3]。产后头痛可能有生命威胁的病因包括颅内占位、子痫、脑膜炎、卒中、脑静脉血栓形成及可逆性脑血管收缩综合征(reversible cerebral vasoconstriction syndromes, RCVS)。

为了提高对产后头痛病因的认识,英国NHS Taysid医疗中心已采用PARTUM记忆法[4],有助于主诊医师能够快速诊断产后头痛的病因:

(1) P: Pressure(血压,子痫前期、子痫)。
(2) A: Anaesthetic(PDPH)。
(3) R: Reversible(可逆性,血管收缩综合征)。
(4) T: Thrombosis(血栓形成,脑静脉窦血栓形成,缺血性卒中)。

(5) U: Use your brain(头痛的其他病因有很多)。
(6) M: Migraine(偏头痛)。

二、病理生理

围生期原发性和继发性头痛发病率增加是社会和生理变化共同作用的结果。产后诸多因素可能会加重原发性头痛,如睡眠剥夺、压力增加、睡眠周期紊乱和饮食不规律等。雌激素、5-HT、儿茶酚胺水平的剧烈波动,以及与分娩和哺乳相关的催产素水平变化也可能加重原发性头痛。此外围生期生理变化也会增加继发性头痛综合征的风险,孕妇血液高凝,缺血性卒中发病率增加,在产后达高峰。再有,雌激素和孕酮水平增加,使血管扩张性增加,导致围生期血管畸形破裂和颅内出血的发病率增高[4]。

三、病史和体格检查

病史和体格检查对于区分产后良性和危及生命的头痛至关重要。

要点包括:分娩时间、分娩方式(经阴道分娩/剖宫产)、妊娠期并发症(如子痫前期或者妊娠高血压)、分娩期并发症(包括出血和产后发热)、是否行椎管内麻醉、服用违禁药品、有高凝或出血综合征家族史、气促、胸痛、"爆裂样头痛"发作。

出现以下检查结果应警惕威胁生命的围生期头痛:高血压、尿量减少、下肢肿胀、视觉变化、神经系统检查异常包括反射亢进。

四、诊断与治疗

围生期原发性头痛和PDPH的诊断主要依据临床症状和体征,无须进行额外的实验室或影像学检查。继发性头痛的实验室检查包括:尿液分析、尿蛋白和肌酐比值、全血计数、乳酸脱氢酶等。如果怀疑脑膜炎,必要时进行腰穿和脑脊液分析。根据最可能的疑似诊断选择影像学检查。头部CT平扫快速、无创,但

表29-1　常见的产后头痛的表现、病因及相关检查

头痛的表现	可能的病因	检查
爆裂样头痛	ICH、SAH 缺血性卒中 RCVS 子痫前期、子痫 CVT PRES 垂体卒中 动脉夹层	考虑CT、LP,排除出血 MRI、MRA、MRV,考虑颈部MRA 评估蛋白尿、高血压 如果高度怀疑RCVS,考虑在2～4周复查MRA
慢性、进展的、难治性头痛	CVT 偏头痛 肿瘤,包括微腺瘤	MRI、MRV
头痛伴随视觉症状	偏头痛先兆 缺血性卒中 子痫前期 IIH	眼底检查 MRI、MRV 评估蛋白尿、高血压 腰椎穿刺测压 视野测试
头痛伴随神经系统症状或体征	缺血性/出血性卒中 CVT PRES 子痫前期 动脉夹层 偏头痛先兆	MRI、MRA、MRV,考虑颈部MRA,评估蛋白尿、高血压
头痛伴随蛋白尿、高血压或癫痫发作	子痫前期、子痫 PRES	MRI、MRA,以排除其他血管性病理因素,如RCVS
头痛因Valsalva动作、使劲用力、提重物而加重、视乳头水肿	CVT IIH 肿瘤	MRI、MRV 腰椎穿刺测压 视野测试
产后出现体位性头痛	PDPH	MRI 经验性使用血补丁

注:ICH,脑出血;SAH,蛛网膜下腔出血;RCVS,可逆性脑血管收缩综合征;PRES,可逆性后部脑病综合征;CVT,颅内静脉血栓形成;IIH,特发性颅内压增高;PDPH,硬脊膜穿破后头痛;LP,腰椎穿刺;MRI,磁共振成像;MRA,磁共振血管成像;MRV,磁共振静脉成像。

对早期缺血性卒中和颅内静脉血栓形成不敏感,最适合诊断自发性和创伤性颅内出血[5]。对于颅内静脉血栓,增强CT和增强MRI同样敏感。MRI对早期缺血性卒中更敏感。围生期常见头痛的鉴别诊断见表29-2[6]。

产后头痛的治疗因头痛的病因而异。原发性头痛症状加重的治疗包括服用止痛药、营养及睡眠咨询。非甾体类抗炎药是围生期偏头痛的一线治疗药物。其他围生期继发性头痛的治疗通常需要多学科协作和风险评估。先兆子痫引起的头痛治疗包括使用镁剂和降压药以及入院监测。缺血性卒中应由神经内科医师协助诊治,考虑是否行溶栓或血管介入治疗。自发性和创伤性颅内出血可能需要神经外科干预治疗。颅内静脉血栓形成的治疗需要系统性抗凝。

五、硬脊膜穿破后头痛

意外硬脊膜穿破(accidental dural puncture, ADP)是硬膜外镇痛的并发症之一,发生率大约为0.3%～1.5%。一旦发生ADP,50%～88%的女性可出现有症状的硬脊膜穿破后头痛(postdural puncture headache, PDPH)。2017年欧盟有500万婴儿出生,硬膜外镇痛率在20%～80%之间,ADP每年导致约10 000～15 000名产妇发生PDPH[7]。PDPH可影响产妇早期活动

表29-2　常见围生期头痛的临床表现和特征

分　型	诊　断	临床表现	主要特征
原发性头痛	偏头痛	头痛伴高血压、蛋白尿(无蛋白尿但伴有其他脏器功能障碍的证据,包括血小板减少、肾功能不全、肝功能受损、肺水肿,以及脑或视觉症状)	可在妊娠期缓解 产后复发较常见
	紧张型头痛	双侧的 压迫或紧缩性头痛 不会因日常活动而加重 无恶心或呕吐 可伴畏光或恐声 通常持续30 min ～ 7天 肿瘤,包括微腺瘤	最常见的复发性头痛类型
继发性头痛	子痫前期	缺血性/出血性卒中 CVT PRES 子痫前期 动脉夹层 偏头痛先兆	使用硫酸镁来预防癫痫发作
	脑膜炎	典型的急性表现 头痛伴颈项强直、恶心、发热、神志改变和(或)其他神经系统症状和体征	—
	蛛网膜下腔出血	突发或爆裂样头痛起病 头痛可以是孤立的,或伴有局灶性神经功能缺失	—
	颅内静脉血栓形成	非特异性头痛:最常见的是弥散、进展且严重的头痛,但也可能是单侧、突发的(甚至是爆裂样的),或轻微的偏头痛样的头痛	非常容易混淆。最近如果出现持续的头痛应该提高警惕,尤其是在潜在血栓前期*的情况下
	可逆性后部脑病综合征	头痛伴随神志改变、视觉障碍或失明、癫痫发作,皮质和皮质下水肿的神经影像学结果	常伴癫痫发作 常和高血压脑病、子痫前期、子痫、肾功能衰竭、免疫抑制治疗或化疗有关

注: *潜在血栓前期包括遗传性和获得性。遗传性:抗凝血酶缺乏症,蛋白质C缺乏或蛋白S缺乏,因子V Leiden突变,G20210A凝血酶原基因突变;获得性:头部和颈部感染,口服避孕药、妊娠、分娩、恶性肿瘤、头部损伤和其他原因包括腰椎穿刺、颈静脉导管置入、手术和药物。

和母乳喂养、延长住院时间,部分患者可能发展为慢性头痛和腰痛。此外,发生PDPH的患者颅内出血(intracranial bleeding, ICB)风险略有增加。与PDPH相关的危险因素较多,包括年龄、体重指数、穿刺针型号、穿刺针口径大小、穿刺针斜面方向、穿刺次数等[8]。

国际头痛疾病分类(International Classification of Headache Disorders, ICHD)将PDPH定义为:腰椎穿刺后5天内发生的头痛,且与脑脊液渗漏有关。头痛一般在直立位时出现,由平卧位转为坐位或站立时会加重,恢复平躺后又可改善。超过50%的患者可出现颈部疼痛或僵硬、畏光、耳鸣、听力减退、恶心等相关症状和体征。大多数情况下,这些症状会在起病2周内自发消散,如果硬膜外注射自体血补丁,症状可能缓解

得更快。PDPH的具体特征及临床表现见表29-3。

PDPH的首选治疗方法是卧床休息、镇痛、静脉补液和补充咖啡因,对于保守治疗无效的患者,硬膜外血补丁(epidural blood patch, EBP)仍是治疗严重PDPH最有效的手段[9]。24 h后EBP成功率为70% ～ 90%。预防性EBP未被证实对PDPH有益。有效剂量为20 mL或使用后出现腰背部胀痛感。一般在24 h后实施,起效快且效果显著,头痛缓解率73%。若头痛不能缓解,或者缓解后复发,推荐24 h以后重复1次,再次治疗后头痛缓解率可达95%。使用EBP一般不超过2次,2次EBP后头痛仍然不能缓解应考虑请神经科会诊。除了EBP外,PDPH的其他治疗方法及其有效性总结见表29-4[10]。

表29-3　PDPH特征及临床表现

PDPH特点	描　　　　　述
症状部位	额、枕部,可放射到颈部
临床表现	颈部僵硬、畏光、耳鸣、硬脑膜炎、颅神经麻痹 坐或站立时症状加重,平躺后症状缓解
出现时间	通常在ADP后24～72 h出现
症状分级	轻度:对日常活动没有限制;无相关症状,对非阿片类镇痛反应良好 中度:一天中大部分时间卧床不起;可能有相关症状,需要阿片类药物镇痛 重度:完全卧床不起;出现相关症状,对保守治疗无反应

表29-4　PDPH各治疗方法及其有效性总结

治疗方法	剂　　　　量	临床效果	额外的临床影响
保守治疗			
补液	N/A	没有证明有效	由于排尿增加可能会导致患者不适
平卧休息	N/A	没有证明有效	可能会导致VTE等并发症
俯卧位	N/A	没有证明有效	引起患者不适
腹带	N/A	硬膜穿破后立即使用可能会减轻头痛	引起患者不适
药物治疗			
• 茶碱类			
咖啡因	每天300～500 mg PO或IV; 每天2～4杯咖啡	可降低疼痛评分,减少头痛的持续时间,减少其他补充干预措施的需求量	
茶碱	250 mg PO TID; 281.7 mg PO TID; 200 mg IV一次	可降低疼痛评分	治疗时间窗较窄
氨茶碱	250 mg IV超过30 min,2天	可降低疼痛评分	
• HAP轴			
ACTH/促皮质素	0.25～0.75 mg,超过4～8 h IV一次; 1 mg IM一次	可降低疼痛评分和对EBP的需求	目前可获得的数据是矛盾的,预防的效果似乎优于治疗
氢化可的松	200 mg/100 mg IV,随后改为100 mg IV TID×2天	可降低疼痛评分	
• 其他药物			
舒马曲坦	6 mg SQ一次	没有证明有效	
甲基麦角新碱	0.25 mg PO TID×1天,如果有效可重复使用超过48 h	可降低疼痛评分和对EBP的需求	只有来自病例系列报道的数据,没有RCT研究
加巴喷丁	200 mg PO一次,随后改为100～300 mg,PO TID; 或者300 mg PO TID	可降低疼痛评分	可能会出现镇静
普瑞巴林	150 mg PO QD×3天,然后300 mg PO QD×2天; 100 mg PO QD	可降低疼痛评分	可能会出现镇静,关于哺乳的数据很少

续　表

治疗方法	剂　　量	临床效果	额外的临床影响
有创治疗			
• 硬膜外注射非血液的液体			
生理盐水	一次注射20 mL；连续输注	可降低疼痛评分	如果单次注射效果很短暂，通常24 h内会出现复发
羟乙基淀粉	每天注射20 mL×2天	可降低疼痛评分	需要多次注射才能维持效果
生物蛋白胶	一次注射4 mL	可降低疼痛评分	仅有非常少的病例系列报道，没有RCT研究；建议在X线透视下操作；花费较高，仅在多次EBP失败后考虑使用
• 硬膜外注射药物			
地塞米松	8 mg单次注射	没有证明有效	
吗啡	3 mg单次注射；24 h内分2次注射3 mg	可降低疼痛评分和对EBP的需求	二次注射还是使用原来留置的导管，注射后可能需要监测呼吸
• 针灸			
全身或耳部	1, 2, 3期治疗PRN	可降低疼痛评分	仅有病例系列报道，劳力强度需要多次随访
• 神经阻滞			
枕部神经阻滞	2 mL 0.5%布比卡因； 4 mL 0.25%左旋布比卡因； 2 mL地塞米松(6.6 mg)+2 mL 1%利多卡因； 4 mL 0.25%布比卡因+去炎松20 mg	可降低疼痛评分和对EBP的需求	研究较少，可能需要多次注射
蝶腭骨神经阻滞：鼻腔内	用棉签蘸取5%溶于水的利多卡因涂双侧鼻孔；用棉签蘸取4%利多卡因软膏涂擦双侧鼻孔	可降低疼痛评分和对EBP的需求	只有少量病例系列报道，棉签需要在鼻腔停留10 min，可能需要重复阻滞

注：HPA，下丘脑-垂体-肾上腺；ACTH，促肾上腺皮质激素；EBP，硬膜外注射血补丁；RCT，随机对照试验；VTE，静脉血栓形成。

对于产后头痛的诊治，医疗团队成员之间的沟通与协作对于改善患者的结局至关重要。护理人员及时识别生命体征异常并立即通知医生有助于避免延误诊治。通过社会支持服务机构，可识别导致患者出现头痛症状的社会压力源。若患者存在创伤性头痛，有必要询问其遭受家庭暴力或虐待的可能性，因为施虐者可能对新生儿构成威胁[11]。麻醉科医师实施椎管内麻醉操作时应严格遵循操作常规，最大限度减少ADP

及PDPH的发生，同时应积极预防、尽早发现和积极处理PDPH。围生期与各类型头痛发生风险增高相关，应告知患者产后服用哪些药物是安全的，可减轻母乳喂养产妇的焦虑情绪。虽然威胁生命的产后头痛不常见，但漏诊或延误诊断会造成严重的不良后果，任何神经系统的异常体征如眼睑下垂或眼球震颤，都应行增强CT或MRI检查。

（周瑶，马馨霞，秦学伟）

参考文献

［1］ Facchinetti F, Sacco A. Preeclampsia and migraine: a prediction perspective[J]. Neurological Sciences: Official Journal of the Italian Neurological Society and of the Italian Society of Clinical Neurophysiology, 2018, 39(Suppl 1): 79–80.

［2］ Burch R. Headache in pregnancy and the puerperium[J]. Neurologic Clinics, 2019, 37(1): 31–51.

［ 3 ］ Mumford E A, Liu W, Joseph H. Postpartum Domestic Violence in Homes With Young Children: The Role of Maternal and Paternal Drinking[J]. Violence Against Women, 2018, 24(2): 144−162.

［ 4 ］ Stanhope E, Foulds L, Sayed G, et al. Diagnosing causes of headache within the postpartum period[J]. Journal of Obstetrics and Gynaecology : the Journal of the Institute of Obstetrics and Gynaecology, 2018, 38(5): 728.

［ 5 ］ Sidorov E V, Feng W, Caplan L R. Stroke in pregnant and postpartum women[J]. Expert Review of Cardiovascular Therapy, 2011, 9(9): 1235−1247.

［ 6 ］ The Headache Classification Subcommittee of the International Headache Society. The International Classification of Headache Disorders, 3rd edition (beta version)[J]. Cephalalgia, 2013, 33: 629−808.

［ 7 ］ Gupta A, von Heymann C, Magnuson A, et al. Management practices for postdural puncture headache in obstetrics: a prospective, international, cohort study[J]. British Journal of Anaesthesia, 2020, 125(6): 1045−1055.

［ 8 ］ FitzGerald S, Salman M. Postdural puncture headache in obstetric patients[J]. The British Journal of General Practice : the Journal of the Royal College of General Practitioners, 2019, 69(681): 207−208.

［ 9 ］ Russell R, Laxton C, Lucas D N, et al. Treatment of obstetric postdural puncture headache. Part 1: conservative and pharmacological management[J]. International Journal of Obstetric Anesthesia, 2019, 38: 93−103.

［10］ Katz D, Beilin Y. Review of the Alternatives to Epidural Blood Patch for Treatment of Postdural Puncture Headache in the Parturient[J]. Anesthesia and Analgesia, 2017, 124(4): 1219−1228.

［11］ Boushra M, Rathbun K M: Postpartum Headache[M]. In: StatPearls. edn. Treasure Island (FL): StatPearls Publishing Copyright © 2021, StatPearls Publishing LLC., 2021.

第三十章

围生期急性疼痛与产后慢性疼痛的关系

孕产妇是一类特殊的重要群体，在整个孕期经历巨大的生理—心理变化，她们的健康不仅关系到整个家庭，甚至会影响到下一代的健康成长。尽管分娩是一个自然过程，但分娩时的物理创伤却会引起不同程度的急性疼痛。大多数情况下疼痛会很快消退，但有部分产妇的疼痛消退缓慢，甚至转变为产后慢性疼痛。产后慢性疼痛可能会导致严重的功能障碍，影响日常生活及母婴关系，因此，分娩带来的慢性疼痛也不容忽视。近年来，分娩后的慢性疼痛已经引起政府、医学协会和公众等越来越多的关注[1, 2]。本章将就产后急慢性疼痛做以介绍。

一、围生期急性疼痛

分娩疼痛是女性一生中经历的最严重的疼痛类型之一，剧烈的产痛会带来一系列不良的反应，其生理影响在分娩过程中尤为显著：一方面，分娩疼痛是一种强烈的呼吸刺激，会导致宫缩过程中每分钟通气量和耗氧量显著增加，此外过度换气导致严重的呼吸性碱中毒和母体氧解离曲线左移从而造成胎儿氧输注的递减。另一方面，分娩的疼痛和压力会激活交感神经系统，从而引发儿茶酚胺增加，子宫血流量减少，心输出量增加和血压上升等，而肾上腺素分泌的增加可能导致子宫不协调收缩[3]。对于剖宫产的产妇而言，急性术后疼痛同样会给产妇带来一定的困扰。2020年的一项回顾性研究指出术后疼痛均值每增加一分，住院期间纯母乳喂养与纯配方奶粉喂养的比值就下降21%，$OR=0.79（0.70 \sim 0.90）$，$P<0.000\,2$，住院时间增加$7.98（6.28, 9.68）$h[4]。

近年来，对母体的心理健康关注度显著增加，此方面的研究也是日益增多。早期一项多中心前瞻性队列研究发现，分娩后急性疼痛的严重程度可以预测产后抑郁（postpartum depression, PPD）的发展[5]。一项纳入615名产妇的回顾性研究指出，剖宫产术后5天PPD的发生率为22.7%，剖宫产术后急性疼痛与产后

早发PPD相关[6]。Grace等[7]进行了一项前瞻性观察实验，研究将产妇分为两组，研究组计划接受椎管内分娩镇痛，对照组无此项处理，观察横跨产前、分娩及产后。研究发现对于敏感者而言，围生期所有时间点的疼痛——产前、分娩和产后，似乎与产后6周的抑郁评分独立相关，作者由此认为分娩及产后急性疼痛同时影响急性和长期产后抑郁。我国一项纳入599例单胎头位初产妇的多中心前瞻性研究也得到类似结果，研究认为椎管内分娩镇痛可以降低产后2年PPD的发生率[8]。但对于分娩镇痛与PPD相关性尚存争议，一项纳入9项研究的荟萃分析显示：使用硬膜外镇痛缓解分娩时的疼痛似乎并不会对PPD的发生产生影响[9]。另一项共纳入85 928例产妇的荟萃分析也认为硬膜外分娩镇痛尚未显示出在PPD方面的保护作用[10]。由此可见，分娩镇痛能否降低PPD发生率仍需进一步研究。

分娩后疼痛是一种常见的经历，多达92%的女性报道产后疼痛，其中78%的女性认为产后疼痛强度为中到重度。疼痛会干扰母亲照顾自己及婴儿的能力，而未经治疗的疼痛与阿片类药物使用[2]、PPD[5-7]以及慢性疼痛[11, 12]的风险增加相关。美国妇产科医师协会（American College of Obstetricians and Gynecologists, ACOG）临床专家共识建议产后疼痛的药物治疗采用逐步多模式方式进行管理[13]。

二、产后慢性疼痛

1. 产后慢性疼痛的争议

由于受到分娩方式、研究人群以及实验设计等因素的影响，各研究所报道的产后慢性疼痛的发生率不尽相同，差异较大。目前，对于产后慢性疼痛仍有几个方面尚未达成共识。首先，对产后慢性疼痛的时间定义不明确。国际疼痛研究协会将术后慢性疼痛定义为在排除其他原因如术后慢性感染或已有的慢性疼痛情况后，术后持续2个月以上的临床不适。在产后慢性

疼痛方面,不同研究其定义及时间差别较大,有的称为慢性疼痛(chronic pain),有的以持续性疼痛(persistent pain)来描述。在时间标准方面有的以6周为标准,有的以2个月,有的是3～6个月甚至更久。其次,测定产后疼痛的标准不统一,目前国内外尚缺乏测定术后慢性疼痛的评估工具及诊断标准。另外,妊娠状态本身就与疼痛发生率高相关,很有可能延续至产后,相关研究指出约57.3%的孕妇在妊娠期出现腰痛[14],因此很难完全区分到底是产后新发疼痛还是孕前或分娩前就已经存在的疼痛。目前不同研究对产后慢性疼痛的危险因素进行了不同分析,其中公认的是分娩期急性疼痛是导致产后慢性疼痛的危险因素[5, 11, 12, 15-17]。

2. 产后慢性疼痛机制

产后慢性疼痛与术后慢性疼痛综合征相似,都为多因素导致的复杂病理过程。手术切口引发的一系列神经化学变化,导致周围和中枢敏感化和痛觉过敏,其为一种进化性保护机制,可以暂时保护受伤组织,使其不再进一步使用或损伤,直到愈合完成。术后慢性疼痛可以看作是机体疼痛感受系统和镇痛系统之间平衡状态失调。手术时,疼痛感受系统的持续激活会导致痛觉过敏和痛觉异常。正常愈合和恢复过程中,在镇痛系统激活的帮助下,这些症状会得到缓解,这就建立了一种新的非稳态平衡。在这种状态下,疼痛感受系统和镇痛系统的调节水平同样提高。已存在的疼痛或严重急性疼痛会造成恢复期代偿性镇痛反应不足或术前镇痛系统高度激活导致代偿性反应衰竭,从而可能造成一些患者对慢性疼痛更加敏感。因此,对痛觉抑制不足或缺失会导致持续的痛觉过敏和痛觉异常,从而引起产后慢性疼痛的发生[12, 18]。

慢性疼痛意味着,尽管组织已愈合但痛觉过敏状态却无法恢复到损伤前或产前状态。产后疼痛是炎症反应和神经损伤共同作用的结果——即使没有直接的神经损伤。伤害感受性疼痛、炎性疼痛和神经性疼痛,是三种常被讨论的、与急性和慢性疼痛有关的因素。伤害感受性疼痛是剖宫产过程中非神经组织对实际或相关神经的损伤,是由于痛觉感受器的激活造成[12, 19]。炎性疼痛来自组织损伤部位炎症介质的释放。这些介质通过降低痛觉感受器的触发阈值,引起局部疼痛敏感性的增加,这种现象称为原发性痛觉过敏。而神经性疼痛则是由手术造成的神经损伤。原发性传入神经元持续激活引起的神经损伤和(或)原发性痛觉过敏可导致神经可塑性改变,中枢神经系统神经元的敏感性增加,从而导致中枢敏感化,临床表现为痛觉过敏、痛觉异常以及继发性痛觉过敏(定义为损伤或手术部位以外的痛觉过敏)。

剖宫产术后慢性疼痛的发生率明显低于类似侵入性手术(如开腹全子宫切除术或腹股沟疝修补术),可能与剖宫产手术时间较短、周围神经损伤较少、期待或照顾新生儿的积极心理因素等相关。此外,催产素(一种在分娩和哺乳期间大量释放的内源性肽类激素)被认为是慢性疼痛发生率较低的另一个可能因素[12]。同时,孕期相关的雌激素和孕激素明显增加,目前推测会产生相关的镇痛作用。在动物模型中已证实了雌激素和孕激素的保护作用,但在人类研究中却因疼痛种类不同而造成其结果不尽相同[20, 21]。

3. 剖宫产后慢性疼痛

剖宫产是目前全球范围内常见的一种分娩方式,在2015年约有2 970万婴儿通过剖宫产分娩[22]。剖宫产术后的慢性疼痛似乎是一个常见的问题,一项研究中指出79%的产妇在术后2月受此困扰,甚至有18%的产妇疼痛持续至产后6个月[23]。2016年一项纳入527名中国产妇的前瞻性研究指出产后3个月、6个月、12个月的慢性疼痛发生率分别为18.3%、11.3%和6.8%[15]。Stephanie等[24]做了一项荟萃分析,结果显示在产后12个月时仍有约11%的剖宫产产妇经历慢性疼痛。在这类产妇中最常见的为慢性剖宫产瘢痕疼痛,剖宫产时耻骨上方水平瘢痕(Pfannenstiel切口)可造成髂腹股沟神经或髂腹下神经的卡压,从而引发弥漫性持续性神经痛。

另一类常见的慢性痛为腰痛。值得注意的是,与经阴道分娩相比,剖宫产产妇的慢性腰痛发生率更高[24],但慢性骨盆痛的发生率更低[11]。由于对疼痛的定义不尽相同,一些研究的结果缺乏一致性[25]。一项纳入857例亚洲产妇的前瞻性研究发现,产后3个月的慢性剖宫产瘢痕疼痛率为9.2%,其中88%的慢性疼痛产妇会在拎重物或抱孩子时加重,但仅有29%的产妇需要使用止痛药物,为此就医的产妇仅为5.9%,其独立危险因素包括术后即刻较高的疼痛评分[26]。早期研究指出,存在慢性疼痛者更能回忆起严重的急性术后疼痛(66% vs. 44%)[1]。对剖宫产术后24 h的静息痛和运动痛进行比较,发现较高疼痛评分的产妇在其后3个月、6个月、12个月慢性疼痛的发生率更高[15],一些研究中也有类似结果[16, 17, 27, 28]。Brito等[29]将剖宫产产妇分成不同的用药组(8～15 mg布比卡因复合阿片类药物),发现低剂量局部麻醉药和未用非甾体抗炎药物的产妇术后静息和运动的疼痛评分较高,术后慢性疼痛的发生率也更高。但令人困惑的是,并非所有减轻术后急性痛的手段都对慢性疼痛有益,有学者在伤口部位采用留置导管连续局部麻醉药浸润和使用非甾体抗炎药物，但尚未证实这些措施对减少慢性疼痛有益[30]。可能的解释是，所研究的药物确实无效或者效果太弱，或者因为慢性疼痛的发生率较低，研究效能不足，而未能证明其效果。此外，并不是所有的产妇都需要预防性治疗，所以这些减轻急性疼痛的药物可能未能研究出其有效性。最新一篇综述对此类慢性疼痛文献进行了梳理，其发生率因评价时间点及指标不同而有较大差异，最高可达32.3%，其危险因素也不尽相同（表30-1），作者认为剖宫产术后瘢痕慢性疼痛和持续疼痛问题与严重、急性术后疼痛有关[31]。

表30-1　剖宫产瘢痕疼痛的发生率及危险因素

研究	样本量		分娩后时间点			
			8周	3个月	6个月	8个月或更久
Wang 等	786	概率 危险因素		6.9%	1.9%	0.3%
Jin 等	502	概率 危险因素		8.2%	3.7%	1.7%
Moriyama 等	225	概率 危险因素		30.7% 低体重、未鞘内应用吗啡		
Niklasson 等	231	概率 危险因素		22.4%	16.8%	5.5%
Richez 等	268	概率 危险因素		28% 孕期疼痛、流产史、低SF-36评分	19% 术后并发症、低SF-36评分	
Ortner 等	335	概率 危险因素	11% 术后24 h高疼痛评分		3.0%	0.6%
de Brito Cancado 等	402	概率 危险因素		11.4% 术后12 h和24 h疼痛评分高、鞘内低剂量布比、围术期未用NSAIDs		
Shahin 等	325	概率 危险因素				4.3%
Sng 等	857	概率 危险因素		> 3个月9.2% 术后即刻疼痛评分高、其他部位疼痛、无私人保险		6.0%
Loos 等	690	概率 危险因素				32.3% > 2次皮肤切口、瘢痕麻痹急诊CD
Nikolajsen 等	220	概率 危险因素		> 3个月18.6% 全麻、其他部位疼痛问题、术后严重疼痛		12.3%
Mackeen 等	589	概率 危险因素	皮肤缝合不同材料			
Liu 等	469	概率 危险因素	14.6% 择期CD（vs.急诊）、重复CD（vs.初次）、全麻、术后急性痛、伤口感染			4.2%
Bollag 等	81	概率 危险因素		TAP阻滞安慰剂组（vs.布比卡因组vs.布比因+可乐定组）	TAP阻滞 安慰剂组（vs. 布比卡因组vs.布比卡因+可乐定组）	TAP阻滞安慰剂组（vs. 布比卡因组vs.布比卡因+可乐定组）

4. 经阴道分娩后慢性疼痛

经阴道分娩后最常见的慢性疼痛为会阴疼痛,尽管一些研究表明剖宫产术后也有此类疼痛,但其发生率明显小于经阴道分娩的产妇[32]。这类疼痛的性质不明确,疼痛多涉及会阴区域、臀部、深腹部和盆腔。推测其潜在机制与组织损伤和感染有关。归因于产科创伤的神经性疼痛,如会阴部神经病变,也是一个可能的因素。目前,经阴道分娩后的会阴痛主要与器械助产时的组织损伤、会阴撕裂以及会阴切开术等相关[23, 32, 33]。在一项研究中指出,经阴道分娩时器械助产与自然经阴道分娩相比,其产后不同时间点慢性会阴痛的风险比范围为1.6 ～ 3.6[32]。Fodstad等[34]发现,器械助产的产妇其产后3个月的会阴疼痛评分高于自然分娩者,疼痛往往在性生活、排便、行走、体位变化时发生,少数发生在静息状态或坐位时。Komatsu等[31]总结了此类疼痛的研究,其发生率因评价时间点及指标不同而有较大差异,最高可达55.7%,作者认为器械助产及会阴创伤为此类慢性疼痛的危险因素(表30-2)。一项纳入438名产妇的研究结果显示,经阴道分娩后第2天疼痛评分较高者其后发生慢性疼痛的概率更大[17]。同样有学者认为,术后急性疼痛而非分娩方式,对慢性疼痛的发生具有预测作用,产后36 h内严重急性疼痛发生率为10.9%,8周时慢性疼痛发生率为9.8%,急性产后疼痛的严重程度与慢性产后疼痛独立相关。与产后轻度疼痛的女性相比,患有严重急性产后疼痛的女性发生慢性疼痛的风险增加2.5倍,急性疼痛每增加1分(0 ～ 10分),在8周时慢性疼痛的概率就增加12.7%[5]。一些研究也有类似结论[11, 35]。

疼痛感知的生理学基础是多因素且复杂的,目前产后慢性疼痛病因及作用机制尚未完全明确,国内外学者对危险因素的研究仍存在较多的局限与争议。目前研究的众多证据都指向分娩期的疼痛控制——分娩期急性疼痛往往会增加产后慢性疼痛的风险。随着加速康复医疗理念及医疗技术的发展,亚急性恢复期已经成为术后或创伤后疼痛的“关键时期”,重点已从以监测疼痛强度转至评估患者功能恢复的模式。医务工作者、患者家属及患者本人必须更好地理解疼痛对功能恢复的影响,特别在希望快速康复的产科人群中。未来临床应给予疼痛管理更多的重视,为产时及产后镇痛提供更多的选择,加强疼痛管理,提供最优的镇痛模式,尽可能减少分娩急性疼痛的严重程度及发生率,以期减少产后慢性疼痛的发生。此外还需要进一步的研究来确定有效的慢性疼痛的预测模型,以便最大可能对能从个体化抗痛觉过敏治疗获益的孕产妇进行靶向治疗。

表30-2 **产后会阴痛的发生率及危险因素**

研 究	样本量		分娩后时间点				
			6 ～ 8周	3个月	4个月	6个月	12 ～ 18个月
Glowacka等	150	概率 危险因素		27.3% 孕前非生殖盆腔痛			
Woolhouse等	1 431	概率 危险因素		29.1%		6.4%	2.2%,1.8%
Paterson等	114	概率 危险因素		30.2% 既往诊断非生殖慢性痛			
Thompson等	1 193	概率 危险因素	0 ～ 8周 22.1% 初产和助产经阴道分娩(vs.自然经阴道分娩)		9 ～ 16周 6.5% 初产和助产经阴道分娩(vs.自然经阴道分娩)	17 ～ 24周 4.2% 初产和助产经阴道分娩(vs.自然经阴道分娩)	
Eisenach等	939	概率 危险因素	1.3%				
Glazener等	438	概率 危险因素	出院～ 8周 22% 初产和助产经阴道分娩(vs.自然经阴道分娩)				2 ～ 18个月 10% 初产和助产经阴道分娩(vs.自然经阴道分娩)

续　表

研　究	样本量		分娩后时间点				
			6～8周	3个月	4个月	6个月	12～18个月
Declercq等	1 573	概率	经阴道分娩的48%				经阴道分娩的2%
		危险因素	分娩方式和外阴切开术				分娩方式和初产妇
Klein等	697	概率		55.7%			
		危险因素		会阴损伤程度			
Sartore等	519	概率		4.4%			
		危险因素		会阴切开术			
Williams等	482	概率					CD: 0%；正常经阴道分娩: 30%；助产经阴道分娩: 36.4%
		危险因素					黄色人种（vs.白色人种）和产钳分娩
Soares等	55	概率	14.5%				
		危险因素	入院自我疼痛评分量表表述为灾难性疼痛的、会阴血肿				
Macarthur等	447	概率	7.1%				
		危险因素	初产妇				
Fodstad等	179	概率		24.6%			
		危险因素		会阴切开术类型（中线、中外侧、外侧、无法分类）、切开长度和自然经阴道分娩（vs.助产经阴道分娩）			
Leeman等	444	概率		9.7%			
		危险因素		会阴损伤程度			
Albers等	5 404	概率		6.8%			
		危险因素		会阴损伤程度			

（曹秀红，方佳伟）

参考文献

［1］ Nikolajsen L, Sørensen H C, Jensen T S, et al. Chronic pain following Caesarean section[J]. Acta Anaesthesiol Scand, 2004, 48(1): 111–116.

［2］ Bateman B T, Franklin J M, Bykov K, et al. Persistent opioid use following cesarean delivery: patterns and predictors among opioid-naive women[J]. Am J Obstet Gynecol, 2016, 215(3): e351–e318.

［ 3 ］ Koyyalamudi V, Sidhu G, Cornett E M, et al. New Labor Pain Treatment Options[J]. Curr Pain Headache Rep, 2016, 20(2): 11.

［ 4 ］ Babazade R, Vadhera R B, Krishnamurthy P, et al. Acute postcesarean pain is associated with in-hospital exclusive breastfeeding, length of stay and post-partum depression[J]. J Clin Anesth, 2020, 62: 109697.

［ 5 ］ Eisenach J C, Pan P H, Smiley R, et al. Severity of acute pain after childbirth, but not type of delivery, predicts persistent pain and postpartum depression[J]. Pain, 2008, 140(1): 87−94.

［ 6 ］ Shen D, Hasegawa-Moriyama M, Ishida K, et al. Acute postoperative pain is correlated with the early onset of postpartum depression after cesarean section: a retrospective cohort study[J]. J Anesth, 2020, 34(4): 607−612.

［ 7 ］ Lim G, LaSorda K R, Farrell L M, et al. Obstetric pain correlates with postpartum depression symptoms: a pilot prospective observational study[J]. BMC Pregnancy Childbirth, 2020, 20(1): 240.

［ 8 ］ Liu Z H, He S T, Deng C M, et al. Neuraxial labour analgesia is associated with a reduced risk of maternal depression at 2 years after childbirth: A multicentre, prospective, longitudinal study[J]. Eur J Anaesthesiol, 2019, 36(10): 745−754.

［ 9 ］ Almeida M, Kosman K A, Kendall M C, et al. The association between labor epidural analgesia and postpartum depression: a systematic review and meta-analysis[J]. BMC Womens Health, 2020, 20(1): 99.

［10］ Kountanis J A, Vahabzadeh C, Bauer S, et al. Labor epidural analgesia and the risk of postpartum depression: A meta-analysis of observational studies[J]. J Clin Anesth, 2020, 61: 109658.

［11］ Lavand'homme P. Postpartum chronic pain[J]. Minerva Anestesiol, 2019, 85(3): 320−324.

［12］ Sun K W, Pan P H. Persistent pain after cesarean delivery[J]. Int J Obstet Anesth, 2019, 40: 78−90.

［13］ Pharmacologic Stepwise Multimodal Approach for Postpartum Pain Management: ACOG Clinical Consensus No. 1[J]. Obstet Gynecol, 2021, 138(3): 507−517.

［14］ Ansari N N, Hasson S, Naghdi S, et al. Low back pain during pregnancy in Iranian women: Prevalence and risk factors[J]. Physiother Theory Pract, 2010, 26(1): 40−48.

［15］ Jin J, Peng L, Chen Q, et al. Prevalence and risk factors for chronic pain following cesarean section: a prospective study[J]. BMC Anesthesiol, 2016, 16(1): 99.

［16］ Niklasson B, Georgsson Ohman S, Segerdahl M, et al. Risk factors for persistent pain and its influence on maternal wellbeing after cesarean section[J]. Acta Obstet Gynecol Scand, 2015, 94(6): 622−628.

［17］ Kainu J P, Sarvela J, Tiippana E, et al. Persistent pain after caesarean section and vaginal birth: a cohort study[J]. Int J Obstet Anesth, 2010, 19(1): 4−9.

［18］ Richebe P, Capdevila X, Rivat C. Persistent Postsurgical Pain: Pathophysiology and Preventative Pharmacologic Considerations[J]. Anesthesiology, 2018, 129(3): 590−607.

［19］ Chin E G, Vincent C, Wilkie D. A comprehensive description of postpartum pain after cesarean delivery[J]. J Obstet Gynecol Neonatal Nurs, 2014, 43(6): 729−741.

［20］ Staikou C, Siafaka I, Petropoulos G, et al. Responses to mechanical and electrical stimuli are not attenuated by late pregnancy[J]. Acta Anaesthesiol Belg, 2006, 57(3): 277−281.

［21］ Carvalho B, Angst M S, Fuller A J, et al. Experimental heat pain for detecting pregnancy-induced analgesia in humans[J]. Anesth Analg, 2006, 103(5): 1283−1287.

［22］ Boerma T, Ronsmans C, Melesse D Y, et al. Global epidemiology of use of and disparities in caesarean sections[J]. The Lancet, 2018, 392(10155): 1341−1348.

［23］ Declercq E, Cunningham D K, Johnson C, et al. Mothers' reports of postpartum pain associated with vaginal and cesarean deliveries: results of a national survey[J]. Birth, 2008, 35(1): 16−24.

［24］ Weibel S, Neubert K, Jelting Y, et al. Incidence and severity of chronic pain after caesarean section: A systematic review with meta-analysis[J]. Eur J Anaesthesiol, 2016, 33(11): 853−865.

［25］ Li W Y, Liabsuetrakul T, Stray-Pedersen B, et al. The effects of mode of delivery and time since birth on chronic pelvic pain and health-related quality of life[J]. Int J Gynaecol Obstet, 2014, 124(2): 139−142.

［26］ Sng B L, Sia A T H, Quek K, et al. Incidence and risk factors for chronic pain after caesarean section under spinal anaesthesia[J]. Anaesth Intensive Care, 2009, 37(5): 748−752.

［27］ Nimmaanrat S, Wongwiwattananon W, Siripreukpong S, et al. A prospective observational study to investigate the relationship between local anesthetic infiltration pain before spinal anesthesia and acute and chronic postsurgical pain in women undergoing elective cesarean delivery[J]. Int J Obstet Anesth, 2021, 45: 56−60.

［28］ Daly B, Young S, Marla R, et al. Persistent pain after caesarean section and its association with maternal anxiety and socioeconomic background[J]. Int J Obstet Anesth, 2017, 29: 57−63.

［29］ de Brito Cançado T O, Omais M, Ashmawi H A, et al. Chronic Pain after Cesarean Section. Influence of Anesthetic/Surgical Technique and Postoperative Analgesia[J]. Brazilian Journal of Anesthesiology, 2012, 62(6): 762−774.

［30］ Carvalho B, Butwick A J. Postcesarean delivery analgesia[J]. Best Pract Res Clin Anaesthesiol, 2017, 31(1): 69−79.

［31］ Komatsu R, Ando K, Flood P D. Factors associated with persistent pain after childbirth: a narrative review[J]. Br J Anaesth, 2020, 124(3): e117−e130.

［32］ Thompson J F, Roberts C L, Currie M, et al. Prevalence and persistence of health problems after childbirth: associations with parity and method of birth[J]. Birth, 2002, 29(2): 83−94.

［33］ Leeman L, Fullilove A M, Borders N, et al. Postpartum perineal pain in a low episiotomy setting: association with severity of genital trauma, labor care, and birth variables[J]. Birth, 2009, 36(4): 283−288.

［34］ Fodstad K, Staff A C, Laine K. Effect of different episiotomy techniques on perineal pain and sexual activity 3 months after delivery[J]. Int Urogynecol J, 2014, 25(12): 1629−1637.

［35］ Vermelis J M, Wassen M M, Fiddelers A A, et al. Prevalence and predictors of chronic pain after labor and delivery[J]. Curr Opin Anaesthesiol, 2010, 23(3): 295−299.

第三十一章
分娩后的腰痛与骨盆痛

许多女性在妊娠期间会受到腰背痛和骨盆痛（Low back and pelvic pain, LBPP）的困扰，LBPP是孕产妇妊娠期常见并发症之一[1]（图31-1），LBPP主要为第12肋骨与臀皱襞和（或）后髂嵴与臀皱襞和（或）近耻骨联合之间的疼痛[2]。多数情况下，LBPP在产妇分娩后1至3个月可自然恢复[3]，但对于较为严重的LBPP，如干预不及时或处理不当，容易造成产妇疼痛迁延不愈，反复发作，并且可能是部分妇女终身痛苦的开始。据报道，大约50%的孕妇在妊娠期间会出现LBPP，约25%的孕妇在分娩后出现LBPP[4,5]。LBPP的临床表现有很大的差异，不仅患者个体差异明显，而且随着时间的推移，疼痛的部位和性质可能也会发生改变[4]。另外，分娩后持续性疼痛，包括但不限于LBPP，会显著增加产妇发生产后抑郁的风险[6]。基于孕产妇人群规模庞大、产妇脆弱性以及由此产生的社会问题，本章对妊娠相关LBPP及相关文献进行介绍，以提高对风险个体的识别，并提供相关防治措施。

一、病理生理基础

目前对于妊娠期相关LBPP研究众多，但对其发病原因仍未有定论，目前比较主流的观点是循环动力学改变，脊柱生物力学失衡与相关激素水平的变化等共同介导了妊娠相关LBPP的发生[7]。

妊娠期激素水平、解剖和生理均出现明显改变，骨骼-肌肉系统也会发生代偿性改变（图31-2、图31-3）。脊柱韧带、关节在孕激素的作用下变得松弛，此外随着孕周增大、胎儿生长，子宫也逐渐增大，腹围增加。为了维持平衡，孕妇身体重心向前上方转移，脊柱因此慢慢进行调整以适应妊娠期的变化，因此腰椎往往代偿性前凸、胸椎后凸，这些妊娠期生理的改变使部分孕妇在妊娠期可能就出现LBPP并延续至分娩后[8]。腰背部和骨盆的肌肉功能不佳引发的慢性肌肉功能不全也可能是导致分娩后出现LBPP较为重要的原因之一[9]。由于松弛素、孕酮和雌激素等水平的增加，激素水平的改变可削弱韧带胶原蛋白功能，另外雌激素也增强松弛素受体的敏感性，从而增强其对关节的作用，增加关节松弛的发生[10]。由于结缔组织功能减弱，脊柱稳定性下降，当与妊娠相关的机械负荷增加时，就会出现脊柱相关性疼痛[11]。

二、危险因素

妊娠相关LBPP的危险因素仍不确定。研究较多

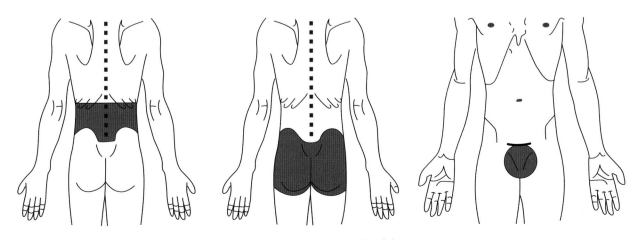

图31-1　**腰背痛和骨盆痛的定位**

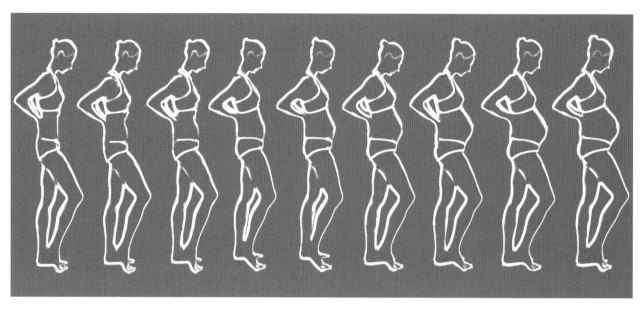

图31-2　妊娠期孕妇腹围的变化

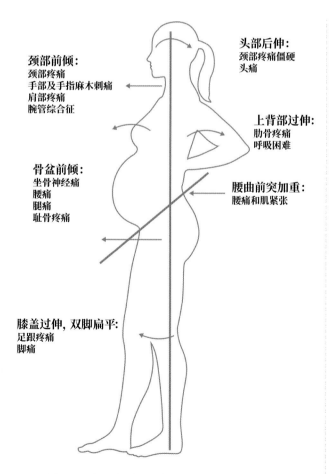

颈部前倾：
颈部疼痛
手部及手指麻木刺痛
肩部疼痛
腕管综合征

头部后伸：
颈部疼痛僵硬
头痛

上背部过伸：
肋骨疼痛
呼吸困难

骨盆前倾：
坐骨神经痛
腰痛
腿痛
耻骨疼痛

腰曲前突加重：
腰痛和肌紧张

膝盖过伸，双脚扁平：
足跟疼痛
脚痛

图31-3　妊娠期孕妇骨骼-肌肉系统的代偿性变化

的相关危险因素有妊娠前或既往妊娠期间有LBPP病史和脊柱（或骨盆）创伤史等。另外，有研究指出妊娠

前体重指数（Body mass index, BMI）> 25 kg/m²、多次生产史、妊娠期工作繁重、妊娠期抑郁/焦虑状态、教育水平高等都被认为与LBPP的发生可能相关[12-14]。产妇年龄 > 30岁和妊娠期Oswestry功能障碍评分指数（Oswestry disability index, ODI）> 20也被认为是妊娠相关LBPP的独立危险因素[15]。也有人提出经阴道分娩、剖宫产、分娩时产钳等工具的使用、分娩时额外的压力/刺激和产程过长等产科因素，胎儿体重过大和双胎妊娠等胎儿因素等，均可能与分娩后LBPP相关，但目前这些因素仍需探讨[14, 16, 17]。

分娩后LBPP的发生机制非常复杂，与上述提及的妊娠期生理改变、分娩过程、传统观念"坐月子"导致的分娩后严格休息等都有关系。分娩后LBPP可主要与以下几个因素有关。

（1）与孕期生理改变相关。

（2）与分娩相关：产程时间长、难产、分娩期间肌肉、神经损伤等可能会导致分娩后LBPP的发生。

（3）与分娩后过度休息、运动不当有关：我国"坐月子"的传统强调分娩后休息静养，缺乏对腰部肌肉锻炼，容易造成核心肌群萎缩。再加上分娩后哺乳、怀抱新生儿姿势不当，频繁弯腰更换尿布等都会加剧LBPP的发生。

（4）其他疾病如慢性盆腔炎、子宫内膜异位症、分娩后骶髂关节炎。

（5）肥胖。

（6）产妇心理因素：妊娠期、分娩后焦虑、抑郁的产妇,分娩后慢性疼痛的发生率显著增加。

分娩后LBPP往往并非由某一特定因素所致,可能是多种因素共同作用的结果。

三、分娩镇痛与LBPP

研究报道孕产妇在选择接受硬膜外镇痛时,较为担心的是分娩镇痛是否会引起分娩后LBPP[18, 19],对于LBPP的恐惧似乎成为孕产妇拒绝使用硬膜外镇痛的重要原因。Jones L等[20]筛选了世界范围内的38项临床研究,最终分析了1 806名产妇,比较实施硬膜外麻醉和未实施硬膜外麻醉的产妇分娩后慢性腰痛的发生率。接受硬膜外麻醉的893名产妇中有337例(38%)发生了慢性腰痛,而没有接受硬膜外麻醉的913名产妇中有361例(40%)发生了分娩后慢性腰痛,在硬膜外麻醉组和非硬膜外麻醉组之间,没有证据表明这一结果存在显著差异。另一项研究也分析了212名产妇,按照是否进行分娩镇痛及分娩镇痛实施方法分为3组——硬膜外分娩镇痛组、静脉药物镇痛组和非分娩镇痛组,分别在分娩后第1天以及分娩后6个月对这3组产妇腰痛的发生情况进行调查。最终也得出了相同的结论:3组产妇无论在分娩后第1天还是分娩后6个月腰痛的发生率、严重程度都没有差异[21]。目前,一些前瞻性和随机研究表明,在分娩过程中接受硬膜外麻醉和未接受硬膜外麻醉的产妇之间,分娩后LBPP的发生率没有差异,而剖宫产手术与分娩后LBPP有关[22]。

四、防治措施

既往研究提出许多关于分娩后LBPP的治疗方法,但目前仍没有公认的规范治疗方案。对于LBPP的治疗,更倾向于个体化、综合性、以对症支持为主的经验性治疗模式。

在预防产妇LBPP的护理建议方面,在妊娠初期,甚至在备孕阶段,医院应建议孕妇及家属调整健康的BMI。另应对孕妇进行危险因素的早期筛查,若存在危险因素,应该尽早开始相关护理及指导。对于已存在LBPP的产妇,虽无法纠正其病史,但应尽早进行风险评估,产妇自我管理、家庭、工作的优化调整也有一定预防效果[23]。通常建议产妇通过改变日常生活姿势、调整腰背发力方式、在专业指导下进行锻炼与休息、正确使用支撑带和枕头等措施来缓解LBPP。

目前,建议分娩后LBPP产妇选择运动干预。研究提出,妊娠期间就开始进行各种形式的体育活动和锻炼会降低LBPP的严重程度[24]。运动(任何地面或水中的运动)可减少与怀孕有关的腰痛,且运动干预比产前护理更能改善功能障碍[25]。具体运动干预需严格按照专业产科护理的建议与指导进行,运动锻炼强度应遵守妊娠期运动指南,在保证产妇安全的前提下增加锻炼的有效性。

疼痛会影响产妇照顾自己和婴儿的能力。非药物治疗和药物治疗是分娩后疼痛治疗的重要组成部分。考虑到母婴特殊性,对于LBPP进行药物治疗应更为谨慎。多模式药物组合可以使产科医师、妇科医师、儿科医师和产科护理人员有效地对产妇分娩后疼痛进行个体化管理。如需药物缓解疼痛,可选对乙酰氨基酚、非甾体抗炎药(NSAIDs)和阿片类药物,或联合使用这些药物[26]。阿片类药物的使用可能会造成产妇及其母乳喂养的婴儿出现抑郁的风险,使用时间应严格控制在治疗急性疼痛预期的最短合理疗程内[26]。NSAIDs可以通过乳汁分泌,也可能会对母乳喂养的婴儿产生影响[27],临床用药同样须谨慎。

英国的一项调查显示,医师治疗妊娠相关LBPP施行的是多模式治疗管理策略,如物理疗法、功能锻炼、手法按摩、针灸疗法和经皮神经电刺激等,其中约1/4选择针灸疗法[28]。针灸疗法能更好地缓解疼痛和改善功能,在妊娠26周开始比在妊娠20周开始治疗更有效[29]。Nicolian等[30]通过成本-效益分析建议医疗机构将针灸作为妊娠相关LBPP的常规治疗。然而针灸治疗在部位的选择及安全性方面仍需谨慎考虑,临床转化时应充分考虑其可行性和适宜性,保障患者安全。

五、总结与展望

在所有产妇中,约有4%的剖宫产和1%顺产的产妇在分娩后受到持续疼痛的困扰,持续疼痛干扰了约14%剖宫产和15%顺产妇女的日常生活[9]。其中妊娠相关LBPP是全世界各个国家都存在的医疗健康问题,值得高度重视。但目前人们对这一疾病的认识仍然不够全面,有些医生、家属和产妇自身在出现LBPP等其他躯体不适疼痛时,并未予以足够重视,从而耽误了病情,造成不可挽回的结果。

在一项针对首次成为父亲的男性进行的调查中显示,与伴侣未接受硬膜外镇痛的男性相比,伴侣接受硬膜外镇痛的男性,在伴侣分娩过程中的焦虑和压力感减少,父亲在分娩过程中参与度增加、满意度提高[31]。无论对于产妇自身还是其家属,硬膜外镇痛都是在分娩过程中可选择的较优方式,且不会增加分娩后LBPP的发生率。

针对我国三胎政策实施、无痛分娩推广及高龄产妇数量增加等现实因素，临床上应继续提高对分娩后LBPP风险个体的识别并优化防治策略，在妊娠期甚至在妊娠前就采取预防措施，保障孕产妇的舒适化分娩，改善远期结局。

（刘伟，宋玉洁）

参考文献

[1] Bergstrom C, Persson M, Mogren I. Pregnancy-related low back pain and pelvic girdle pain approximately 14 months after pregnancy - pain status, self-rated health and family situation[J]. BMC Pregnancy Childbirth, 2014, 14: 48.

[2] Matsui M, Yoshikawa T, Mizushima R, et al. Association between duration of excessive weight and arterial stiffness in middle-aged and older adults[J]. Clin Exp Hypertens, 2020, 42(3): 213−217.

[3] Robinson H S, Vollestad N K, Veierod M B. Clinical course of pelvic girdle pain postpartum - impact of clinical findings in late pregnancy[J]. Man Ther, 2014, 19(3): 190−196.

[4] Wu W H, Meijer O G, Uegaki K, et al. Pregnancy-related pelvic girdle pain (PPP), I: Terminology, clinical presentation, and prevalence[J]. Eur Spine J, 2004, 13(7): 575−589.

[5] Katonis P, Kampouroglou A, Aggelopoulos A, et al. Pregnancy-related low back pain[J]. Hippokratia, 2011, 15(3): 205−210.

[6] Gaudet C, Wen S W, Walker M C. Chronic perinatal pain as a risk factor for postpartum depression symptoms in Canadian women[J]. Canadian journal of public health = Revue canadienne de sante publique, 2013, 104(5): e375−e387.

[7] Yan C F, Hung Y C, Gau M L, et al. Effects of a stability ball exercise programme on low back pain and daily life interference during pregnancy[J]. Midwifery, 2014, 30(4): 412−419.

[8] Cakmak B, Ribeiro A P, Inanir A. Postural balance and the risk of falling during pregnancy[J]. J Matern Fetal Neonatal Med, 2016, 29(10): 1623−1625.

[9] Noren L, Ostgaard S, Johansson G, et al. Lumbar back and posterior pelvic pain during pregnancy: a 3-year follow-up[J]. Eur Spine J, 2002, 11(3): 267−271.

[10] Sneag D B, Bendo J A. Pregnancy-related low back pain[J]. Orthopedics, 2007, 30(10): 839−845; quiz 846−837.

[11] Kokanali D, Caglar A T. Hidden association between the presence and severity of striae gravidarum and low back pain in pregnancy[J]. Eur J Obstet Gynecol Reprod Biol, 2019, 233: 49−52.

[12] Richman K, Gohh R. Pregnancy after renal transplantation: a review of registry and single-center practices and outcomes[J]. Nephrol Dial Transplant, 2012, 27(9): 3428−3434.

[13] Wiezer M, Hage-Fransen M A H, Otto A, et al. Risk factors for pelvic girdle pain postpartum and pregnancy related low back pain postpartum; a systematic review and meta-analysis[J]. Musculoskelet Sci Pract, 2020, 48: 102154.

[14] Mogren I M. BMI, pain and hyper-mobility are determinants of long-term outcome for women with low back pain and pelvic pain during pregnancy[J]. Eur Spine J, 2006, 15(7): 1093−1102.

[15] Gausel A M, Kjaermann I, Malmqvist S, et al. Pelvic girdle pain 3−6 months after delivery in an unselected cohort of Norwegian women[J]. Eur Spine J, 2016, 25(6): 1953−1959.

[16] Stomp-van den Berg S G M, Hendriksen I J M, Bruinvels D J, et al. Predictors for postpartum pelvic girdle pain in working women: the Mom@Work cohort study[J]. Pain, 2012, 153(12): 2370−2379.

[17] Bjelland E K, Stuge B, Vangen S, et al. Mode of delivery and persistence of pelvic girdle syndrome 6 months postpartum[J]. Am J Obstet Gynecol, 2013, 208(4): e291−e297.

[18] Hawkins J L. Epidural analgesia for labor and delivery[J]. N Engl J Med, 2010, 362(16): 1503−1510.

[19] Abbasi S, Hamid M, Ahmed Z, et al. Prevalence of low back pain experienced after delivery with and without epidural analgesia: A non-randomised prospective direct and telephonic survey[J]. Indian J Anaesth, 2014, 58(2): 143−148.

[20] Anim-Somuah M, Smyth R M, Jones L. Epidural versus non-epidural or no analgesia in labour[J]. Cochrane Database Syst Rev, 2011, 10.1002/14651858.CD000331.pub3(12): CD000331.

[21] Malevic A, Jatuzis D, Paliulyte V. Epidural Analgesia and Back Pain after Labor[J]. Medicina (Kaunas), 2019, 55(7): 354.

[22] Mogren I M. Does caesarean section negatively influence the post-partum prognosis of low back pain and pelvic pain during pregnancy?[J]. Eur Spine J, 2007, 16(1): 115−121.

[23] Guideline Pregnancy Related Pelvic Girdle Pain(In Dutch: Richtlijn Zwangerschapsgerelateerde Bekkenpijn) KNGF[J]. 2017.

[24] Davenport M H, Marchand A A, Mottola M F, et al. Exercise for the prevention and treatment of low back, pelvic girdle and lumbopelvic pain during pregnancy: a systematic review and meta-analysis[J]. Br J Sports Med, 2019, 53(2): 90−98.

[25] Liddle S D, Pennick V. Interventions for preventing and treating low-back and pelvic pain during pregnancy[J]. Cochrane Database Syst Rev, 2015, 10.1002/14651858.CD001139.pub4(9): CD001139.

[26] ACOG Committee Opinion No. 742 Summary: Postpartum Pain Management[J]. Obstet Gynecol, 2018, 132(1): 252−253.

[27] Antonucci R, Zaffanello M, Puxeddu E, et al. Use of non-steroidal anti-inflammatory drugs in pregnancy: impact on the fetus and newborn[J]. Curr Drug Metab, 2012, 13(4): 474−490.

[28] Bishop A, Holden M A, Ogollah R O, et al. Current management of pregnancy-related low back pain: a national cross-sectional survey of U.K. physiotherapists[J]. Physiotherapy, 2016, 102(1): 78−85.

[29] Pennick V, Liddle S D. Interventions for preventing and treating pelvic and back pain in pregnancy[J]. Cochrane Database Syst Rev, 2013, 10.1002/14651858.CD001139.pub3(8): CD001139.

[30] Nicolian S, Butel T, Gambotti L, et al. Cost-effectiveness of acupuncture versus standard care for pelvic and low back pain in pregnancy: A randomized controlled trial[J]. PLoS One, 2019, 14(4): e0214195.

[31] Capogna G, Camorcia M, Stirparo S. Expectant fathers' experience during labor with or without epidural analgesia[J]. Int J Obstet Anesth, 2007, 16(2): 110−115.

第三十二章
硬膜外分娩镇痛是否需要试验剂量

完成硬膜外穿刺后使用试验剂量似乎是约定俗成的事。但是和硬膜外麻醉使用高浓度局部麻醉药不同，硬膜外镇痛往往采用低浓度局部麻醉药复合小剂量阿片类药物，又由于孕产妇的特殊性，分娩镇痛的患者是否需要使用硬膜外试验剂量？经典的利多卡因配伍肾上腺素作为试验药物又是否合适？本章将结合相关临床研究，就硬膜外分娩镇痛是否需要使用试验剂量分析介绍。

硬膜外镇痛是目前使用最广泛、效果最确切的分娩镇痛方法。在实施硬膜外镇痛时，导管误入血管、蛛网膜下腔以及硬膜下隙可能会导致难以预估的风险，因此确认导管留置在硬膜外隙至关重要。在临床操作过程中，即使完成穿刺后回抽无血、无脑脊液回流，仍无法确保导管位置的正确性。通过硬膜外导管给予"试验剂量"的目的是排除导管误入血管、蛛网膜下腔，以防止给予大剂量局部麻醉药后导致全脊髓麻醉或局部麻醉药中毒反应。

一、产妇意外硬膜外穿破和导管误入血管的发生率

通过使用超声设备，Lechner等[1]对比了非妊娠人群与产妇硬膜外隙的压力，结果发现，与非妊娠人群相比，产妇的黄韧带阻力较低，并且可能由于孕产妇硬膜外隙静脉充盈增加的关系，其硬膜外隙的压力较高。这些生理改变可能导致麻醉科医师在对产妇进行硬膜外穿刺操作时阻力消失的感觉不明显，因此产妇可能更容易发生硬脊膜的意外穿破。根据ASA麻醉责任数据库分析，孕产妇死亡或脑损伤最常见的原因是椎管内麻醉平面过高，而这其中80%与硬膜外麻醉相关，20%与腰麻相关[2]。

硬膜外穿刺时，导管误入血管的发生率约为5%～10%。硬膜外隙内有丰富的静脉血管丛，产妇硬膜外静脉充盈增加，在足月妊娠者中更为明显，因此与非妊娠人群相比，产妇硬膜外导管置入血管的风险更高。妊娠晚期产妇处于高凝状态，有报道硬膜外导

管误入血管，然而由于导管开口处被血凝块堵住，回抽未见血液，但在注药时小血凝块被推开，局部麻醉药被直接注入血管内引发毒性反应。

因此在实施分娩镇痛时，排除导管误入蛛网膜下腔、血管，对减少孕产妇不良事件的发生，提高母婴安全是十分必要的。

二、预防和排除导管位置异常的方法

研究发现硬膜外导管误入血管的发生率与硬膜外导管的类型有关。Shih等[3]调查了1 117名接受软尖端硬膜外导管或标准导管留置的患者。与标准硬膜外导管相比，软尖端硬膜外导管可显著降低意外血管内置管的发生率（1.5%软尖端 vs. 4.6%标准，$P = 0.003$）。为了解决硬膜外导管误入血管的问题，一项纳入30项随机对照试验（包括12 738例产科硬膜外病例）的meta分析，确定了五种可能有效的预防策略，包括：① 与坐位穿刺相比，侧卧位穿刺导管误入血管的发生率更低；② 置管前向硬膜外补充一定的液体；③ 与多孔导管相比，选择单孔导管；④ 选择尼龙材质的导管；⑤ 置管深度大于6 cm。然而，该meta分析纳入的研究质量不高，因此该结论的参考价值有限[4]。也有观点认为使用多孔导管反而更容易识别导管误入鞘内或血管，因为多孔导管在回抽测试中提供了更好的可靠性和灵敏度[5]。

在临床处置中需要特别注意通过注射器进行回抽试验，即使回抽阴性，仍无法确保导管正确放置于硬膜外隙。据报道，回抽试验阴性时，未检测到的导管误入血管的发生率在0.02%～0.95%[6,7]，导管误入硬膜下的发生率可能在0.035%～0.25%之间[6,8,9]。综上所述，回抽试验阴性时仍有导管误入血管、鞘内的风险，应使用额外的测试来排除导管位置异常，提高患者安全，这也是使用硬膜外试验剂量的目的。

三、硬膜外试验剂量的组成

硬膜外常规给予试验剂量这一想法最初是

由Moore和Batra在1981年提出的,他们推荐使用0.015 mg肾上腺素混合45 mg利多卡因作为单次剂量,以检查导管位置是否正确,该试验剂量的配方成为硬膜外试验剂量的经典配方[10]。但考虑到产妇对药物的敏感性发生改变,在当时Prince和McGregor等学者[11]就提出对孕产妇,局部麻醉药的用量应相应调整。

在产科麻醉领域,几种判断导管位置的方法曾被报道。包括通过使用含有肾上腺素的试验剂量,根据心率的变化情况判断导管是否误入血管;或使用含阿片类药物的试验剂量,通过观察典型副作用如头晕嗜睡等的发生来判断导管是否误入血管[12]。给予试验剂量的局部麻醉药后,若发生广泛的全脊髓麻醉,则证明导管误入蛛网膜下腔。如果给予试验剂量后,患者出现味觉改变或其他局部麻醉药中毒症状,提示导管可能误入血管。当给予试验剂量后,若发生异常广泛性阻滞,保留骶骨感觉,或单侧性感觉阻滞则需警惕导管是否误入硬膜下隙。

然而,常规使用的"标准"剂量的试验量是否适用于产妇存在争议。因为目前分娩镇痛多采用低浓度小剂量局部麻醉药,用于分娩镇痛的低浓度局部麻醉药引起全身中毒反应的风险很低。而当导管误入蛛网膜下腔时,给予"标准"剂量的试验剂量可能反而引起广泛的感觉及运动阻滞,甚至可能需要进行气道管理或紧急剖宫产[8, 13, 14]。

1. 肾上腺素

常用的血管内试验剂量含有15 μg肾上腺素(1 : 200 000溶液3 mL)。若导管误入血管,在注射试验剂量后,心率增加20次/分则判断为血管内置管阳性。同时,有些患者的收缩压也会增加15～25 mmHg。通过对心率和血压的观察,可以判断导管的位置。

有观点认为含肾上腺素试验剂量在分娩产妇中缺乏特异性。因为妊娠期妇女会发生一系列的生理改变,并且在分娩期间由于子宫收缩、疼痛等都会导致产妇心率、血压的变化。产妇妊娠期间心输出量增加达50%,心率波动和心动过速在分娩过程中相当常见,并且产妇对于β肾上腺素受体刺激的敏感性可能降低[15],产妇的心率变化显著,据报道心率变化高达33(±12)次/分[16],子宫收缩有可能掩盖预期的血液动力学反应[17]。由于很难鉴别产妇心率的变化是由肾上腺素引起还是由宫缩疼痛所致,在产妇中使用肾上腺素作为试验剂量,其敏感性受限。如果要给含有肾上腺素的试验剂量,应在两次宫缩期间进行,以减少宫缩疼痛对心率变化的干扰。再者,含肾上腺素溶液会

激活α肾上腺素受体,使得子宫动脉收缩,进而造成短暂的子宫胎盘血流减少。在动物模型中发现这种影响是短暂的,并不会影响胎儿的健康。肾上腺素还可能增加心肌氧耗、子痫前期患者潜在而危险的血流动力学改变以及子宫血流减少导致的胎儿窘迫[16]。基于以上考虑,含肾上腺素的试验剂量是否适用于产妇是存在争议的。

2. 局部麻醉药

将局部麻醉药作为试验剂量的主要目的是排除硬膜外导管误入蛛网膜下腔或硬膜下隙。

孕产妇对局部麻醉药的敏感性增高,在未发现的硬膜外导管误入蛛网膜下腔或硬膜下隙时,常规试验剂量(45 mg利多卡因+肾上腺素1 : 200 000)可能会引起严重的母婴不良事件,包括:严重低血压、感觉和运动异常阻滞、全脊髓麻醉、气管插管、机械通气以及与胎儿窘迫相关的紧急剖宫产等[8, 13, 14, 18]。Cohen[19]和Calimaran[20]等人报道使用了试验剂量的产妇更有可能出现运动功能受限和行走能力的降低,产妇运动能力的下降,可能会增加难产、器械助产甚至剖宫产的概率[21]。

另外在腰硬联合镇痛时,在腰麻效果没有消退时,使用硬膜外试验剂量几乎无法起到判断导管位置的效果。

四、硬膜外分娩镇痛时的试验剂量

目前临床上分娩镇痛主张使用低浓度局部麻醉药[22]。这些药物通常为0.1%～0.15%布比卡因、0.1%～0.24%罗哌卡因、0.08%～0.16%左旋布比卡因配伍阿片类药物[23]。

在如此低的浓度之下,镇痛负荷量本身就可以被认为是一个试验剂量。每一次给药都应询问患者是否存在局部麻醉药中毒的主观反应,如是否有耳鸣、口唇麻木等。在任何情况下,都应该注意分娩镇痛所需的麻醉剂量不应超过剖宫产麻醉剂量。分娩镇痛开始时,也应该密切关注产妇的情况,特别是注意有无鞘内注射的迹象,以及低血压、异常广泛阻滞的发生[24]。在镇痛失败的情况下,最有可能的原因是导管误入血管,因此应重新对产妇进行评估,并在局部麻醉药中毒症状出现之前重新穿刺置管。

五、分娩镇痛中转剖宫产时的试验剂量

当分娩镇痛中转剖宫产时,硬膜外导管是否需要再次给予试验剂量以及如何给予试验剂量目前也存在一些争议。尽管中转剖宫产时,硬膜外通道已经建立,

但存在导管向蛛网膜下腔、血管移位的可能[18]，并且不同于分娩镇痛，为满足剖宫产术手术，硬膜外往往需给予高浓度、大容量局部麻醉药。因此在中转剖宫产，进行硬膜外给药前，给予试验剂量是非常必要的。此外，由于麻醉科医师可能进行轮班，不同麻醉科医师在通过非本人放置的硬膜外导管给药前也应该给予试验剂量，判断导管位置，从而避免不良事件的发生。

六、当前的实践及指南

目前国外产科麻醉指南对于分娩镇痛是否需要使用试验剂量、使用何种药物作为试验剂量都没有明确的定论。美国麻醉医师协会（ASA）2016年更新的产科麻醉指南[25]、英国国家卫生与临床优化研究所（NICE）的剖宫产手术指南[24]以及大不列颠及爱尔兰麻醉医师协会2013年的指南都没有对试验剂量这个问题作出任何建议。德国麻醉学和重症监护医学协会（DGAI）的指南指出，只要初始剂量不超过试验剂量的话就不需要试验剂量，并建议分次使用，而且认为肾上腺素不适合用于检测鞘内注射[26]。

国内2017年版椎管内阻滞并发症防治的专家共识在全脊髓麻醉的预防中强调硬膜外阻滞采用试验剂量，试验剂量不应超过蛛网膜下阻滞用量（利多卡因蛛网膜下腔阻滞的最高剂量为60 mg，相当于2%利多卡因3 mL），并且有足够的观察时间（不短于5 min）。

2020版中国产科麻醉专家共识中强调，硬膜外麻醉局部麻醉药用量较大，应警惕中毒等不良反应。预防性措施包括注药前回抽、给予试验剂量（1.5%利多卡因3～5 mL）以排除导管置入血管内，配伍1∶400 000～1∶200 000肾上腺素（合并心脏病、子痫前期的产妇慎用）等。

综上所述，尽管因回抽试验阴性而未被发现的鞘内或静脉内置管的情况很少见，但避免误置的措施可能有助于提高硬膜外麻醉的安全性。传统的试验剂量概念在产妇中的应用存在争议，因其有可能反而引起更严重的并发症。鉴于现代硬膜外镇痛使用的是小剂量阿片药物复合低浓度局部麻醉药，少量分次给予硬膜外镇痛负荷量可被视为适当的测试剂量。当分娩镇痛中转剖宫产时，试验剂量则是至关重要的。

（唐剑，宋玉洁，马馨霞）

参考文献

[1] Lechner T J, van Wijk M G, Jongenelis A A, et al. The use of a sound-enabled device to measure pressure during insertion of an epidural catheter in women in labour[J]. Anaesthesia, 2011, 66(7): 568−573.

[2] Davies J M, Posner K L, Lee L A, et al. Liability associated with obstetric anesthesia: a closed claims analysis[J]. Anesthesiology, 2009, 110(1): 131−139.

[3] Shih C K, Wang F Y, Shieh C F, et al. Soft catheters reduce the risk of intravascular cannulation during epidural block—a retrospective analysis of 1,117 cases in a medical center[J]. Kaohsiung J Med Sci, 2012, 28(7): 373−376.

[4] Mhyre J M, Greenfield M L, Tsen L C, et al. A systematic review of randomized controlled trials that evaluate strategies to avoid epidural vein cannulation during obstetric epidural catheter placement[J]. Anesth Analg, 2009, 108(4): 1232−1242.

[5] Massoth C, Wenk M. Epidural test dose in obstetric patients: should we still use it?[J]. Curr Opin Anaesthesiol, 2019, 32(3): 263−267.

[6] Jenkins J G. Some immediate serious complications of obstetric epidural analgesia and anaesthesia: a prospective study of 145,550 epidurals[J]. Int J Obstet Anesth, 2005, 14(1): 37−42.

[7] Servin M N, Mhyre J M, Greenfield M L, et al. An observational cohort study of the meniscus test to detect intravascular epidural catheters in pregnant women[J]. Int J Obstet Anesth, 2009, 18(3): 215−220.

[8] Richardson M G, Lee A C, Wissler R N. High spinal anesthesia after epidural test dose administration in five obstetric patients[J]. Reg Anesth, 1996, 21(2): 119−123.

[9] Paech M J, Godkin R, Webster S. Complications of obstetric epidural analgesia and anaesthesia: a prospective analysis of 10,995 cases[J]. Int J Obstet Anesth, 1998, 7(1): 5−11.

[10] Moore D C, Batra M S. The components of an effective test dose prior to epidural block[J]. Anesthesiology, 1981, 55(6): 693−696.

[11] Prince G, McGregor D. Obstetric epidural test doses. A reappraisal[J]. Anaesthesia, 1986, 41(12): 1240−1250.

[12] Yoshii W Y, Miller M, Rottman R L, et al. Fentanyl for epidural intravascular test dose in obstetrics[J]. Reg Anesth, 1993, 18(5): 296−299.

[13] Palkar N V, Boudreaux R C, Mankad A V. Accidental total spinal block: a complication of an epidural test dose[J]. Can J Anaesth, 1992, 39(10): 1058−1060.

[14] Richardson M G, Wissler R N. Unexpected high spinal block in obstetrics[J]. Br J Anaesth, 1996, 77(6): 806−807.

[15] DeSimone C A, Leighton B L, Norris M C, et al. The chronotropic effect of isoproterenol is reduced in term pregnant women[J]. Anesthesiology, 1988, 69(4): 626−628.

[16] Leighton B L, Norris M C, Sosis M, et al. Limitations of epinephrine as a marker of intravascular injection in laboring women[J]. Anesthesiology, 1987, 66(5): 688−691.

[17] Norris M C, Fogel S T, Dalman H, et al. Labor epidural analgesia without an intravascular "test dose"[J]. Anesthesiology, 1998, 88(6): 1495−1501.

［18］ Bolden N, Gebre E. Accidental Dural Puncture Management: 10-Year Experience at an Academic Tertiary Care Center[J]. Reg Anesth Pain Med, 2016, 41(2): 169−174.

［19］ Cohen S E, Yeh J Y, Riley E T, et al. Walking with labor epidural analgesia: the impact of bupivacaine concentration and a lidocaine-epinephrine test dose[J]. Anesthesiology, 2000, 92(2): 387−392.

［20］ Calimaran A L, Strauss-Hoder T P, Wang W Y, et al. The effect of epidural test dose on motor function after a combined spinal-epidural technique for labor analgesia[J]. Anesth Analg, 2003, 96(4): 1167−1172.

［21］ Thornton J G, Capogna G. Reducing likelihood of instrumental delivery with epidural anaesthesia[J]. Lancet, 2001, 358(9275): 2.

［22］ Comparative Obstetric Mobile Epidural Trial Study Group U K. Effect of low-dose mobile versus traditional epidural techniques on mode of delivery: a randomised controlled trial[J]. Lancet, 2001, 358(9275): 19−23.

［23］ Lv B S, Wang W, Wang Z Q, et al. Efficacy and safety of local anesthetics bupivacaine, ropivacaine and levobupivacaine in combination with sufentanil in epidural anesthesia for labor and delivery: a meta-analysis[J]. Curr Med Res Opin, 2014, 30(11): 2279−2289.

［24］ Soltanifar S, Russell R. The National Institute for Health and Clinical Excellence (NICE) guidelines for caesarean section, 2011 update: implications for the anaesthetist[J]. Int J Obstet Anesth, 2012, 21(3): 264−272.

［25］ Practice Guidelines for Obstetric Anesthesia: An Updated Report by the American Society of Anesthesiologists Task Force on Obstetric Anesthesia and the Society for Obstetric Anesthesia and Perinatology[J]. Anesthesiology, 2016, 124(2): 270−300.

［26］ Wallenborn J, German Society for A, Intensive Care M, et al. Execution of analgesia and anesthesia procedures in obstetrics: Second revised recommendations of the German Society for Anesthesiology and Intensive Care Medicine and the Professional Association of German Anesthetists in cooperation with the German Society for Gynecology and Obstetrics[J]. Anaesthesist, 2010, 59(3): 250−254.

第三十三章

呼吸道传染病疫情期间的产科麻醉与镇痛管理

呼吸道传染病是指由病毒、细菌、支原体和衣原体等病原体通过呼吸道感染侵入而引起的有传染性的疾病。其中，病毒是引起人类呼吸道传染病的主要病原体之一，常见的呼吸道病毒包括流感病毒、人鼻病毒、呼吸道合胞病毒与人冠状病毒，其中以流感病毒感染最为常见，但几种高致病性冠状病毒所导致的死亡率最高。妊娠期母体为避免对半同种胎儿产生免疫排斥，自身的细胞免疫功能活性下调，造成对进入胞内的病毒清除能力明显下降。同时呼吸循环系统产生适应性改变，包括鼻腔黏膜充血，横膈抬高导致肺功能残气量下降、氧耗量增加、血浆容量增加、肺循环阻力下降，这些改变让孕妇在面对呼吸道疾病时代偿能力下降，更易发生肺部严重并发症。所以孕产妇经历呼吸道病毒感染（respiratory virus infection, RVI）时临床表现虽然与普通人群无明显差异，但不良结局发生的风险更高。在流感大流行期间，孕产妇入住ICU的风险与病死率明显超过普通人群，而且更容易发生诸如胎膜早破、早产、胎儿宫内生长受限或宫内死亡以及新生儿死亡等产科不良结局，同时也可能接受产科手术的麻醉以及分娩镇痛。本文主要围绕罹患呼吸道传染病孕产妇的产科麻醉与镇痛的管理进行介绍。

一、流感病毒感染

流感病毒，全称为流行性感冒病毒，属于RNA病毒。从内向外的结构分别为核心、基质蛋白与包膜。包膜上面嵌有两种重要的糖蛋白，血凝素（hemagglutinin, H）与神经氨酸酶（neuraminidase, N），二者同时也是病毒重要的表面抗原。流感病毒可按抗原性的差异分为甲、乙、丙、丁四类，或按照感染宿主分为人流感病毒与动物（猪、禽、马）流感病毒。目前感染人类的主要为甲、乙、丙三类。

流感病毒的传染性与其抗原变异程度密切相关。最近一次大流行是由H1N1变异病毒株在2009年所引发的，该病毒株又被世界卫生组织（World Health Organization, WHO）称为甲型（H1N1）pdm09。当病毒基因突变较小而不产生新的亚型时可引起局域性或季节性流行，在甲乙两型中均可见到。人群对于季节性流感病毒普遍易感，孕产妇（怀孕至产后2周）感染流感病毒后容易发展成为重症病例，属于高危人群。

临床表现可由普通感冒逐渐发展成为重症肺炎和（或）急性呼吸窘迫综合征（acute respiratory distress syndrome, ARDS），甚至是全身多器官功能障碍。孕产妇的临床表现通常与普通人群相同，分为非复杂性流感与流感并发症两类。流感感染可能会对孕妇及胎儿造成严重的影响。包括早产、死产，甚至尚未分娩孕妇便已死亡的情况发生，这些情况最常见于妊娠晚期[1]，以及未接种流感疫苗的孕产妇中[2]。

二、高致病性冠状病毒的感染

冠状病毒同为RNA病毒，呈不规则球形，囊膜上的刺突糖蛋白即S蛋白让病毒在显微镜下呈现出特征样的"皇冠"形态。S蛋白还是决定组织亲嗜性以及致病性的关键蛋白，是诱导宿主产生中和抗体的主要抗原。冠状病毒分为 α、β、γ、δ 四个属，其中 β 属又包含A、B、C、D四个独立的亚群。总共50余种冠状病毒中可引起人类感染的有7种（均为 α、β 属），四种为引起上呼吸道感染或是胃肠炎的低致病性病毒，另外三种为高致病性且人畜共患的病毒，包括引起严重急性呼吸综合征（severe acute respiratory syndrome, SARS）的SARS-CoV，引起中东呼吸综合征（middle east respiratory syndrome, MERS）的MERS-CoV，以及引起新型冠状病毒（以下简称新冠病毒）肺炎，又被WHO命名为2019冠状病毒病（corona virus disease 2019, COVID-19）的SARS-CoV-2。后者已在全球范围内造成4.88亿起病例，感染相关死亡人数超过614万。虽然目前无证据表明孕产妇相较普通人群更易感，但对于感染后临床结局相较普通人群可能更易加重的担忧却始终存在。且由于新型冠状病毒的高传染性,本章将以目前仍在流行的新型冠状病毒为例,对相关呼吸道传染病患者的产科麻醉管理措施进行介绍。

三、新型冠状病毒感染的孕产妇

孕产妇作为COVID-19的易感人群,相关的病例报道和数据非常有限。孕妇分娩在疫情期间不可避免,妊娠合并COVID-19的产科麻醉和镇痛管理具有一定的挑战性,本章将主要通过回顾现有的COVID-19文献资料以及SARS期间孕产妇麻醉管理的报道,结合国家卫健委相关文件与诊疗方案、相关学会指南和专家共识作一介绍,旨在呼吸道病毒感染的传染性疾病疫情期间,为产妇麻醉和镇痛的优化管理提供帮助,供同行借鉴与参考。

四、新型冠状病毒感染的产妇的评估和准备

1. 新型冠状病毒感染的孕产妇和新生儿特点

COVID-19感染的患者多表现为发热、咳嗽、呼吸困难,重症患者可出现急性呼吸窘迫综合征、脓毒性休克、凝血功能障碍及多器官功能衰竭[3]。孕产妇由于妊娠期免疫系统受抑,并出现如膈肌上抬、氧耗增加、功能残气量降低,呼吸道黏膜水肿等一系列妊娠相关生理性改变,导致其对呼吸道病原体易感性增加,且不耐受缺氧,易发展为重症肺炎,进行插管或机械通气时更易发生肺不张。SARS流行期间,50%确诊感染的孕产妇被收治入ICU,约33%需要机械通气,死亡率高达25%。且SARS会引起孕妇自发性流产、早产、气管插管、肾功能衰竭、DIC、胎儿宫内生长受限,甚至宫内死亡等并发症[4]。虽然,SARS-CoV-2与SARS-CoV基因序列高度同源(79%),但新型冠状病毒感染孕产妇和胎儿预后均较SARS良好[5,6],与普通人群相似。而该病毒的垂直传播目前仍然不能明确。1名新生儿在产后17天确诊,但该患儿与两名确诊患者(母亲和育婴师)有密切接触[7]。另外,3名新生儿出生后血液样本中检测到病毒IgM抗体(由于其分子结构较大,通常不会通过胎盘转移给胎儿)水平升高,疑孕晚期宫内感染[8,9]。专家指出,对检出病毒的新生儿血清学特征的研究非常重要,目前仍需更多更确切的证据去支持SARS-CoV-2的垂直传播[10]。

2. 新型冠状病毒感染的孕产妇的产科管理

孕产妇是COVID-19的易感人群,尤其当同时合并其他慢性疾病和妊娠相关并发症时,易发展为重症肺炎。因此,新型冠状病毒感染的孕产妇和新生儿应被视为高危人群加强管理[11],包括转院至三级诊疗中心、严密监测胎心率和胎儿宫内生长情况、多学科诊疗等[12](图33-1)。分娩方式的选择应根据孕周、胎儿情况、产妇意愿等因素综合考虑[13]。如果是妊娠原因导致COVID-19病情恶化,那么终止妊娠对母胎有益。孕晚期胎儿和胎盘娩出可减少母体的氧耗(约50 mL/min),这对合并呼吸衰竭的产妇至关重要。如果产妇感染病情严重,出现以下情况建议提前终止妊娠[14,15]:

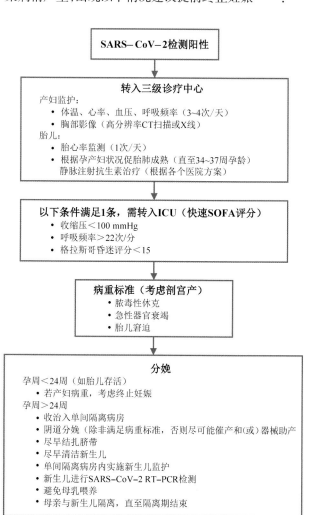

图33-1 新型冠状病毒感染孕产妇产科管理流程

(1)产妇病情恶化(急性器官衰竭、脓毒症休克等)。

(2)难以维持氧合。

(3)巨大子宫压迫至机械通气困难。

(4)胎儿宫内窘迫。

(5)其他产科并发症。

对于确诊新型冠状病毒感染的产妇,其新生儿应隔离至少14天,在此期间不推荐直接母乳喂养。

3. COVID-19工具包和工作清单(Checklist)

产房及手术室内的麻醉工作区域是气溶胶和接触传播的高风险区域,应做好严格的感控措施。产房和手术室内仅放置必需物资,并使用透明塑料薄

膜包裹和覆盖。非必需急救物资可放置在邻近手术室，密封保存防止污染，在需要时可立即取用。产科麻醉区别于其他学科麻醉在于其不确定性，多数情况下麻醉方式取决于分娩方式和紧急程度，麻醉科医师要对可能发生的紧急手术或非手术操作，如产后出血的处理提前做好准备。因此，建议在产科制备各类COVID-19工具包，包括用于分娩镇痛、剖宫产和其他操作的所有药物和物品（表33-1），最大程度减少人员和物品流动，避免接触了患者的药物污染手术室中的机器和设备[16]。此外，应为感染手术划分专门的区域，如清洁区、转运半污染区、感染手术区域，尽可能减少感染的风险。针对疑似和确诊COVID-19感染的患者剖宫产手术制定围手术期多学科工作清单[35]（表33-2）。在整个过程中由团队

表33-1　疑似或确诊COVID-19的患者产科麻醉工具包（上海市第一妇婴保健院麻醉科）

椎管内麻醉工具包（A）						
穿刺用品	椎管内穿刺包	1	安尔碘	1		
输液用品	留置针	2	输液贴	2	三通	1	输液器	2
	延长管	1				
注射用品	5 mL针筒	2	10 mL针筒	2	20 mL针筒	2
监护和供氧	心电图电极片	5	氧气皮条	1		
补液	500 mL乳酸林格氏液	2	250 mL 0.9% NaCl溶液	1	10 mL 0.9% NaCl溶液	2
药品	利多卡因	5	罗哌卡因	2	氟比洛芬酯	1
	氢吗啡酮	1	舒芬太尼	1	麻黄素	1
	去氧肾上腺素	1	托烷司琼	1	阿托品	1	地塞米松	1
全身麻醉工具包（B）						
气道用品	成人面罩	1	螺纹管	1	细菌过滤器	2
	一次性喉镜片	2	7#气管插管	1	6.5#气管插管	1	牙垫	1
	吸痰管	1	氧气皮条	1		
输液用品	留置针	2	输液贴	2	三通	2	输液器	2
	延长管（细）	1	三通延长管（粗）	1		
注射用品	5 mL针筒	6	10 mL针筒	2	20 mL针筒	2	50 mL针筒	2
监护用品	心电图电极片	5				
补液	500 mL乳酸林格氏液	2	250 mL 0.9% NaCl溶液	1		
药品	咪达唑仑	1	丙泊酚	3	依托咪酯	1	罗库溴铵	2
	舒芬太尼	1	麻黄素	1	阿托品	1	去氧肾上腺	1
	托烷司琼	1	地塞米松	1	氟比洛芬酯	1	
急救工具包（C）						
有创监测	20G动脉穿刺针	5	单腔中心静脉留置套装	1	双腔中心静脉留置套装	1
	3M贴膜	2	安尔碘			
气道管理	双管喉罩3#	1	双管喉罩4#	1	单管喉罩3#	1	单管喉罩4#	1

表33-2 疑似或确诊COVID-19的患者行剖宫产手术的流程

术前讨论 & 手术室准备

确定团队指挥者

指定隔离手术室

手术室门口放置醒目标示

常规实施三方核查

麻醉准备
- 麻醉机和药品柜覆盖隔离膜
- 确认紧急气道相关的用品齐全
- 椎管内麻醉:准备相关工具包,并通过隔离罩隔离膜推车进入手术室,全身麻醉:特定的设备和药品高覆盖隔离膜进入手术室,包括:
  ○ HME滤器 + 手控呼吸囊 + PEEP阀
  ○ 确认在气管导管 & 螺纹管 & 麻醉机之间加装了HME滤器
  ○ 后援医师已经到位
- 确认可能用到的设备和药品已在手术室外以备用

手术准备
- 手术医师已到位,准备完毕
- 确认在手术室内需要用到的设备和药品
- 确认可能用到的设备和药品已在手术室外以备用

新生儿准备
- 新生儿科医师已到位,准备完毕
- 确认进行新生儿抢救的地点
- 准备好新生儿隔离的场所/房间

在半污染区的人员确定
- 护理巡回
- 麻醉巡回
- 专门负责安全人员防止未防护人员进入手术室
- 负责患者转运的相关人员

转运患者前的准备
- 转运团队的人员确定
  ○ 护士
  ○ 麻醉主治医师
  ○ 负责开门的人员
- 确认转运通道畅通,清除所有障碍物

确认所有人员均正确穿戴PPE*

确认所有手术室内人物包括胸卡、电子通信设备放置在手术室外

转运

- 将患者直接转运入手术室
- 遵医嘱或根据临床适应证维持患者自身的输液治疗

入手术室

- 将患者转运至手术室,患者须戴外科口罩
- 将患者转运至手术台

患者的转运床
- 手术室内人员将一次性床单去除
- 手术室内人员将转运床推出手术室
- 半污染区工作人员立即对转运床进行消毒

麻醉

- 按常规进行三方核查
- 椎管内麻醉:实施单次腰麻,硬膜外麻醉或腰硬膜联合麻醉
- 全身麻醉:限制手术室内人员不超过3人
- 急诊 紧急剖宫产电应遵循以上步骤
- 后援人员在半污染区协助手术人员穿戴PPE

手术

- 按常规进行三方核查
- 手术期间的交流 手术医师通过手术室内电话或患者身上麦与手术室外联系

出手术室

团队指挥员协调出手术室后的转运点,选择如下:

选择1(椎管内麻醉 & 患者情况稳定:回产科病区)
- 患者由专门的转运人员被送至产科病区
- 不相关人员脱卸PPE,离开手术室

选择2(转运至ICU)
- 转运人员包括麻醉科医师和手术团队
- 转运途中的通气:手控通气囊 + PEEP阀 + HME滤器
- 半污染区的护士负责住电梯和门
- 无关人员可脱卸PPE,离开手术室

选择3(全身麻醉,计划在手术室内拔管)
- 除了麻醉科医师、手术主刀医师和责任护士以外的所有人员脱卸PPE,离开手术室
- 手术主刀医师和责任护士远离患者待命
- 遵循COVID-19气管导管护理指南进行拔管操作
- 丢弃气道用品并对气道装置进行密封隔离
- 患者自到情况稳定后由麻醉科医师转运

- 在手术室、产房或恢复室内,直到护士判定患者情况稳定后麻醉人员才能离开手术室
- 平稳情况下,麻醉科医师可脱卸PPE,离开手术室

出手术室-消毒

- 患者离开后,手术室保持15 min无人状态
- 手术室工作人员按照流程清洗消毒手术室(除去麻醉机上的塑料隔离膜后)
- 根据流程清洗消毒手术室

注:HME: heat and moisture exchanger,湿热过滤器;ICU: intensive care unit,重症监护室;PEEP: positive end expiratory pressure,呼气末正压;PPE: personal protective equipment,个人防护用品。

*医护人员PPE防护

手术室内的人员
N95口罩 + 护目镜 + 隔离衣 + 帽子 + 双层手套 + 鞋套

手术室外的人员(半污染区)
外科口罩 + 护目镜 + 手套

转运途中
- 麻醉科医师 & 手术医师 N95口罩 + 护目镜 + 隔离衣 + 帽子 + 双层手套 + 鞋套
- 半污染区护士 外科口罩 + 护目镜
- 患者 外科口罩

脱卸防护服

- 出手术室或转运后脱卸PPE(除非隔离衣被污染)
- 确认在脱卸的时候有其他人在场

指挥员逐一宣读清单内容并进行核对,工作清单将有助于促进多学科团队之间有效地闭环沟通,切实执行各项准则,确保患者安全[17]。

五、新型冠状病毒感染的产妇麻醉方式选择

1. 椎管内阻滞

美国产科麻醉和围生医学学会(Society for Obstetric Anesthesia and Perinatology, SOAP)[16]和英国产科麻醉医师协会(Obstetric Anaesthetists' Association, OAA)[18]发布的指南都相继指出:COVID-19的诊断并非椎管内麻醉和镇痛的禁忌证,并建议对有条件的新型冠状病毒感染产妇实施硬膜外镇痛,一旦需要紧急剖宫产时,留置的硬膜外导管可以用于剖宫产麻醉,降低全身麻醉的需要。产科麻醉除有全身麻醉的绝对指征,否则都建议根据需要实施硬膜外或蛛网膜下腔麻醉。

新型冠状病毒感染产妇行椎管内阻滞需警惕血小板减少的风险。病例回顾中发现有2例产妇出现血小板减少,产妇均非子痫前期,血小板最低值达到 $81 \times 10^9 /L$[19] 和 $91 \times 10^9 /L$[20]。一项病例系列报道结果显示,COVID-19确诊患者中约1/3血小板降低($< 150 \times 10^9 /L$)[21],远高于妊娠期血小板减少的发生率7%～12%[22]。血小板 $< 70 \times 10^9 /L$ 会增加硬膜外血肿的风险[22],因此,在椎管内穿刺前、拔除硬膜外导管前应检测血小板计数。此外,该类患者在行硬膜外麻醉时,低血压发生率非常高,达12/14(86%)[23]。可能由于SARS-CoV-2能够与血管紧张素转换酶2(ACE2)受体结合[24],从而干扰了循环系统的稳态。新型冠状病毒侵入人体细胞的主要方式是通过其包膜S蛋白与ACE2受体结合,而ACE2受体在调控血压、氧化应激、调节免疫和炎症反应等方面具有重要作用[25]。因此,新型冠状病毒感染的产妇在实施椎管内麻醉期间应严密监测其血流动力学波动,积极处理低血压以减少其对母婴带来的不良影响。

2. 全身麻醉

全身麻醉亦可安全用于产科麻醉。但对于新型冠状病毒感染产妇,除非有全身麻醉的绝对指征,否则不建议使用全身麻醉[16,18]。由于肺是SARS-CoV-2主要攻击的靶器官,全身麻醉插管和拔管会增加呼吸道并发症的发生率和气溶胶呼吸道传播的风险[23]。此外,妊娠期呼吸系统解剖和生理变化,如舌体肿大、咽喉、气管黏膜水肿,体重增加甚至肥胖,胸廓增大,乳房组织增大等,都会导致困难气道以及反流误吸的发生率增加。

六、新型冠状病毒感染患者的产科麻醉与镇痛的管理要点

1. 一般原则

(1)确诊和疑似新型冠状病毒感染的产妇应使用负压房间隔离,并限制探访者或健康人员出入。

(2)考虑暂停 N_2O 在产科的使用,因为即使无症状患者仍有气溶胶传播的风险,目前其安全性仍然不明。

(3)由最有经验的麻醉科医师实施操作(椎管内阻滞,气管插管)。

(4)考虑早期氧疗[目标氧饱和度 $\geqslant 95\%$ 和(或) $PaO_2 \geqslant 70$ mmHg]。如发生呼吸衰竭应积极实施机械通气。妊娠期使用无创通气技术有一定的误吸风险。

(5)在椎管内穿刺、拔除硬膜外导管前,检测血小板计数和凝血功能。

(6)循环血流动力学稳定条件下,保守补液。一旦怀疑休克,积极目标导向液体治疗。

(7)根据孕周、产妇胎儿情况和产妇意愿决定终止妊娠的时机。

(8)多学科专家会诊,包括产科、母胎医学、新生儿科、重症监护科、麻醉科和护理等。

2. 分娩镇痛

(1)对于拟行经阴道分娩,无产科和椎管内麻醉禁忌证的新型冠状病毒感染产妇,医疗机构有条件的情况下,建议行椎管内分娩镇痛[26]。

(2)椎管内分娩镇痛模式和剂量按各医疗单位成熟的方案,提供完善的镇痛效果,避免爆发痛的发生,减少麻醉科医师对疼痛管理的次数[26]。

(3)如果产妇呼吸困难,应尽可能让产妇坐起。机械通气时,尽可能让产妇保持左侧卧位以减少子宫对大血管的压迫。

3. 剖宫产

(1)根据需要实施硬膜外或蛛网膜下腔麻醉。

(2)避免全身麻醉,除非有全身麻醉的绝对指征。椎管内麻醉失败时应考虑其他替代手段。局部麻醉可能适用于 I 级紧急剖宫产手术[18]。

(3)剖宫产术中应预防性使用止吐药。但是,考虑到类固醇药物对COVID-19患者可能产生的免疫抑制作用,在预防术后恶心、呕吐时应避免使用地塞米松[16]。

(4)20% COVID-19患者会出现凝血功能异常[3, 27],D-二聚体显著升高。孕产妇本身就是高凝状态,应高度警惕静脉血栓栓塞症(VTE)风险。剖宫产术后发生VTE风险进一步增加,建议在无禁忌的情况

下应用药物和（或）机械措施预防VTE[28]。

4. 全身麻醉剖宫产

（1）穿上防护服会导致交流困难：可使用清单进行闭环交流。

（2）产科全身麻醉建议采用快速顺序诱导（危重或循环血流动力学不稳定者采用慢诱导），充分预充氧的同时注意疫情防护要求，确保面罩和呼吸回路之间、呼吸机的呼气端加装呼吸过滤器，尽量减少面罩正压通气[29]。

（3）推荐使用视频喉镜进行气管插管，并由手法最娴熟的麻醉科医师完成。确认套囊充气封闭气道后再进行通气[30]。

（4）术中可采用肺保护性通气策略，即小潮气量策略6～8 mL/kg（理想体重）和低水平气道平台压力（≤30 cmH$_2$O）为目标进行机械通气，以减少呼吸机相关肺损伤[31]。

（5）一旦出现困难气道，第二代声门上气道设备是首选的替代手段，其次为环甲膜切开探条引导下气管插管建立人工气道[18]。

（6）不用听诊法确定气管导管的位置，可以通过观察胸壁隆起左右对称情况或呼气末CO$_2$波形进行判断。

（7）插管和拔管是产生气溶胶播散的高危操作，尽量减少室内人员数量。可预防性使用利多卡因减少患者呛咳[32]。

5. 产后镇痛

（1）剖宫产术后推荐进行多模式镇痛策略，保障舒适化医疗的同时可降低母体氧耗。剖宫产术后多模式镇痛可考虑腹壁切口浸润阻滞和腹横肌平面神经阻滞等[26]。

（2）基于NSAIDs会增加ACE2表达，加重感染症状，一些专家建议对于有症状的COVID-19患者避免使用NSAIDs[33]。但这一观点尚存争议，缺乏可靠的证据支持。目前尚不清楚使用NSAIDs治疗产后疼痛是否会使COVID-19患者病情恶化。NSAIDs药物可继续安全用于无症状患者[16]。

（3）尽量减少医护人员产后镇痛管理和随访次数以降低交叉感染的风险。可选择远程模式进行随访，如电话随访、微信随访、无线镇痛系统监测等[26]。

综上所述，感染SARS-CoV-2-19的孕产妇麻醉和镇痛管理具有一定的挑战性。尽管三级医疗防护下麻醉操作难度增加，但麻醉科医师只要严格训练并遵守防护方案，就能规范地进行麻醉管理，保障母婴和个人安全[34]。合并其他呼吸道传染性疾病的孕产妇麻醉与镇痛管理亦可参考本章内容。

（杜唯佳，陶伟民）

参考文献

［1］ Callaghan W M, Creanga A A, Jamieson D J. Pregnancy-Related Mortality Resulting From Influenza in the United States During the 2009−2010 Pandemic[J]. Obstetrics and Gynecology, 2015, 126(3): 486−490.

［2］ Oboho I K, Reed C, Gargiullo P, et al. Benefit of Early Initiation of Influenza Antiviral Treatment to Pregnant Women Hospitalized With Laboratory-Confirmed Influenza[J]. The Journal of Infectious Diseases, 2016, 214(4): 507−515.

［3］ Chen N, Zhou M, Dong X, et al. Epidemiological and clinical characteristics of 99 cases of 2019 novel coronavirus pneumonia in Wuhan, China: a descriptive study[J]. Lancet, 2020, 395(10223): 507−513.

［4］ Wong S F, Chow K M, Leung T N, et al. Pregnancy and perinatal outcomes of women with severe acute respiratory syndrome[J]. Am J Obstet Gynecol, 2004, 191(1): 292−297.

［5］ Qiao J. What are the risks of COVID-19 infection in pregnant women?[J]. Lancet, 2020, 395(10226): 760−762.

［6］ Zhu H, Wang L, Fang C, et al. Clinical analysis of 10 neonates born to mothers with 2019-nCoV pneumonia[J]. Transl Pediatr, 2020, 9(1): 51−60.

［7］ Chen H, Guo J, Wang C, et al. Clinical characteristics and intrauterine vertical transmission potential of COVID-19 infection in nine pregnant women: a retrospective review of medical records[J]. Lancet, 2020, 395(10226): 809−815.

［8］ Dong L, Tian J, He S, et al. Possible Vertical Transmission of SARS-CoV-2 From an Infected Mother to Her Newborn[J]. JAMA, 2020, 323(18): 1846−1848.

［9］ Zeng H, Xu C, Fan J, et al. Antibodies in Infants Born to Mothers With COVID-19 Pneumonia[J]. JAMA, 2020, 323(18): 1848−1849.

［10］ Kimberlin D W, Stagno S. Can SARS-CoV-2 Infection Be Acquired In Utero? More Definitive Evidence Is Needed[J]. JAMA, 2020, 323(18): 1788−1789.

［11］ 中国医师协会妇产科医师分会母胎医师专业委员会，中华医学会围产医学分会. 妊娠期与产褥期新型冠状病毒感染专家建议［J］. 中华围产医学杂志，2020，23（2）：73−79.

［12］ Favre G, Pomar L, Qi X, et al. Guidelines for pregnant women with suspected SARS-CoV-2 infection[J]. Lancet Infect Dis, 2020, 20(6): 652−653.

［13］ Rasmussen S A, Smulian J C, Lednicky J A, et al. Coronavirus Disease 2019 (COVID-19) and pregnancy: what obstetricians need to know[J]. Am J Obstet Gynecol, 2020, 222(5): 415−426.

［14］ World Health Organization. Clinical management of severe acute respiratory infection (SARI) when COVID-19 disease is suspected: Interim guidance V 1.2[J]. 2020. WHO reference number: wfo/2019-ncov/Clinical/2020.4.

［15］ Maxwell C, McGeer A, Tai K F Y, et al. No. 225-Management Guidelines for Obstetric Patients and Neonates Born to Mothers

With Suspected or Probable Severe Acute Respiratory Syndrome (SARS)[J]. J Obstet Gynaecol Can, 2017, 39(8): e130−e137.

[16] Society for Obstetric Anesthesia and Perinatology (SOAP) Guidelines. Interim Considerations for Obstetric Anesthesia Care related to COVID-19 (Drafted 3/15/2020, updated 3/18/2020).

[17] Weiser T G, Berry W R. Review article: perioperative checklist methodologies[J]. Can J Anaesth, 2013, 60(2): 136−142.

[18] Obstetric Anaesthetists' Association. Management of pregnant women with known or suspected COVID-19.

[19] Li Y, Zhao R, Zheng S, et al. Lack of Vertical Transmission of Severe Acute Respiratory Syndrome Coronavirus 2, China[J]. Emerg Infect Dis, 2020, 26(6): 1335−1336.

[20] Liu W, Wang Q, Zhang Q, et al. Coronavirus Disease 2019 (COVID-19) During Pregnancy: A Case Series[J]. Preprints 2020.

[21] Wang D, Hu B, Hu C, et al. Clinical Characteristics of 138 Hospitalized Patients With 2019 Novel Coronavirus-Infected Pneumonia in Wuhan, China[J]. JAMA, 2020, 323(11): 1061−1069.

[22] ACOG Practice Bulletin No. 207: Thrombocytopenia in Pregnancy[J]. Obstet Gynecol, 2019, 133(3): e181−e193.

[23] Chen R, Zhang Y, Huang L, et al. Safety and efficacy of different anesthetic regimens for parturients with COVID-19 undergoing Cesarean delivery: a case series of 17 patients[J]. Can J Anaesth, 2020, 67(6): 655−663.

[24] Zhou P, Yang X L, Wang X G, et al. A pneumonia outbreak associated with a new coronavirus of probable bat origin[J]. Nature, 2020, 579(7798): 270−273.

[25] Lu R, Zhao X, Li J, et al. Genomic characterisation and epidemiology of 2019 novel coronavirus: implications for virus origins and receptor binding[J]. Lancet, 2020, 395(10224): 565−574.

[26] 中华医学会麻醉学分会产科学组, 中华医学会麻醉学分会青年委员会. 新型冠状病毒肺炎流行期间产科麻醉的指导建议[J]. 中华麻醉学杂志, 2020, 40(网络预发表).

[27] Huang C, Wang Y, Li X, et al. Clinical features of patients infected with 2019 novel coronavirus in Wuhan, China[J]. Lancet, 2020, 395(10223): 497−506.

[28] 中华医学会呼吸病学分会肺栓塞与肺血管病学组, 全国肺栓塞与肺血管病防治协作组. 新型冠状病毒肺炎相关静脉血栓栓塞症防治建议(试行)[J]. 中华医学杂志, 2020, 100(00): E007.

[29] 中华医学会麻醉学分会气道管理学组. 新型冠状病毒肺炎危重型患者气管插管术的专家建议(1.0版)[J]. 中华麻醉学杂志, 2020, 40(3): 287−290.

[30] Liana Zucco N L, Ketchandji D, Aziz M, et al. Perioperative Considerations for the 2019 Novel Coronavirus (COVID-19)[J]. February 12, 2020, Accessed March 31, 2020.

[31] 中华人民共和国国家卫生健康委员会. 新型冠状病毒感染的肺炎诊疗方案(试行第七版)[J]. 中国医药, 2020, 15(6): 801−805.

[32] Aminnejad R, Salimi A, Saeidi M. Lidocaine during intubation and extubation in patients with coronavirus disease (COVID-19)[J]. Can J Anaesth, 2020, 67(6): 759.

[33] Fang L, Karakiulakis G, Roth M. Are patients with hypertension and diabetes mellitus at increased risk for COVID-19 infection?[J]. Lancet Respir Med, 2020, 8(4): e21.

[34] 周志强, 孙星星, 李世勇, 等. 新型冠状病毒肺炎流行期间剖宫产术的麻醉管理[J]. 中华麻醉学杂志, 2020, 40(3): 291−295.

[35] Li Y, Ciampa E J, Zucco L, et al. Adaptation of an Obstetric Anesthesia Service for the Severe Acute Respiratory Syndrome Coronavirus-2 Pandemic: Description of Checklists, Workflows, and Development Tools[J]. Anesth Analg, 2021, 132(1): 31−37.